健康中国科普丛书

丛书主编　顾旭东

神奇食物

顾旭东　费立博　主编

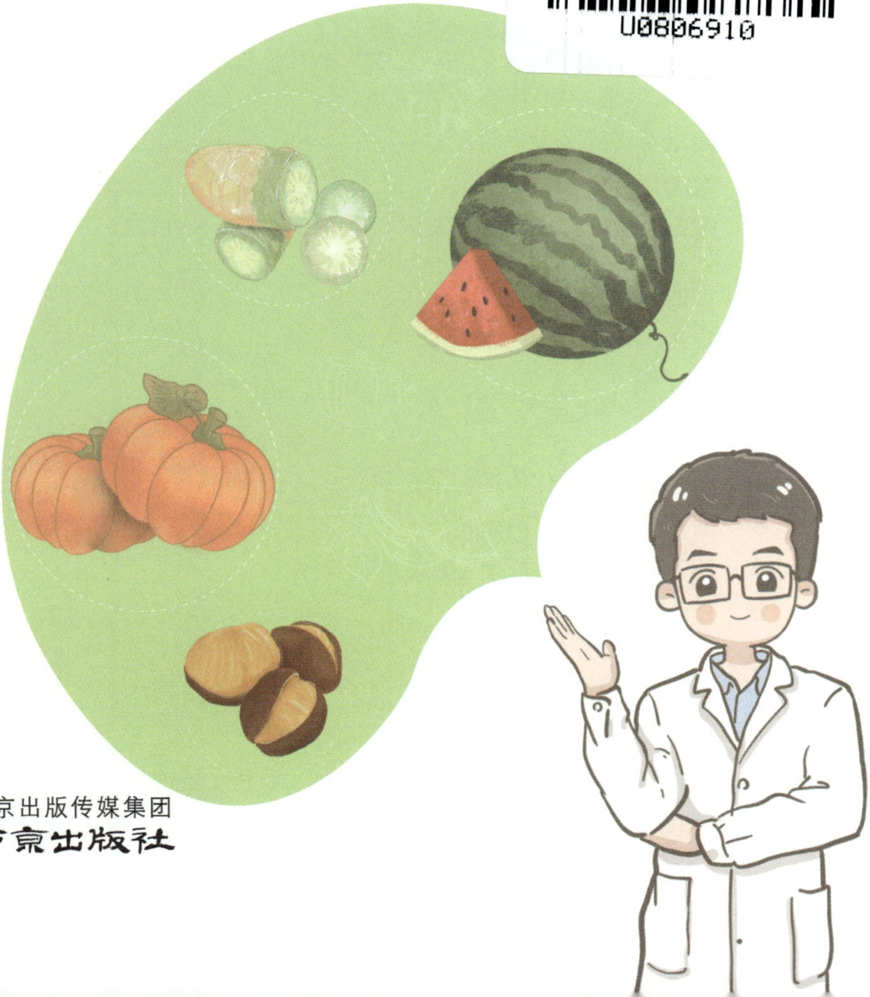

南京出版传媒集团
南京出版社

图书在版编目（CIP）数据

神奇食物 / 顾旭东, 费立博主编. -- 南京 : 南京出版社, 2024. 12. -- (健康中国科普丛书). -- ISBN 978-7-5533-5042-4

Ⅰ. R151.3-49

中国国家版本馆CIP数据核字第2024FP2302号

丛 书 名 健康中国科普丛书
丛书主编 顾旭东
书　　名 神奇食物
主　　编 顾旭东　费立博
出版发行 南京出版传媒集团
南 京 出 版 社
社　　址 南京市玄武区太平门街53号
邮　　编 210016
联系电话 025-83283873、83283864（营销）　025-83112257（编务）

策划统筹 孙前超
责任编辑 崔龙龙
装帧设计 刘　俊
责任印制 杨福彬

排　　版 南京私书坊文化传播有限公司
印　　刷 南京爱德印刷有限公司
开　　本 787 毫米 × 1092 毫米　1/16
印　　张 15.25
字　　数 230千
版　　次 2024年12月第 1 版
印　　次 2024年12月第 1 次印刷
书　　号 ISBN 978-7-5533-5042-4
定　　价 56.00 元

健康中国科普丛书
编委会

主　编：顾旭东

副主编：孟　嘉　陆　玲　孙继红

《神奇食物》
编委会

主　编：顾旭东　费立博

副主编：王　康　袁雪丰　曹昌魁

编　委：戴加飞　刘　瑜　赵　欣　黄迎春

　　　　戴婷婷　顾家琪　滕　瑶　王雪梅

目录

春季篇

立春——萝卜 002
雨水——春笋 012
惊蛰——荠菜 022
春分——香椿 032
清明——豌豆苗 042
谷雨——鲫鱼 052

夏季篇

立夏——西红柿 062
小满——苦菊 072
芒种——荔枝 082
夏至——黄瓜 092
小暑——绿豆 102
大暑——西瓜 112

秋季篇

立秋——百合 122
处暑——红薯 132
白露——南瓜 142
秋分——山药 152
寒露——芝麻 160
霜降——柿子 170

冬季篇

立冬——羊肉 180
小雪——核桃 190
大雪——牛肉 200
冬至——板栗 210
小寒——白菜 220
大寒——大蒜 230

春季篇

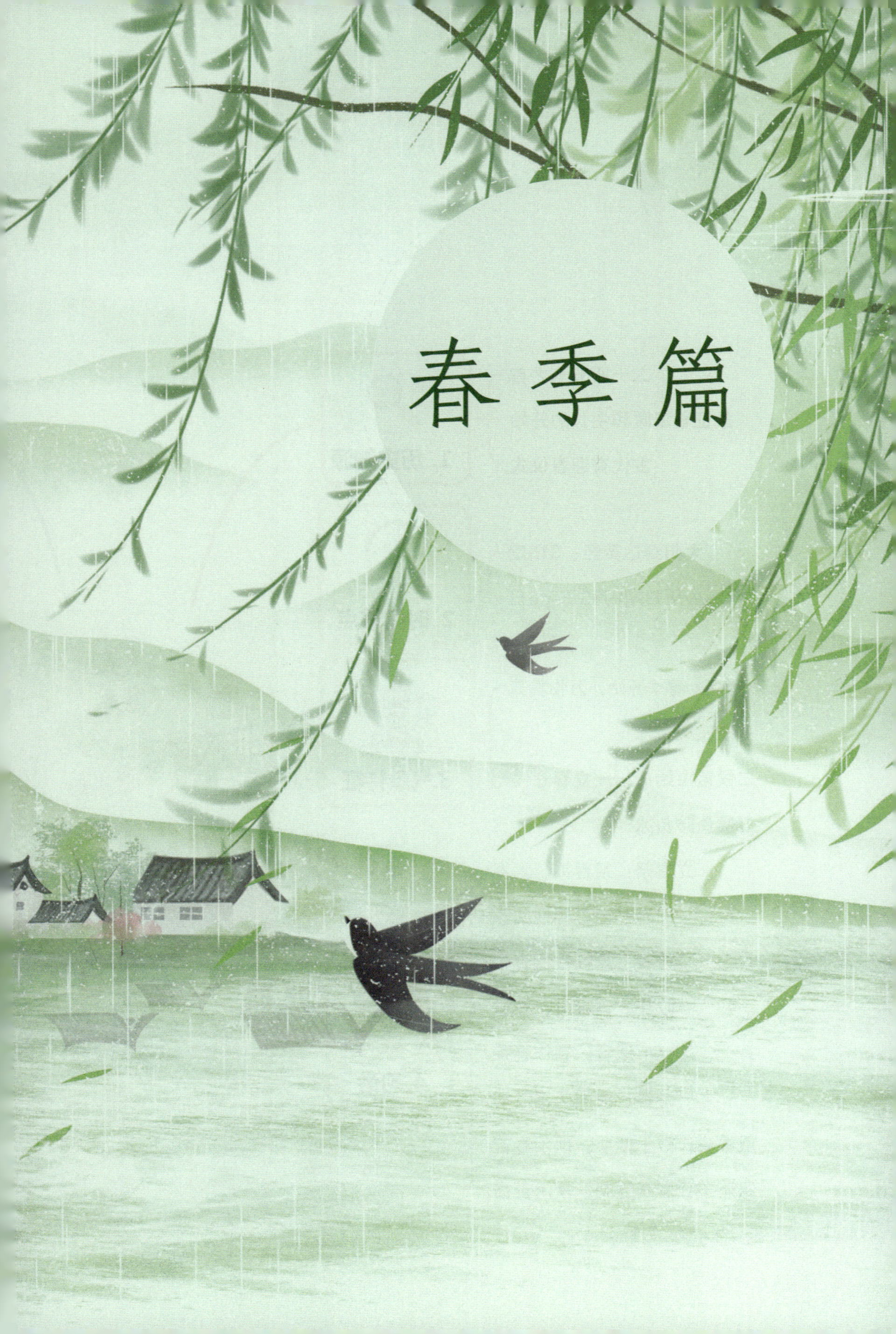

立春

萝卜

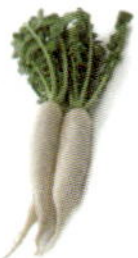

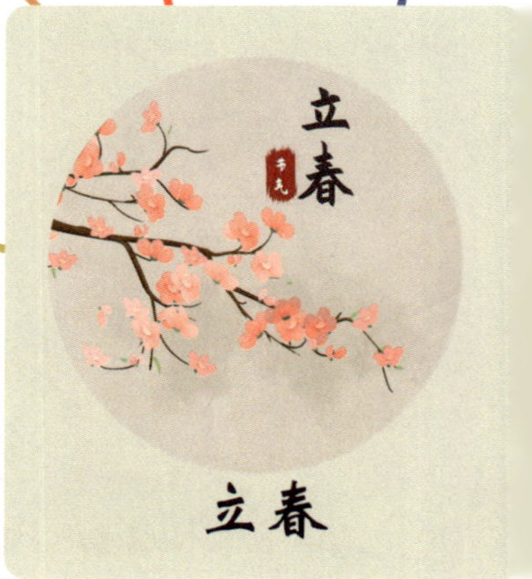

- 1. 历史渊源
  - 二十四节气之首
  - 象征着温暖和生长的开始
  - 古代有迎春仪式
- 2. 时间节点
  - 太阳到达黄经：315度
  - 公历日期2月3日至5日
- 3.气象特征
  - 显著特点：春季开始，万物复苏
  - 立春三候
    - 一候东风解冻
    - 二候蛰虫始振
    - 三候鱼陟负冰
- 4.习俗
  - 立春祭：祭春神、太岁
  - 迎春：把春神迎回家
  - 打春：象征性打春牛
  - 咬春：食春盘、春饼
  - 煨春：制作春茶
  - 游春：民间庆祝活动
  - 戴春鸡：戴于帽顶，预示春吉
  - 佩燕子：彩绸缝制，预示吉祥

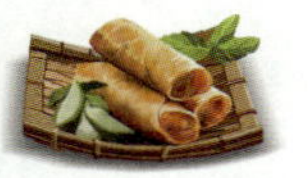

5.立春美食

- 春饼、春卷、萝卜
- 春盘：五辛盘，驱寒
- 香椿炒蛋和葱油淋鸡
- 韭菜盒子

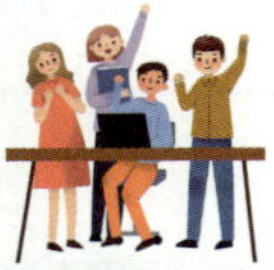

6.谚语智慧

- 一年之计在于春
- 早春孩儿面，一日两三变

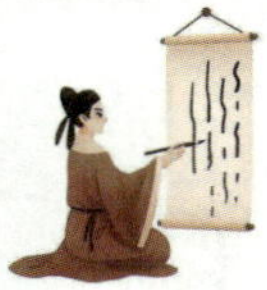

7.立春诗词

- [宋] 杨万里《立春日》
- [宋] 张栻《立春偶成》
- [宋] 苏轼《减字木兰花·立春》

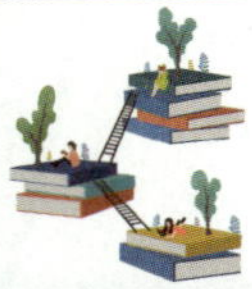

8.健康观念

- 注意保暖，开窗通风
- 运动养生：体操、慢跑等
- 作息规律：早睡早起

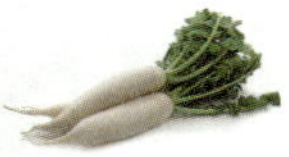

9.饮食观念

- 多吃应季蔬菜
- 饮食清淡，减少肠胃负担
- 摄入芳香蔬菜：香葱、韭菜、萝卜等

一、节气百科

立春，又名“正月节”“岁节”“改岁”“岁旦”等，位于二十四节气之首，也是春天第一个节气，代表着温暖、生长。立春在我国传统农耕社会中占有极其重要的位置，从周朝的迎春大典到明清的宫廷礼仪，都显示了我们中国人对春天的热烈期盼。

立春三候（古人将每个节气分为三个阶段，每个阶段称为一候，一候约为五天）：

一候东风解冻：春风送暖，大地开始解冻。

二候蛰虫始振：虫蚁开始活动。

三候鱼陟负冰：河冰融化，鱼儿在碎冰下游动。

二、食材百问

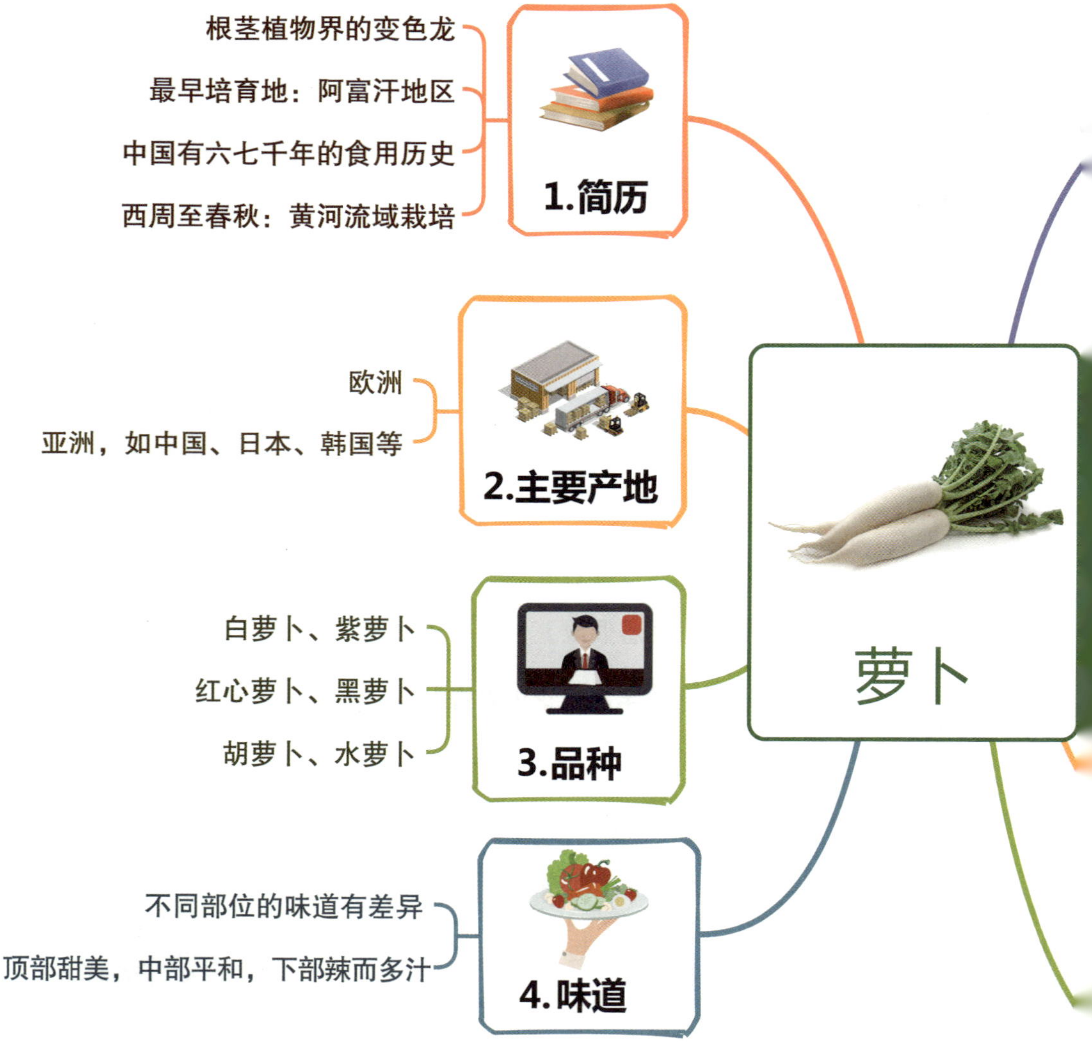
萝卜
1.简历
根茎植物界的变色龙
最早培育地：阿富汗地区
中国有六七千年的食用历史
西周至春秋：黄河流域栽培
2.主要产地
欧洲
亚洲，如中国、日本、韩国等
3.品种
白萝卜、紫萝卜
红心萝卜、黑萝卜
胡萝卜、水萝卜
4.味道
不同部位的味道有差异
顶部甜美，中部平和，下部辣而多汁

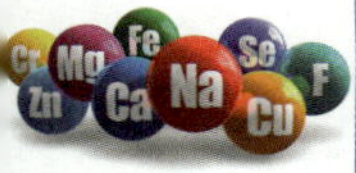

5.营养

- “小人参”“自然界消化剂”
- 富含碳水化合物与多种维生素
- 富含微量元素，增强免疫力
- 富含维生素C，抗氧化作用

6.食用时机

- 每年10月至次年2月

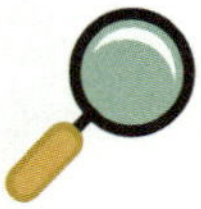

7.挑选

- 饱满叶片与根部，须根直线分布
- 叶片放射状分布，叶脉浅绿色对称
- 切开后，纤维纹理越细腻越好

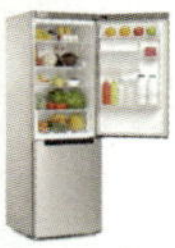

8.保鲜

- 分开叶子与根部，湿报纸包覆
- 保鲜袋冷藏，不要超过1周
- 冷冻保存：叶子汆烫除水气

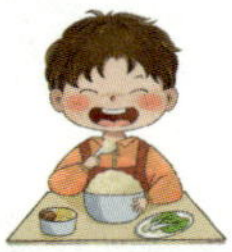

9.烹饪与搭配

- 水分多，竖切油炒，水分少，横切炖菜
- 去涩味：晾、烫、撒盐、泡水
- 好搭档：菌菇、白菜、土豆、羊肉等

萝卜的简介：

萝卜起源于阿富汗，通过航海和贸易传到了中东和其他地区，被称为根茎植物界的“变色龙”。在上千年的演变中，萝卜从白色变成紫色再变成橙色。早期培育的萝卜根茎是不可食用的，但它的叶子和种子有一定的药用价值。古罗马人把萝卜种子当作某些毒药的解毒剂，后来逐渐将萝卜培育成更加适口的食物。我国古人食用萝卜可能有六七千年的历史。

三、厨艺工作坊

如何使用各类菜刀?

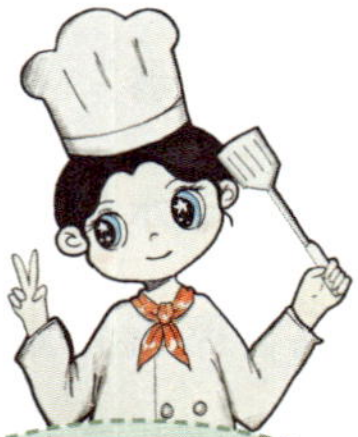

1. 菜刀种类

片刀 / 桑刀：果蔬界的快刀手。

文武刀 / 斩切刀：切斩两用。

斩骨刀 / 九江刀：硬骨头的克星。

拍皮刀 / 片皮刀：轻松去薄皮。

剔骨刀：轻松简单剔骨。

烧腊刀：烧烤切割的好帮手。

前批后斩刀：功能多样。

食品雕刻刀：雕刻食材，创意无限。

2. 切菜的艺术

切法：切成易吃易热的小块，美味加倍。

握刀：手指自然弯曲，像猫掌一样握住刀柄。

3. 切菜的技巧

斜向压切：刀尖斜向上，轻轻向前推，适用于切割较硬的食材。

拉切秘诀：刀刃底部紧贴食材，向后拉，保证切片均匀且美观。

削切绝技：刀刃底部略微倾斜，轻拉薄切，适用于果蔬等软质食材。

精准切法：用拇指一侧助力，提高切割精准度，使切片更加整齐。

避免垂直切：错误切法，垂直下切容易破坏食材的结构和口感。

四、营养加油站

人类是地球上唯一会烹饪食物的物种，这也是人类不断进化的关键因素之一。人类饮食的进化见证了人类文明的发展和科技的进步，每一步都蕴含着人类无尽的智慧与努力。

人类饮食的进化历程：

1. 发现火的价值：约 150 万年前原始人发现火，尝试进食烤肉。

2. 掌握烹饪技能：约 80 万年前原始人掌握火的使用，让食物更美味、更易消化。约 20 万年前烹饪技能的提升，使人类的食物种类日益丰富。

3. 扩张食物版图：公元前 30000 年出现了最古老的面包，公元前 12000 年世界上第一种谷物——单粒小麦出现。公元前 10000 年驯化山羊，人类的食物链不断延伸，营养来源更加多元。

4. 农业兴起：公元前 8500 年牛被驯化，公元前 6000—5000 年土豆被驯化，标志着农业时代的到来，为人类提供了稳定的食物供应。

5. 饮食文化多元化：公元前 6000 年出现了最早的葡萄酒，公元前 5000 年奶酪成为人类的食物，公元前 2700 年中国上古部落首领神农氏发现了茶，公元前 1900 年早期中北美居民发明了巧克力饮料。不同地区的人们开始形成各具特色的饮食文化和风味。

6. 现代食品兴起：16 世纪披萨雏形出现，公元 1570 年，土豆首先被西班牙人带到了欧洲，后来土豆逐渐成为欧洲一种主要的粮食作物。19 世纪罐头和汽水摆上人类的餐桌，此后新食品不断涌现。

7. 追求食品安全与健康：1862 年，法国化学家路易·巴斯德发明了巴氏灭菌法，使牛奶、葡萄酒更安全。20 世纪 80 年代，冷冻熟食和低热量饮料的兴起，体现了人类对健康和方便的双重追求。

8. 全球化美食流行：20 世纪 90 年代，全球化让美食跨越国界，不同国家和地区的人们可以品尝到来自全世界的美食。

9. 互联网美食新纪元：21 世纪，互联网的普及让全球美食一键送达，真正实现了味蕾的自由飞翔。

五、厨房科学家

食物有奥秘，厨房有实验，厨房科学家解密

厨房小实验：

萝卜丝春卷的奥妙

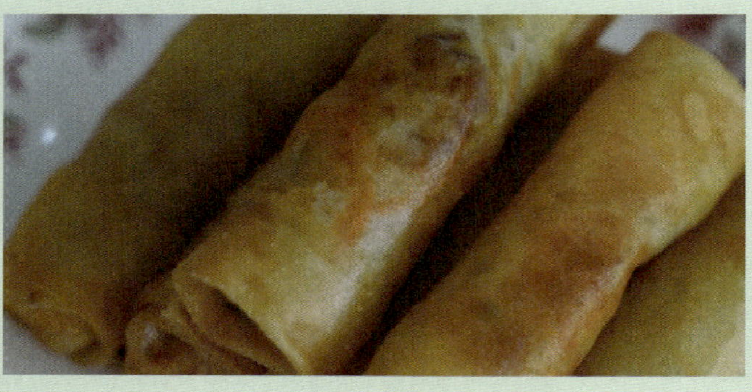

实验材料

白萝卜1个，胡萝卜1个，瘦肉150克，香菇50克，春卷皮20张，鸡蛋1个，盐15克。

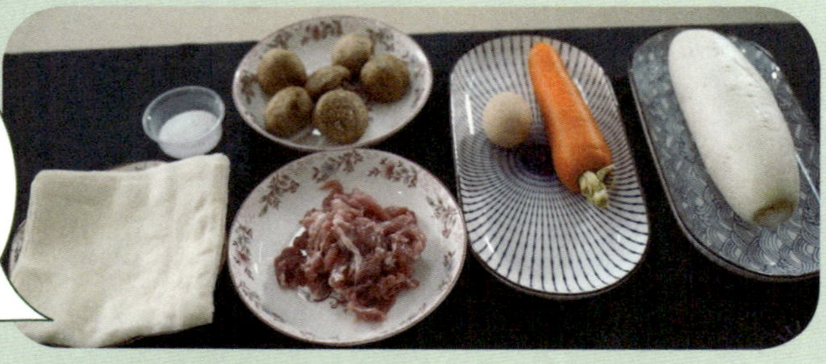

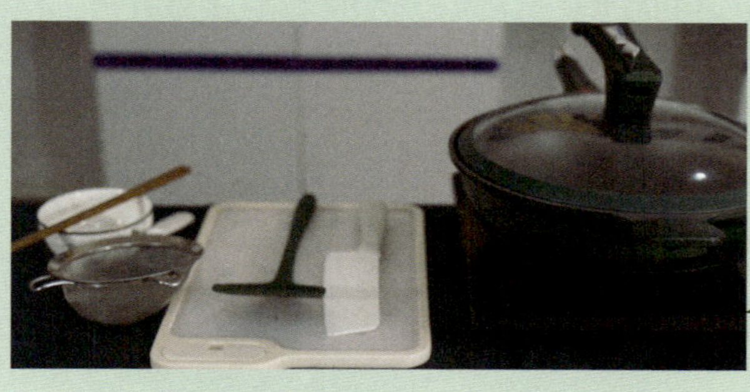

实验工具

平底锅1个，碗1个，细漏筛1个，筷子1双，菜刀1把，硅胶铲1个，切菜板1块。

实验步骤

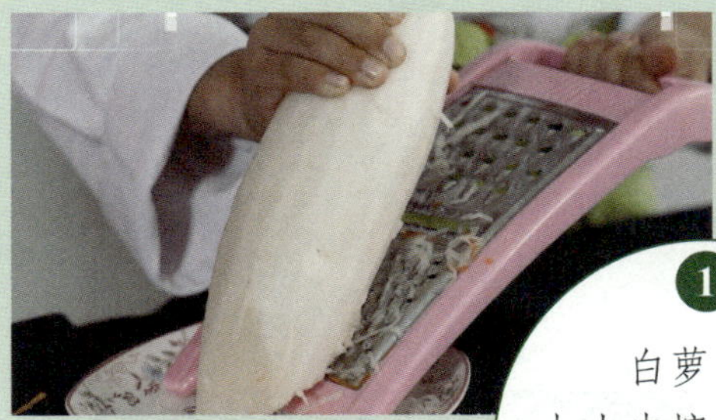

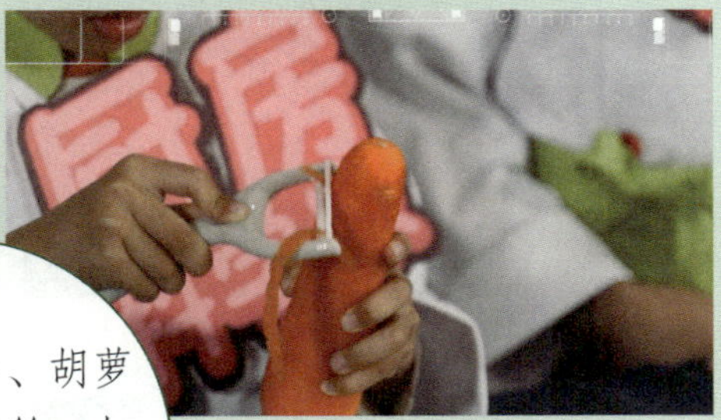

1

白萝卜、胡萝卜去皮擦成丝，加5克盐杀水，香菇切成丁，备用。

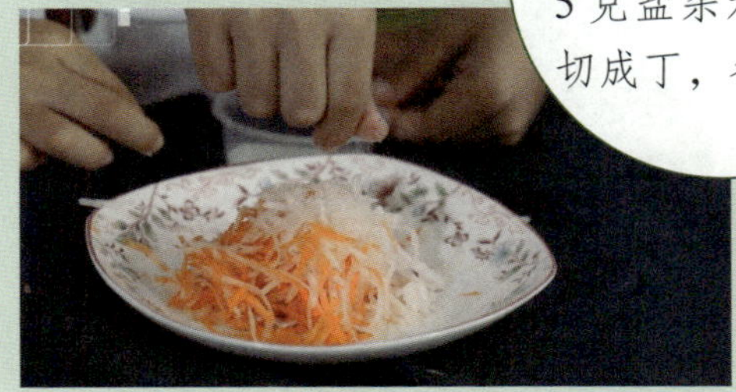

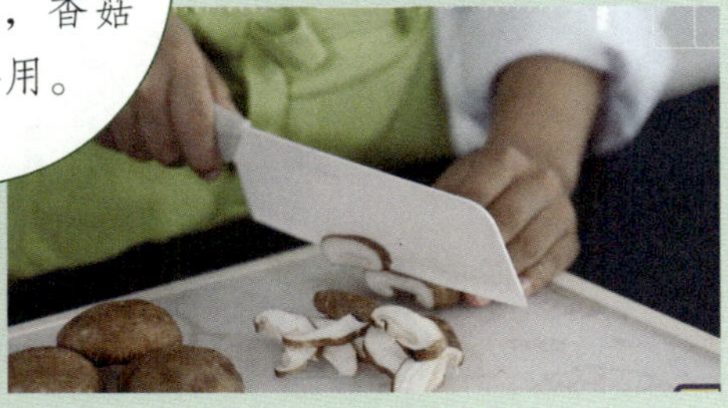

2

平底锅内放少许油，下猪肉炒香，加香菇，再加萝卜翻炒均匀，加盐调味即可。

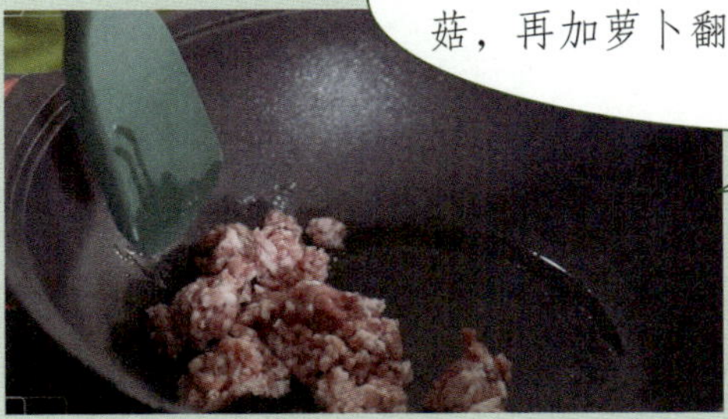

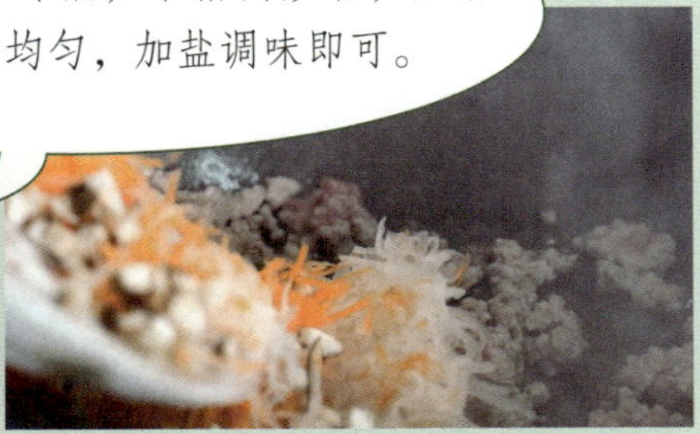

3

取一张春卷皮，包入20克萝卜丝馅，用打好的蛋液封边，包成春卷。

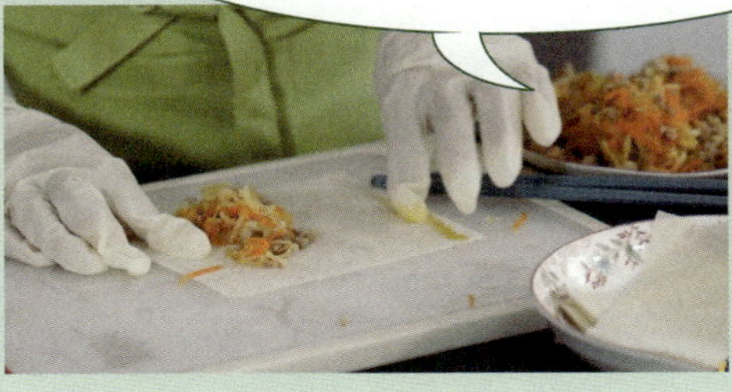

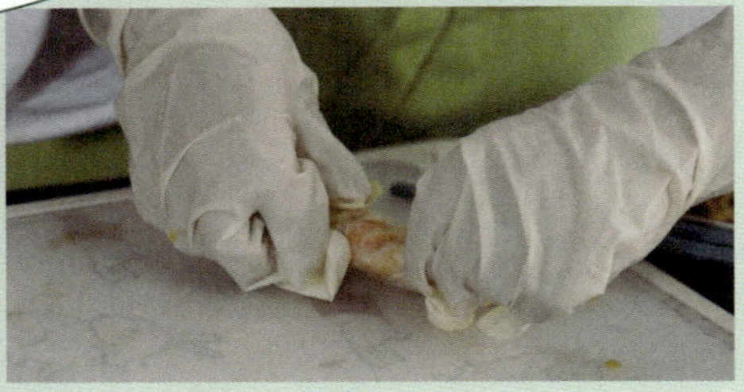

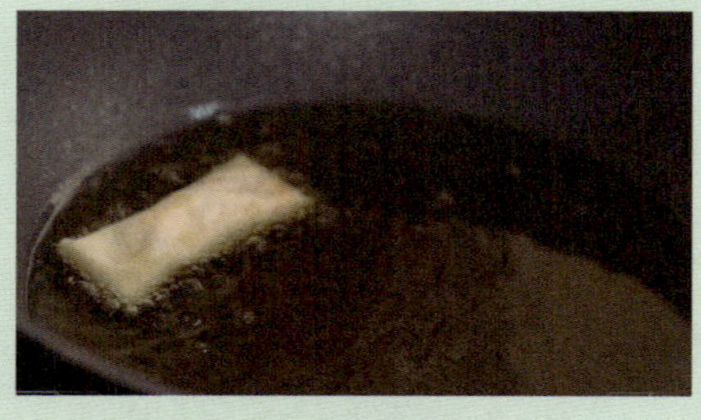

4

平底锅内加油烧至七成热，下春卷炸至金黄酥脆即可。

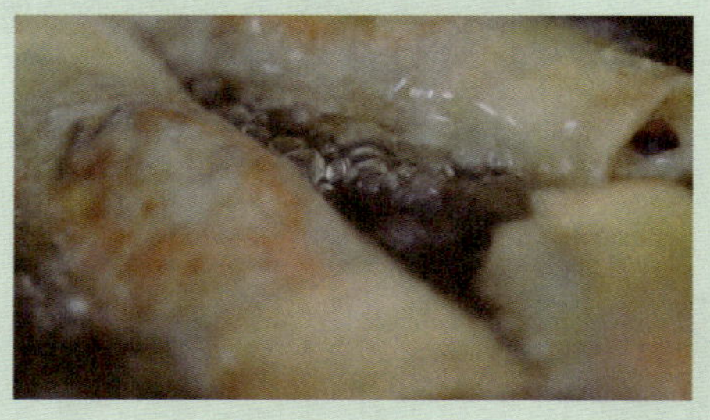

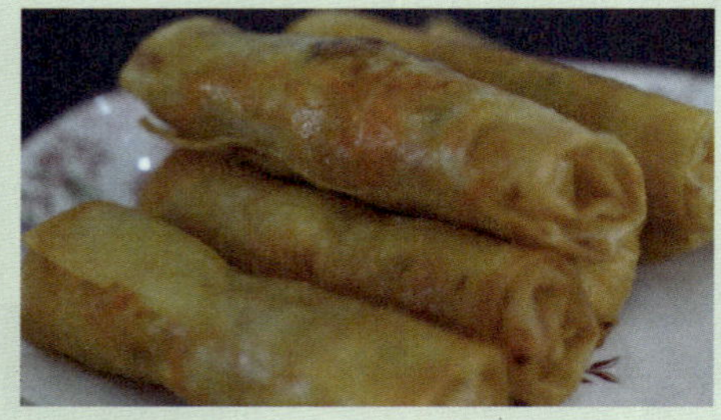

安全提示与注意事项

白萝卜含有大量的膳食纤维，可以促进肠道蠕动，缓解便秘，腹泻者就不要多吃了。

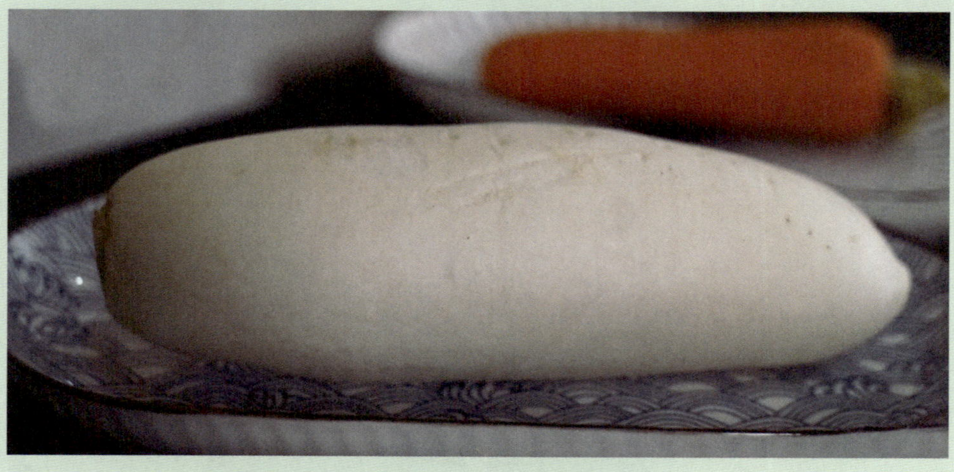

科学揭秘

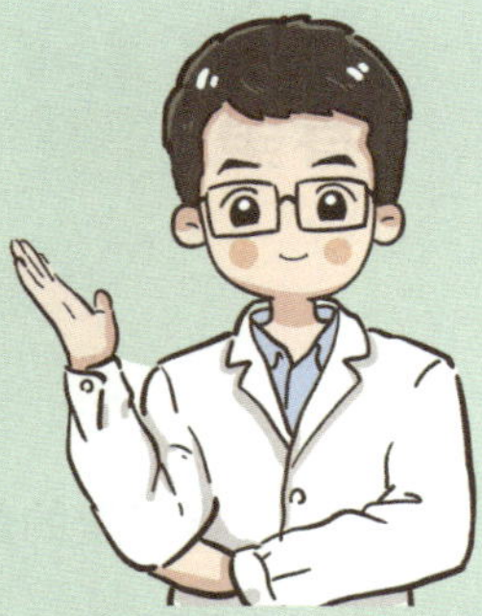

白萝卜片上滴上碘酒，大约 30 分钟后，碘酒只剩下淡淡的黄色印记。这是由于碘具有强氧化性，而萝卜里丰富的维生素 C 具有强还原性，两者可以发生氧化还原反应，并分别生成淡黄色和白色物质。

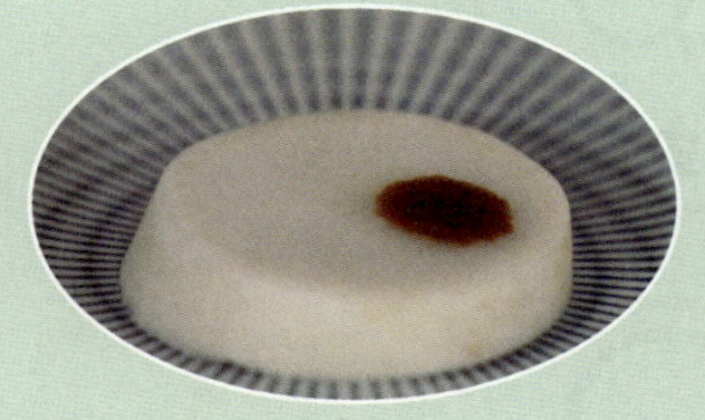

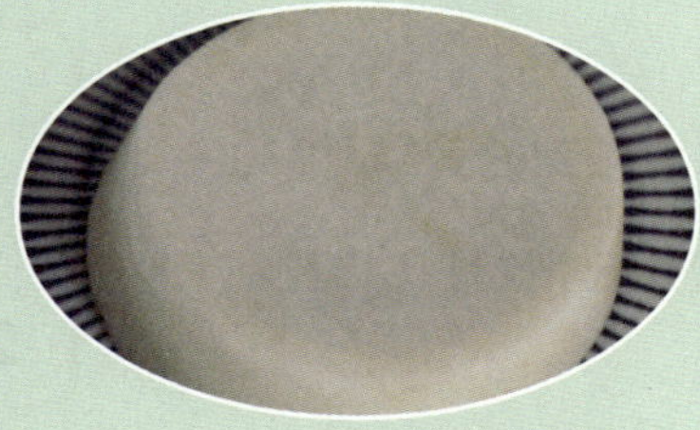

温馨提示：

如需观看本书中“厨房科学家”的更多视频内容，请浏览“科普江苏”网站“健康养生”栏目，或登录网站右上角搜索“神奇的食物”。

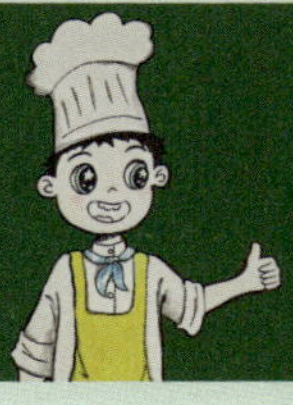

奇思妙想

生活中还有哪些水果或蔬菜含有大量的维生素 C 呢？它们能去污吗？

雨水

春笋

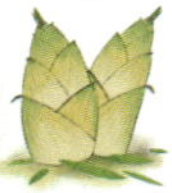

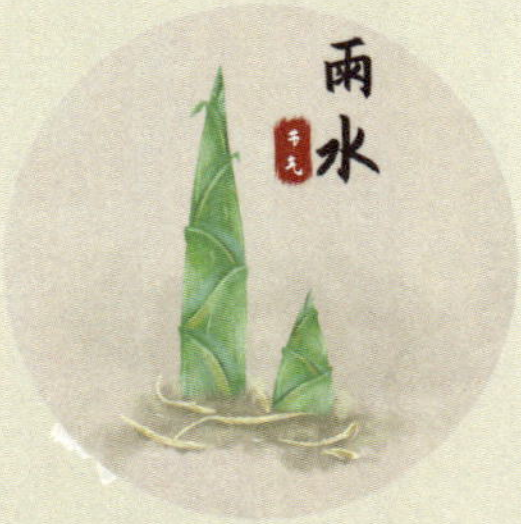

雨水

- **1.历史渊源**
  - 春天里的第二个节气
  - 起源于西汉初期
  - 意义：春季降雨常态化
- **2.时间节点**
  - 太阳到达黄经：330度
  - 公历日期2月18日至20日
- **3.气象特征**
  - 气温回升，降雨开始增多
  - 农业影响："春雨贵如油"
  - 雨水三候
    - 一候獭祭鱼
    - 二候雁北归
    - 三候草木萌动
- **4.习俗**
  - 拉保保：认干爹，保佑孩子
  - 回娘家：出嫁女儿探亲
  - 占稻色：爆炒糯谷，预测收成
  - 接寿送节：女婿送礼祝寿

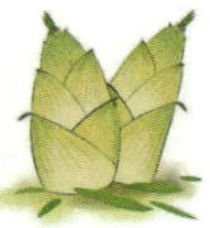

- **5.雨水美食**
  - 春笋：南方油焖或蒸煮
  - 爆米花：南大米、北玉米
  - 罐罐肉：四川女儿回娘家
  - 荠菜：北方清肝调脾
  - 龙须饼：北方特色小吃
  - 春芽：春天的植物嫩芽

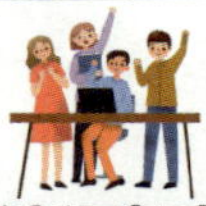

- **6.谚语智慧**
  - 雨打夜，落一夜
  - 春雨贵如油

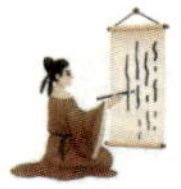

- **7.雨水诗词**
  - [唐]韩愈《初春小雨》
  - [唐]杜甫《春夜喜雨》
  - [唐]杜牧《江南春》

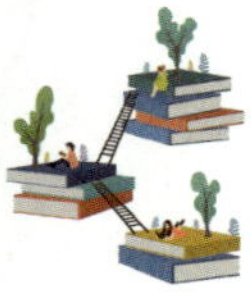

- **8.健康观念**
  - “春捂秋冻”：防范“倒春寒”

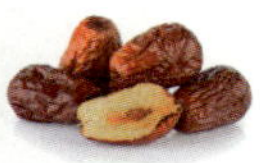

- **9.饮食观念**
  - 多吃健脾甘甜的食物
  - 防皮肤干燥、减少心血管疾病

一、节气百科

雨水，二十四节气中的第二个节气，也是春天里的第二个节气，预示着降雨的开始和雨量的逐渐增多，标志着春季降雨的常态化出现，春回大地，生机勃勃。雨水节气可能起源于西汉初期，承载着丰富的历史与文化内涵。

雨水的三候：

一候獭祭鱼：水獭在解冻的河边，陈列捕获的鱼。

二候雁北归：大雁南飞北归，宣告春回大地。

三候草木萌动：草木吐露新芽，万物复苏。

二、食材百问

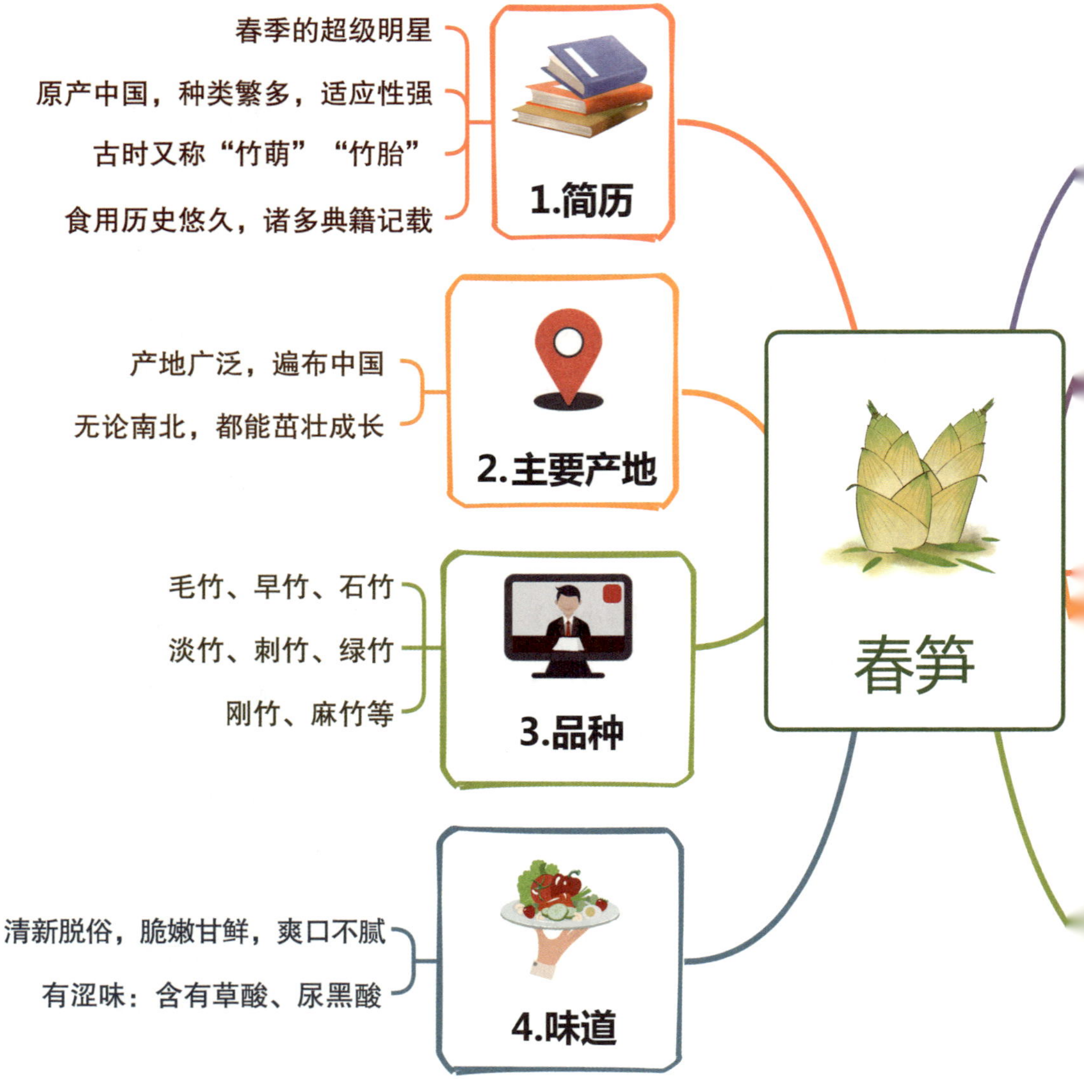
春笋
1.简历
春季的超级明星
原产中国，种类繁多，适应性强
古时又称“竹萌”“竹胎”
食用历史悠久，诸多典籍记载
2.主要产地
产地广泛，遍布中国
无论南北，都能茁壮成长
3.品种
毛竹、早竹、石竹
淡竹、刺竹、绿竹
刚竹、麻竹等
4.味道
清新脱俗，脆嫩甘鲜，爽口不腻
有涩味：含有草酸、尿黑酸

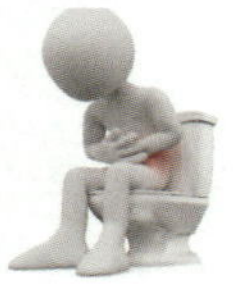

5. 营养

- 富含维生素和矿物质
- 预防与改善高血压
- 改善便秘、消除疲劳

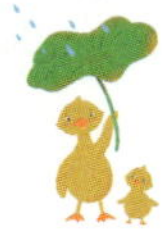

6. 食用时机

- 每年3月到5月

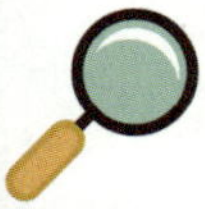

7. 挑选

- 颜色嫩黄、笋肉白
- 笋节紧密、笋体蔸大尾小

8. 保鲜

- 原则：尽快食用
- 带壳煮熟，用报纸、塑胶袋包裹，冷藏

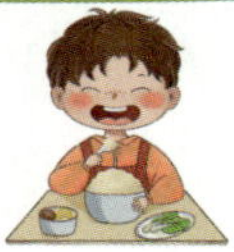

9. 烹饪与搭配

- 烧熟煮透或开水烫，减少涩味
- 荤素百搭，适合与各种肉类烹饪
- 可以炒、烧、煮、煨、炖等

春笋的简介：

春笋原产于中国，种类繁多，适应力强。竹笋，即竹的嫩茎，古人又称之为“竹萌”“竹胎”。春天破土而出的是“春笋”，夏秋时节收获的叫“夏笋”；冬季收藏在土中的便是“冬笋”。春笋的历史可追溯至商朝，西周的《诗经》里也有它的身影。唐代白居易为其赋诗，宋代的《笋谱》记载了80多种春笋品种，明清时期，种笋、采笋和竹笋加工开始具有专业化和商业化色彩。

三、厨艺工作坊

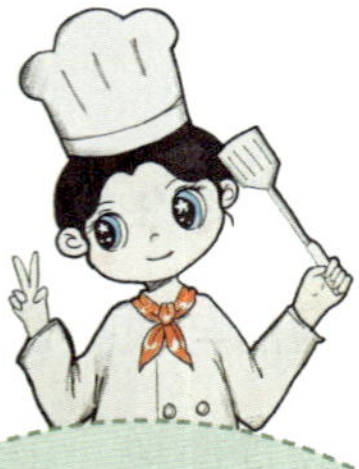

砧板使用指南：

1. 确保砧板平稳放置。

2. 使用洗涤剂和水彻底冲洗砧板。保持砧板干燥，防止细菌滋生。

3. ①生肉专用板：防止交叉污染；②蔬菜专属板：保持蔬菜原汁原味；③熟食独立板：安全切割，避免味道串扰。

4. 选择合适的刀具，保护砧板。

5. 利用刮刀或铲子，干净卫生地移动食物。

6. 使用防滑垫，增加切菜的稳定性。

7. 砧板保养：①木质竹质砧板，定期涂抹食用油，保持砧板湿润；②塑料砧板，不能泡太久，以防变形；③竖立或悬挂砧板，防止霉变。

8. 砧板出现刀痕深、变形或发霉，及时更换。

9. 避免将砧板置于热源附近，延长使用寿命。

四、营养加油站

人体营养素是每天保证人体高效运作的超级英雄团队，每个成员各自拥有非凡的能力。

认识人体营养素：

1. 蛋白质：身体的建筑师

用小小的“氨基酸砖块”来建造和修复肌肉、皮肤、头发和指甲，也是人体的能量补给站。

2. 碳水化合物：活力的源泉

变身为葡萄糖，为身体的日常活动提供所需的能量，就像体内的能量电池。

3. 脂肪：能量的储备库

能量的长期储备库，确保长时间学习或玩耍时能量充沛，还能帮助吸收脂溶性维生素。

4. 维生素：健康的守护者

不直接提供能量，但能确保身体的各种功能正常运行，增强免疫力。

5. 矿物质：代谢的助手

参与各种生理过程中，比如钙能构建坚固的骨骼，铁负责运输氧气。

6. 水：生命之源

生命的基础，占身体的大部分，参与身体的每一个细胞功能活动，维持身体的正常运作。

7. 膳食纤维：肠道的清洁工

促进食物在肠道中蠕动，预防便秘，还有助于控制血糖和胆固醇水平。

五、厨房科学家

食物有奥秘，厨房有实验，厨房科学家解密

厨房小实验：

百花煎酿春笋的奥妙

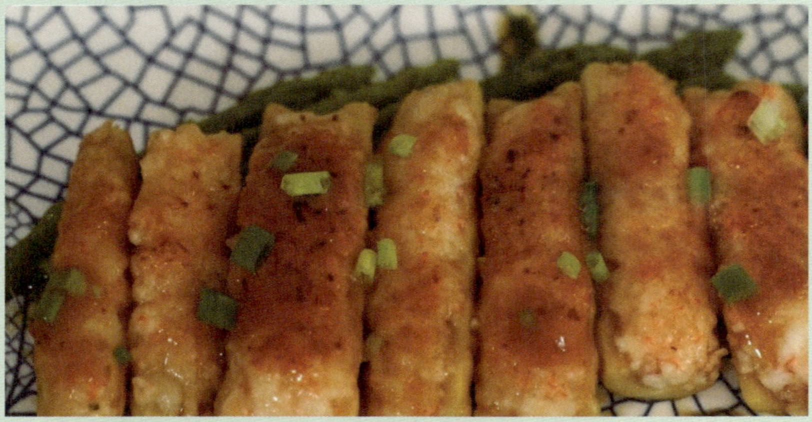

实验材料

春笋500克，虾仁250克，马蹄20克，芦笋150克，小葱20克，生抽5克，蚝油5克，糖5克。

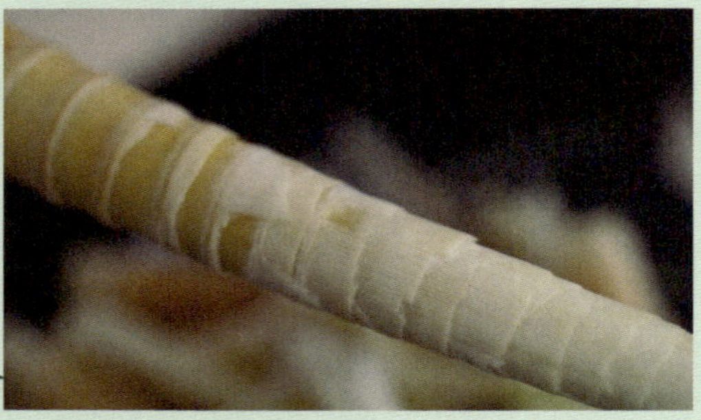

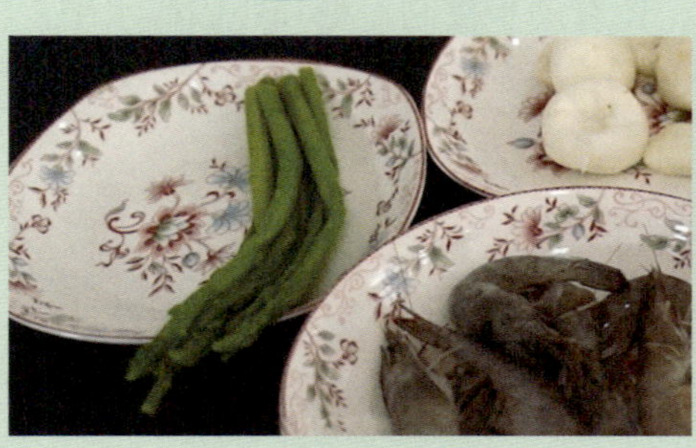

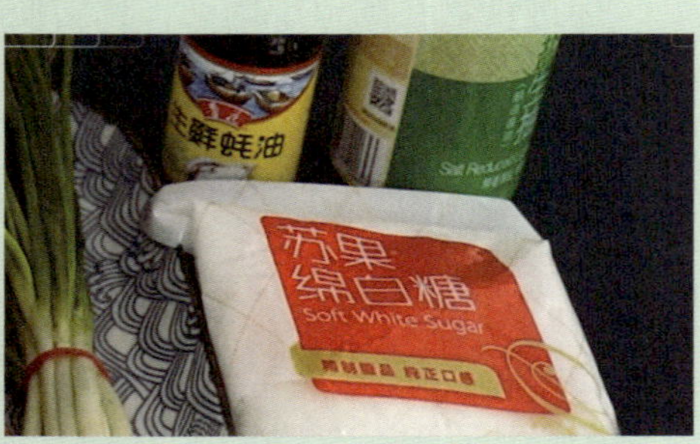

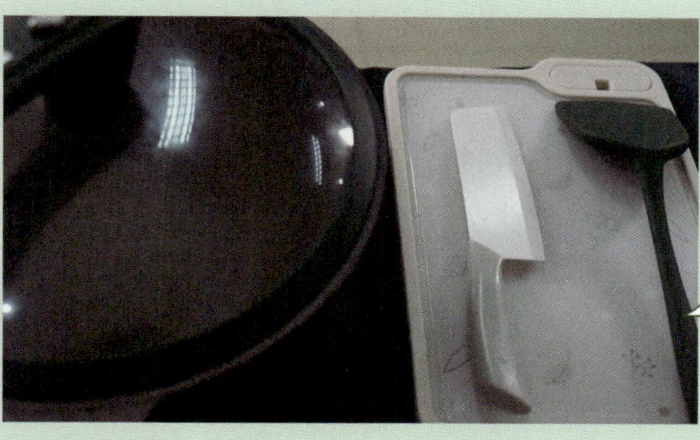

实验工具

平底锅1个，硅胶铲子1个，菜刀1把，切菜板1块。

实验步骤

1

春笋去皮，对半切开，下平底锅煮熟备用。

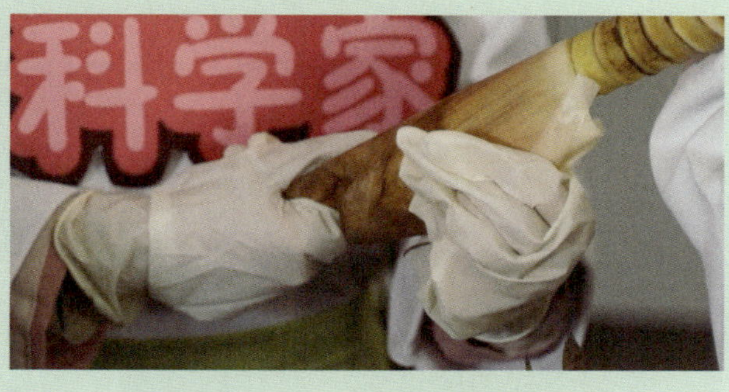

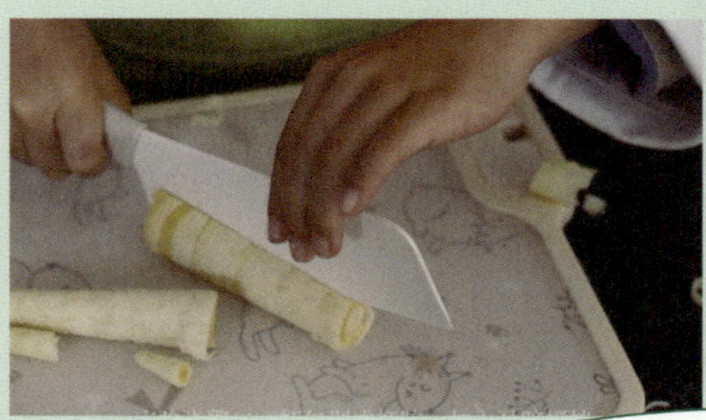

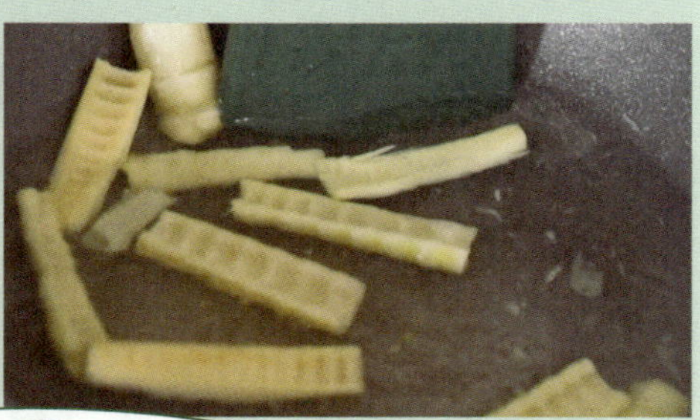

2

虾仁剁成虾胶，加入马蹄搅拌，酿入春笋中。

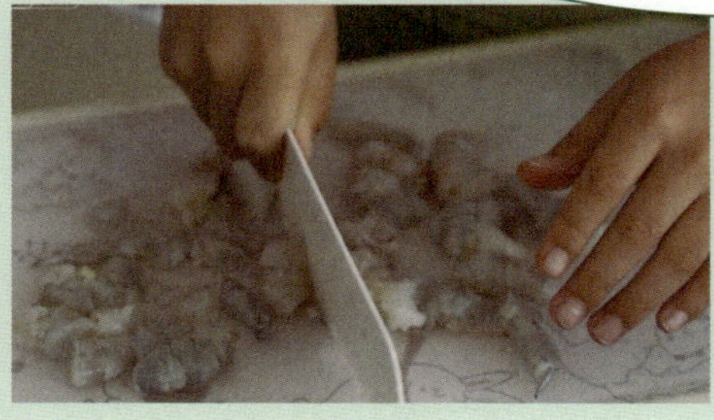

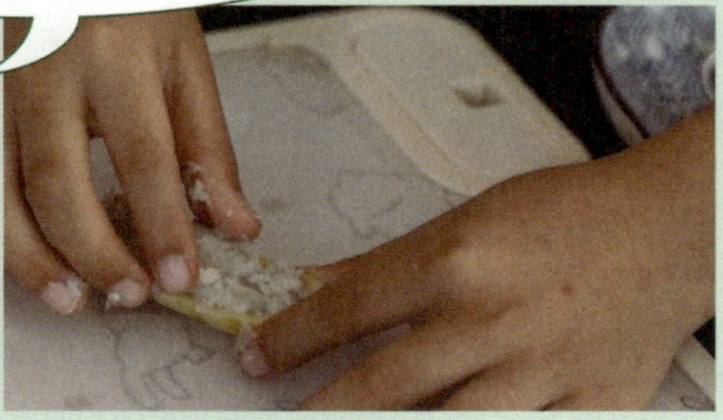

3

把生抽、蚝油、白糖一起搅拌调成料汁。

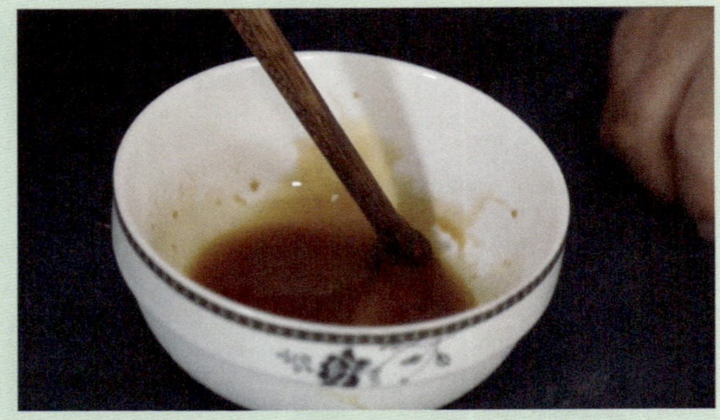

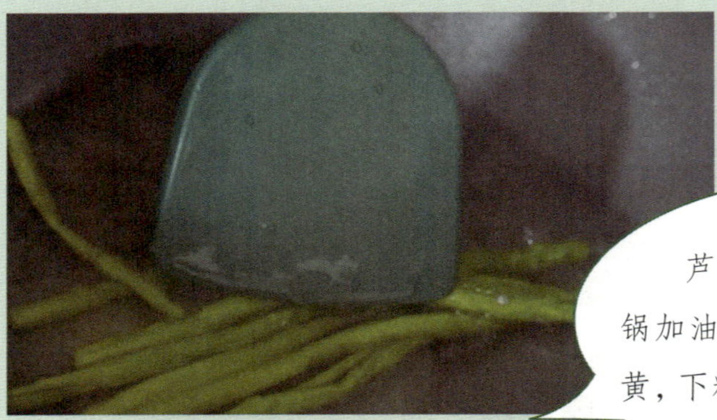

4

芦笋切段下锅煮熟，平底锅加油，下酿好的春笋煎至金黄，下料汁，出锅撒葱花即可。

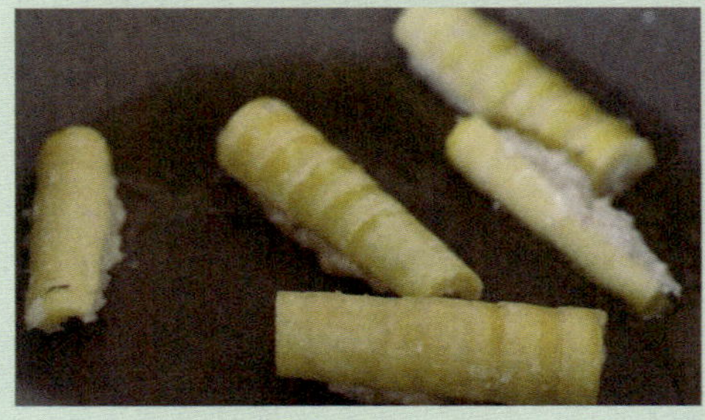

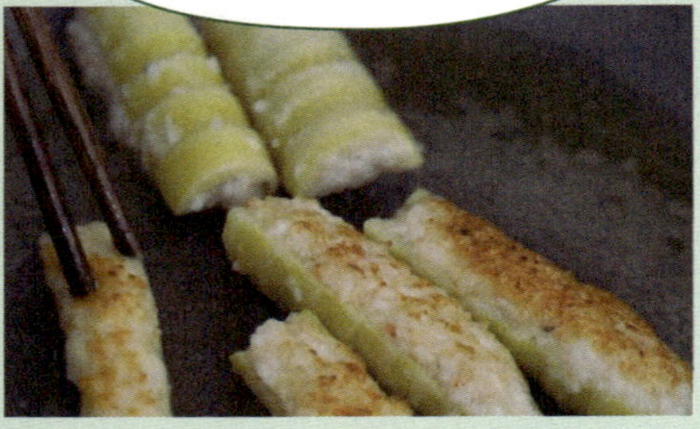

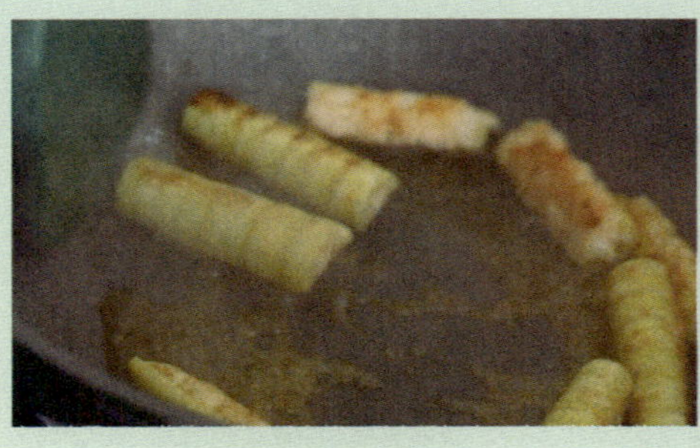

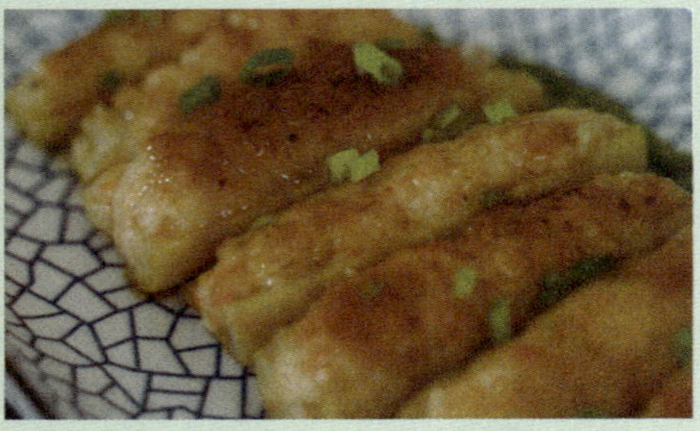

安全提示与注意事项

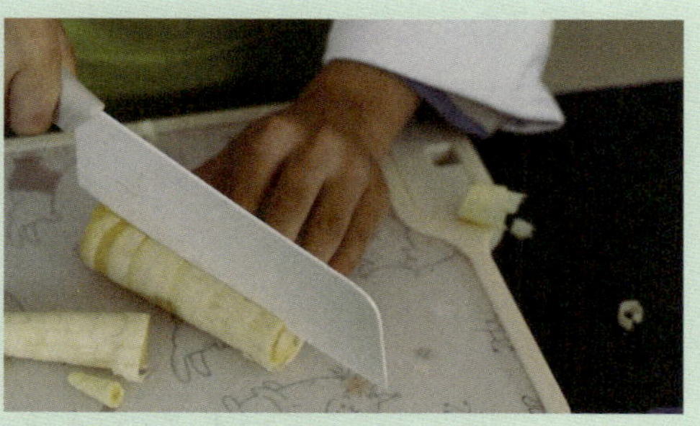

切笋时，可用手指用力掐一掐，掐得动的地方，牙齿才能咬碎，掐不动的部位，最好就不要了。

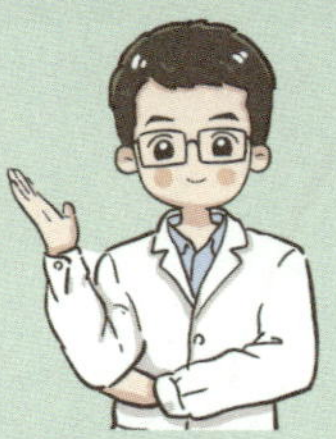

科学揭秘

春笋口感有点酸和涩，因为含有单宁、草酸和氰化物等成分。单宁与口腔里的唾液蛋白结合产生沉淀，引起口腔的收敛感和干燥感，为缓解这种情况，建议烹饪时尽量焯水，春笋不宜长期大量食用。

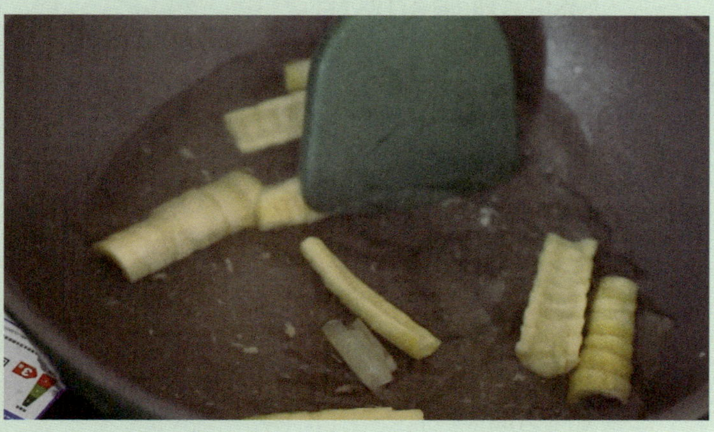

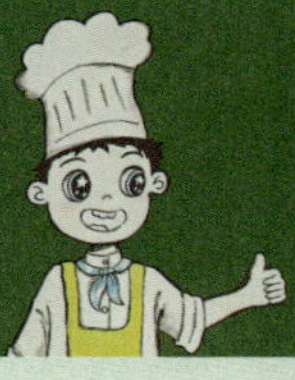

奇思妙想

还有哪些蔬菜也含有单宁成分，烹饪时要不要也焯水呢？

惊蛰

荠菜

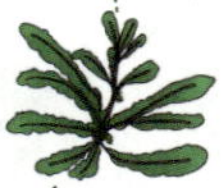

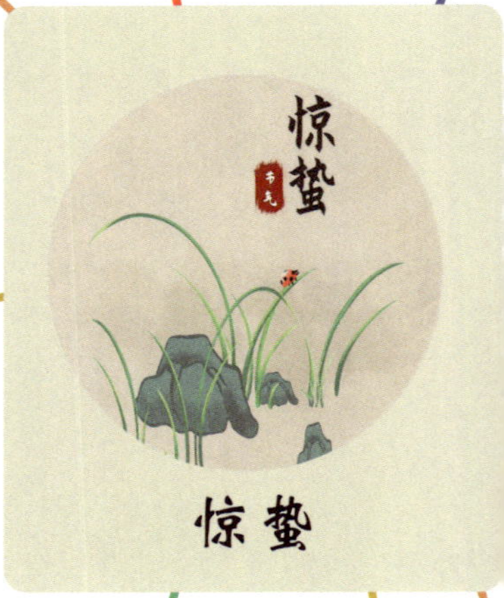

1.历史渊源

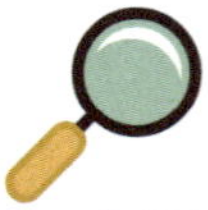

- 第三个节气
- 曾称“启蛰”，西汉改为“惊蛰”
- 次序固定，从唐代沿用至今

2.时间节点

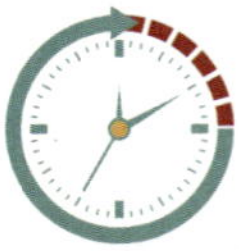

- 太阳到达黄经：345度
- 公历日期3月5日至7日

3.气象特征

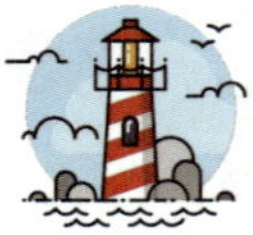

- 气温回升，春雷萌动，雨水增多
- 农业影响：进入春耕时节
- 惊蛰三候
  - 一候桃始华
  - 二候仓庚鸣
  - 三候鹰化为鸠

4.习俗

- 吃梨：润肺止咳，寓意驱虫
- 蒙鼓皮：应和雷声
- 祭白虎：化解是非，祈求平安
- 打小人：拍打纸公仔，驱赶霉运
- 驱虫：预防疾病
- 踏青郊游：享受春天
- 春耕：开始繁忙，耕地不停

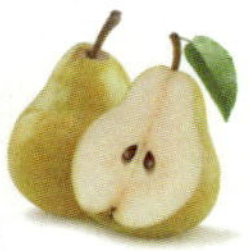

5.惊蛰美食

- 梨：润肺止咳
- 蛋：祭祀白虎
- 炒豆：驱除害虫
- 玉米：祈求消灭害虫
- 芋头：补中益气
- 醪酒：提神解乏
- 煎饼：意为消灭害虫
- 驴打滚：北方小吃

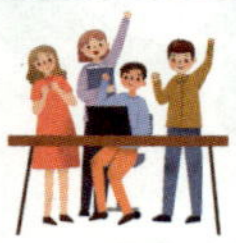

6.谚语智慧

- 惊蛰春雷响，农夫闲转忙
- 惊蛰冷，冷半年

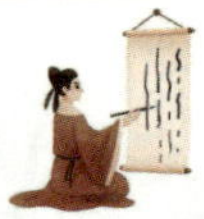

7. 惊蛰诗词

- [唐] 白居易《闻雷》
- [宋] 范成大《秦楼月·浮云集》
- [宋] 苏辙《游景仁东园》

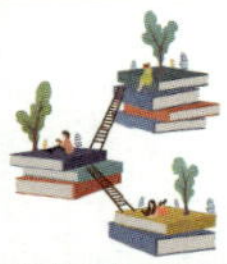

8.健康观念

- 注意卫生，室内通风
- 流行病高发，预防疾病

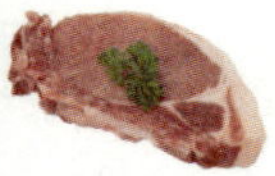

9.饮食观念

- 增加蛋白质，提高免疫力
- 食物多样，多吃时令蔬菜

一、节气百科

惊蛰，二十四节气的探花，曾名“启蛰”。西汉时，为避汉景帝刘启的名讳，改为“惊蛰”，并调整了节气顺序，这名字和顺序从唐代一直用到现在。春雷一响，万物生长。

惊蛰三候：

一候桃始华：桃花盛开，春天回归。

二候仓庚鸣：黄鹂鸣叫，春意满满。

三候鹰化为鸠：鹰变少，布谷鸟活跃。

二、食材百问

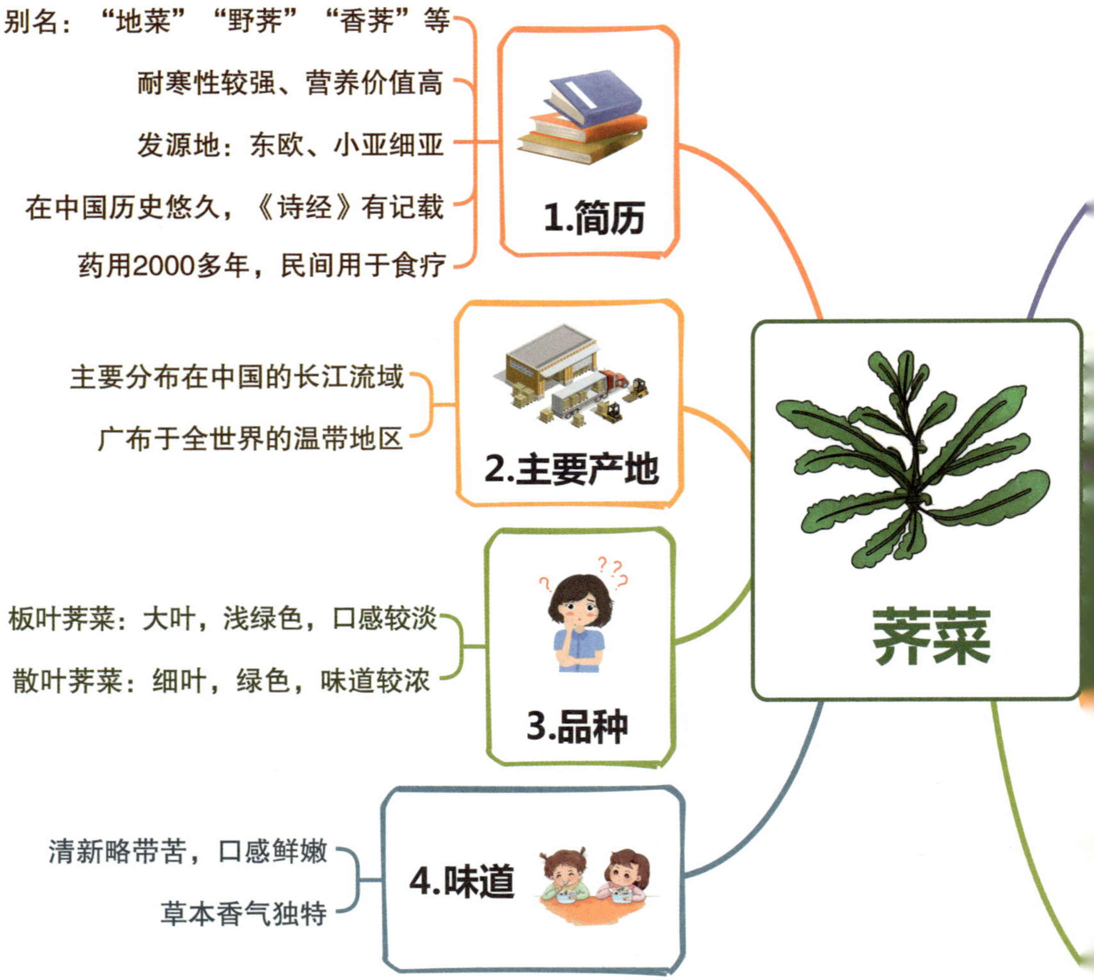
荠菜
1.简历
别名："地菜""野荠""香荠"等
耐寒性较强、营养价值高
发源地：东欧、小亚细亚
在中国历史悠久，《诗经》有记载
药用2000多年，民间用于食疗
2.主要产地
主要分布在中国的长江流域
广布于全世界的温带地区
3.品种
板叶荠菜：大叶，浅绿色，口感较淡
散叶荠菜：细叶，绿色，味道较浓
4.味道
清新略带苦，口感鲜嫩
草本香气独特

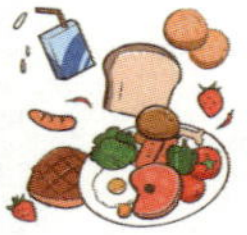

5.营养

- 营养素丰富：蛋白质、纤维素、维生素等
- 有助于降低胆固醇、血糖、血压
- 消炎抗菌，预防疾病

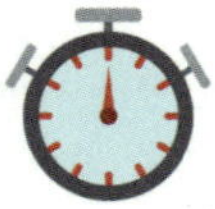

6.食用时机

- 每年3月至5月

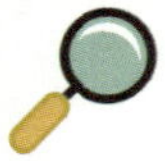

7.挑选

- 选深绿色，野生的
- 单颗生长，质量更佳
- 红叶荠菜，香味浓
- 避免开花的，口感老

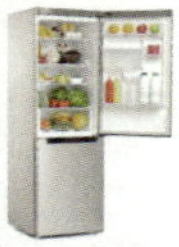

8.保鲜

- 清洗后烫，分包冷冻

9.烹饪与搭配

- 不宜久煮，保留营养
- 不加重口味调料
- 可清炒、煮汤、凉拌、炒饭等
- 好搭档：核桃、金针菇、豆腐等

荠菜的简介：

荠菜别称繁多，以耐寒著称，起源于东欧和小亚细亚，如今遍布全球温带地区。荠菜营养价值高，是人们餐桌上的常客。我国古代的《诗经》中就有它的记载，民谣“三月三，荠菜当灵丹”，彰显了它的药用价值。其药用历史超过2000年，被称为“植物界的活化石”。

三、厨艺工作坊

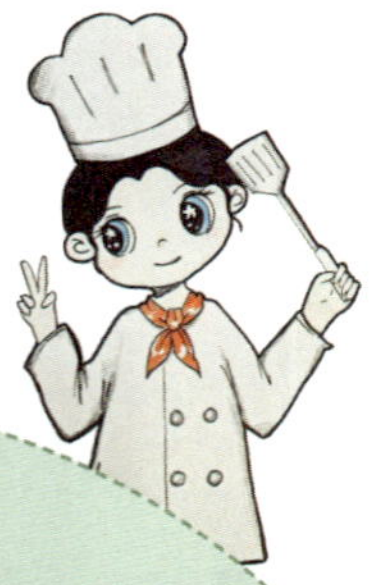

1. 清洗食物

清洗目标：去除杂质、消灭细菌、清除农药、保持新鲜、增加口感。

清洗方法：①清水一冲，杂质全部消失；②泡一泡，深层清洁更到位；③轻轻刷，表面光滑如新；④削去外皮，吃得更加安心；⑤漂白消毒杀菌，卫生再升级；⑥使用热水或蒸汽，杀菌更彻底。

2. 各类食材清洁宝典

蔬菜：流动水冲洗，根茎类轻刷。

水果：水冲后，盐粒轻搓，再冲洗净。

肉类：流动水冲洗，避免热水浸泡。

海鲜：清水冲洗，内脏清除，盐水去腥提鲜。

蛋类：湿布擦拭，避免水洗，防止细菌侵入。

谷物：浸泡并搅动，多次重复。

豆制品：清水冲洗，清除灰尘杂质。

清洗小贴士：

①用水：选用干净水源，使用清洁容器。

②洗手：清洁前后要洗手，卫生放第一。

③烹饪或保存：清洗后迅速烹饪或保存，防止细菌滋生。

④保留营养：正确清洗，营养保留。

四、营养加油站

人为什么要吃饭?

1. 能量补给站：进食如同为身体注入燃料，确保精力旺盛。

2. 身体构建与维护：食物中的营养素是构建维护身体细胞的基石。对儿童以及青少年来说，充足的营养更是塑造强健体魄的关键。

3. 健康守护神：食物中的维生素和矿物质是身体的守护者，有助于免疫系统抵御病菌和病毒的侵袭。五彩缤纷的蔬果守护着我们，使我们免受疾病困扰。

4. 大脑动力源：大脑作为身体的指挥中心，需要食物来保持清醒和专注。食物中的葡萄糖是大脑思考、学习和记忆的重要能源。吃饭就是在给大脑充电。

5. 情绪调节师：某些食物可以释放让我们感到快乐的化学物质，比如巧克力和香蕉。因此当情绪低落时，可以尝试吃一些令人快乐的食物。

6. 社交黏合剂：进食不仅是满足身体需求，更是一种社交活动。与家人共进晚餐，与朋友聚餐，不仅滋养身体，更能增进彼此的联系。

7. 探索新世界：每种文化都有其独特的美食，尝试不同的食物，领略世界各地的风情。

8. 个性与喜好的表达：食物是表达个性和喜好的方式。食物的选择如同个人标签，彰显独特性。

五、厨房科学家

食物有奥秘，厨房有实验，厨房科学家解密

荠菜云吞的奥妙

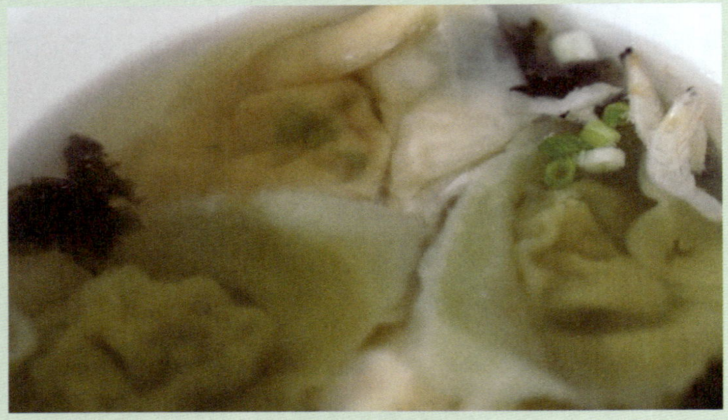

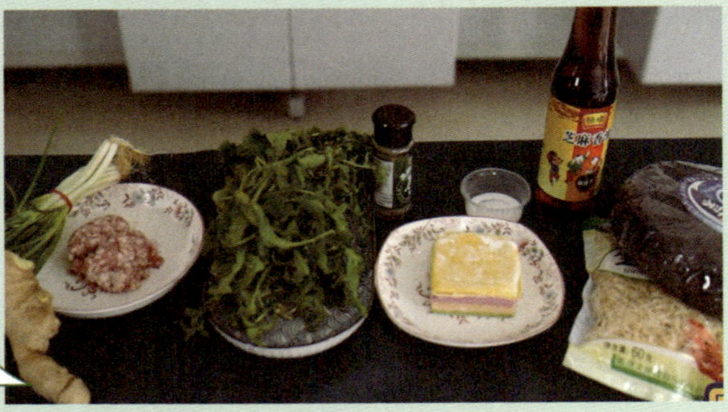

实验材料

荠菜 200 克，猪肉末 600 克，云吞皮 250 克，生姜末 20 克，小葱 50 克，虾皮 20 克，紫菜 20 克，胡椒粉 2 克，盐 10 克，芝麻油 5 克。

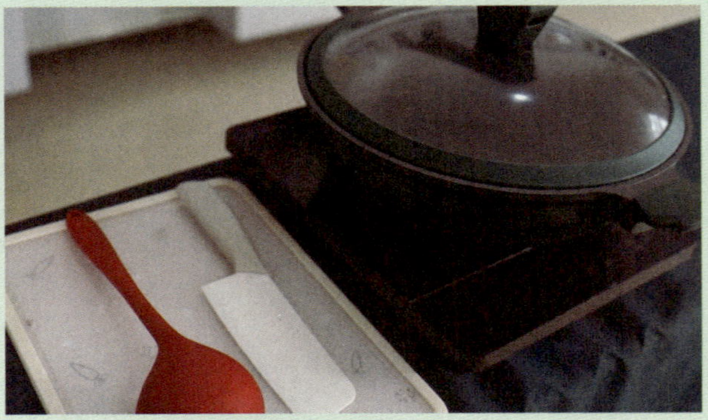

实验工具

平底锅 1 个，汤勺 1 个，菜刀 1 把，切菜板 1 块。

实验步骤

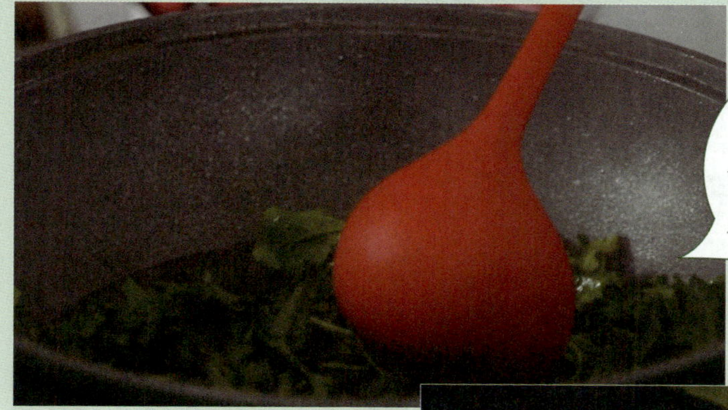

1

荠菜洗干净，下锅煮熟，剁成末，小葱切成葱花备用。

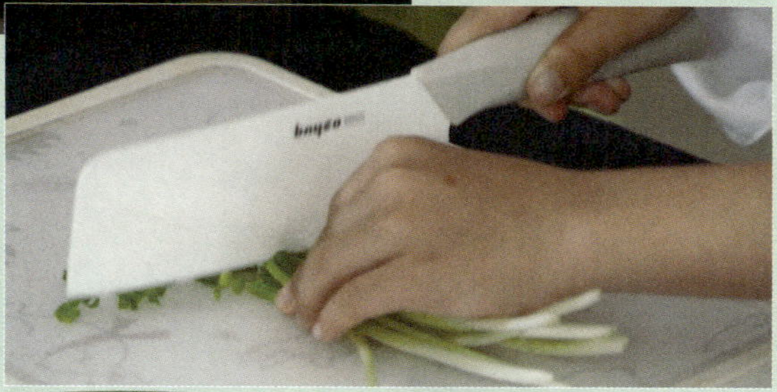

2

肉末加入荠菜，放胡椒粉、盐、鸡精，调成肉馅。

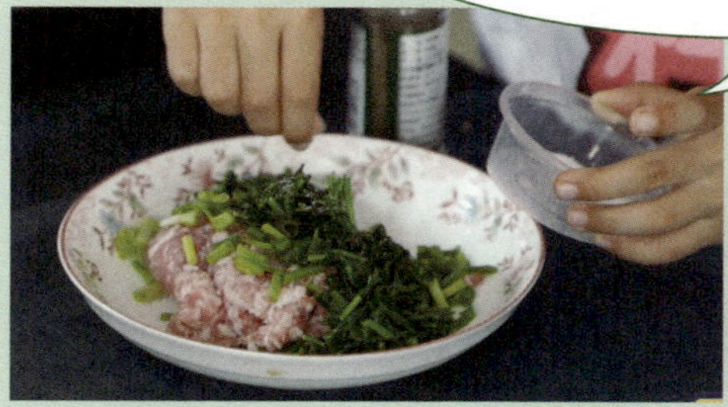

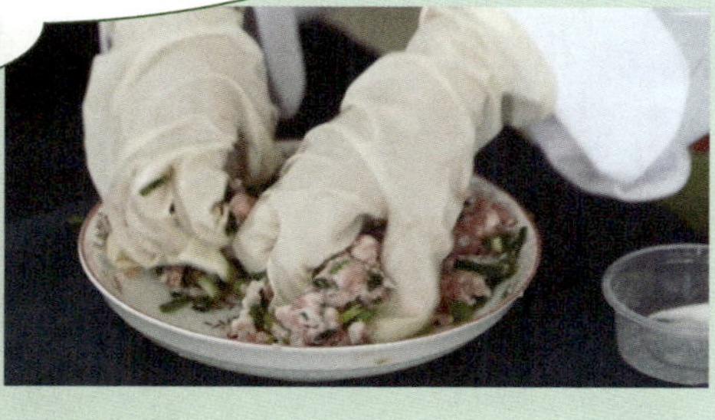

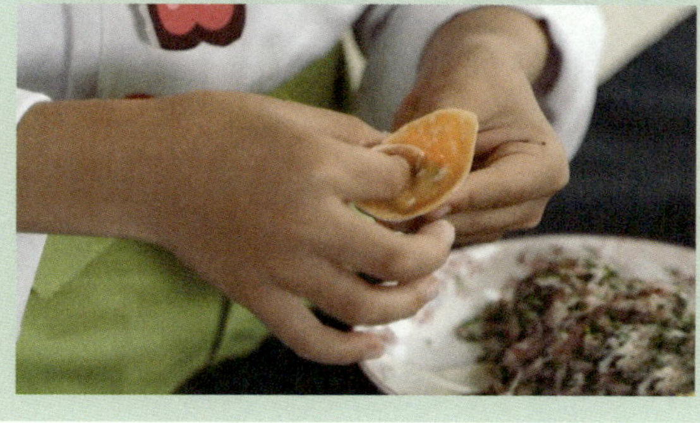

3

云吞皮加 15 ~ 20 克肉馅，包成云吞。

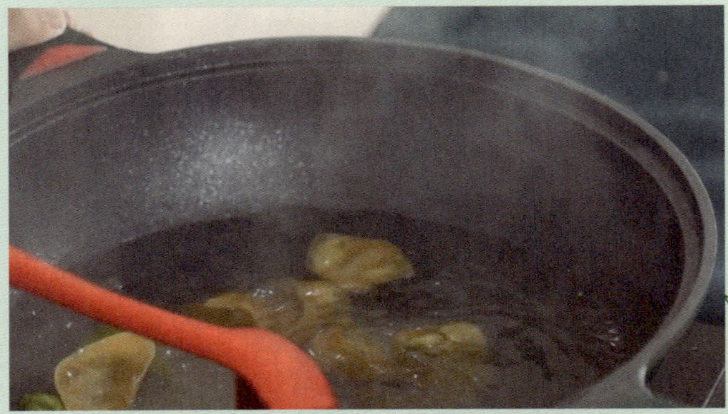

4

云吞下锅煮熟，碗里加葱花、虾皮、紫菜、芝麻油，再加入煮熟的云吞即可。

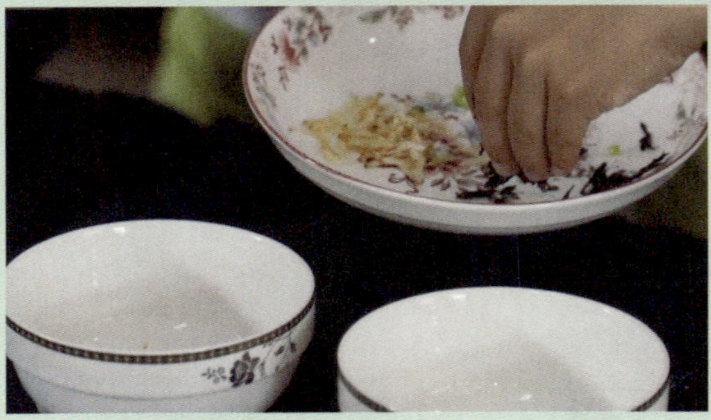

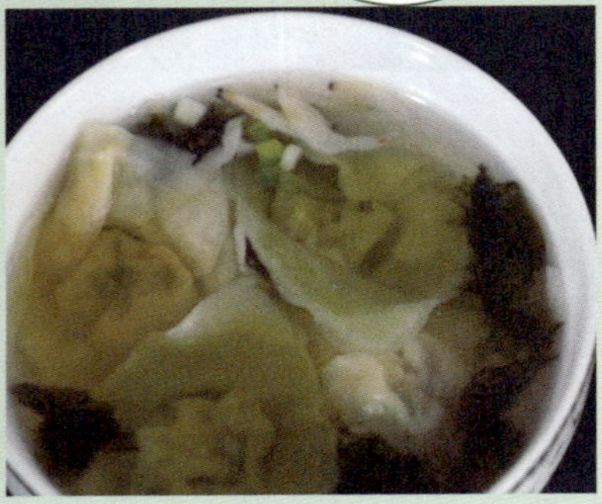

安全提示与注意事项

挑选荠菜要看颜色：野生的荠菜一般是深绿色的，开花的荠菜不要购买，因为开花的荠菜已经很老了。

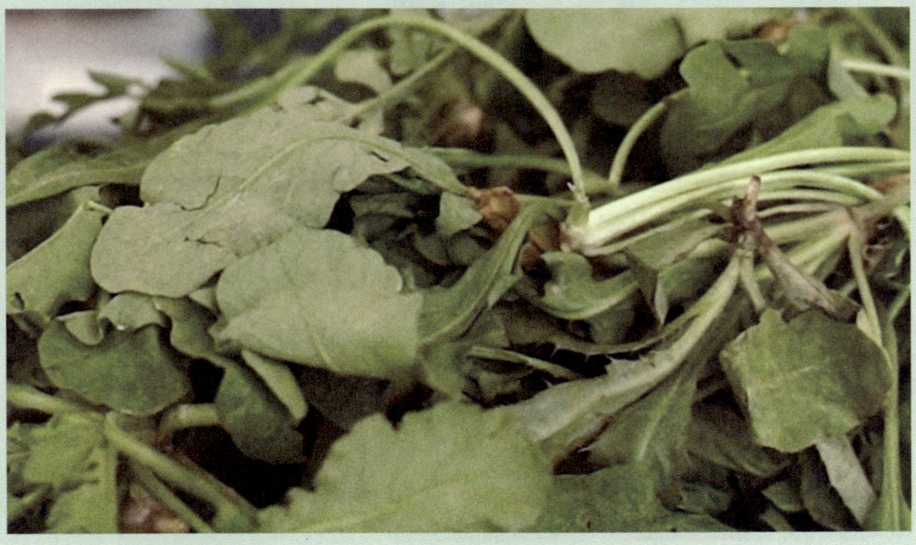

科学揭秘

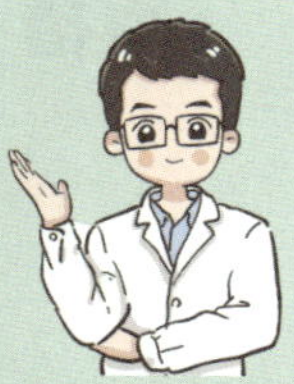

云吞能浮起来的原因在于经过加热煮熟后，体积发生了变化，使得熟云吞的密度小于水的密度。具体而言，云吞皮包裹馅形成了一个相对密封的空间，当云吞煮熟时，馅的温度能达到 100℃，此时所含水分气化，只要有很少的水气化就能使云吞膨胀起来。根据阿基米德原理，当云吞排水的重量超过其自身的重量时，云吞就浮起来了。

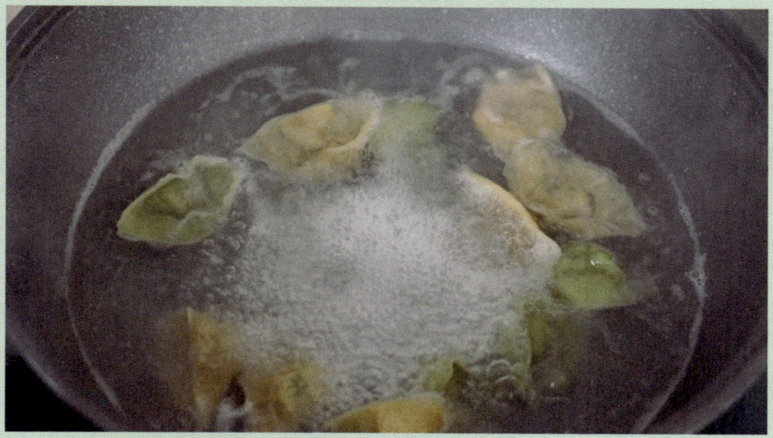

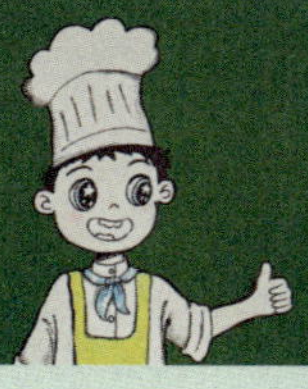

奇思妙想

荠菜会灭蚊吗？

春分

香椿

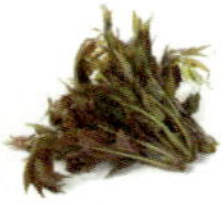

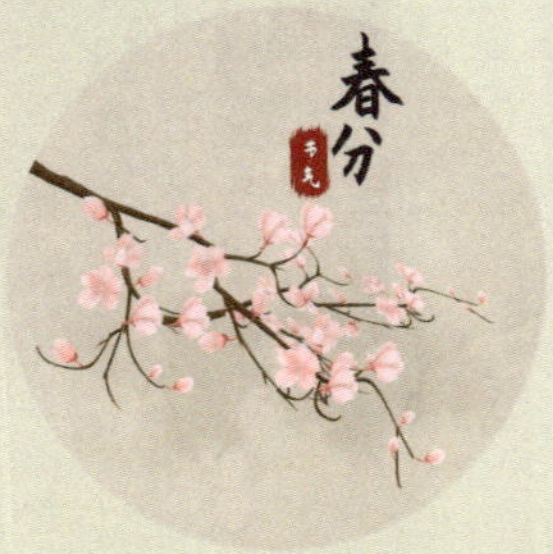

春分

- **1.历史渊源**

  - 第四个节气
  - 古称“日中”“日夜分”
  - 尧舜时期就有记载
  - 标志春季中点，昼夜平分
- **2.时间节点**
  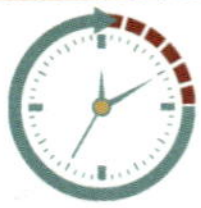
  - 太阳到达黄经：0度
  - 公历日期3月20日至21日
- **3.气象特征**

  - 结束冬季，进入春季；昼夜温差大
  - 春分三候
    - 一候元鸟至
    - 二候雷乃发声
    - 三候始电
- **4.习俗**

  - 竖蛋：庆祝春天到来
  - 祭日：古代帝王祭祀太阳神
  - 犒劳耕牛：以糯米团喂耕牛
  - 吃春菜：野苋菜煲春汤
  - 放风筝：享受春天户外活动
  - 送春牛图：祝福吉祥
  - 粘雀子嘴：防止鸟类破坏庄稼
  - 踏青：享受春天美景
  - 扫墓祭祖：表达对先人怀念
  - 吃太阳糕：寓意五谷丰登

5.春分美食

- 春菜：时令蔬菜
- 驴打滚：辟邪祈福
- 太阳糕：北方习俗
- 萝卜团子：缓解春困

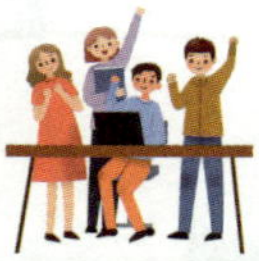

6.谚语智慧

- 春分麦起身，一刻值千金
- 吃了春分饭，一天长一线

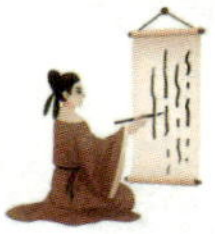

7.春分诗词

- [宋]苏轼《癸丑春分后雪》
- [清]宋琬《春日田家》
- [宋]徐铉《七绝·苏醒》

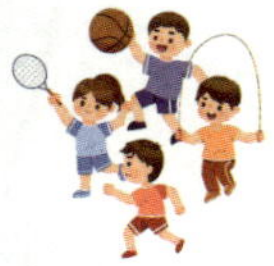

8.健康观念

- 适量户外运动，温和运动为主
- 改善体温调节，避免病菌侵袭

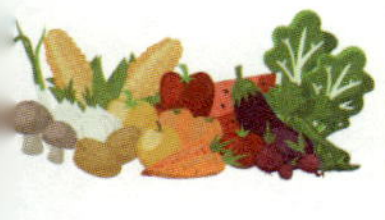

9.饮食观念

- 蔬菜丰富应多吃
- 优质蛋白不能少

一、节气百科

春分，二十四节气中的第四个节气，此时太阳直射赤道，昼夜等长，春季也正好过半，因此称为“春分”。从尧舜时期就有记载，是春季的标志性时刻。春分古时又称为“日中”“日夜分”“仲春之月”，是一个具有重要意义的节气。

春分三候：

一候元鸟至：燕子北归，忙碌地筑巢。

二候雷乃发声：春雷轰鸣，雨水增多。

三候始电：闪电像长鞭划破天空。

二、食材百问

香椿

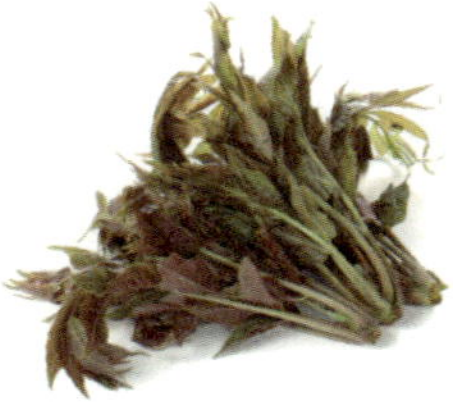

1. 简历

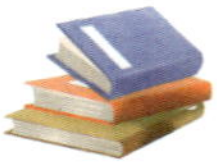

- 别名：“毛椿”“椿芽”“春甜树”等
- 传统食材，被誉为“树上蔬菜”
- 原产地：中国中部和南部
- 2000多年栽培史，汉代火遍全国

2. 主要产地

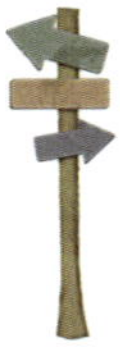

- 在中国的版图上遍地开花
- 主要产地：四川、陕西、山东等

3. 品种

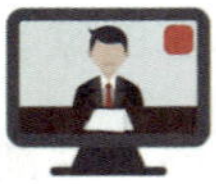

- 紫香椿：黑油椿、红油椿
- 绿香椿：青油椿、黄罗伞

4. 味道

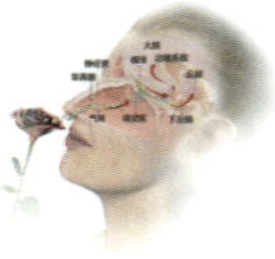

- 香气逼人，其味道辛辣，隐隐带着类似硫黄的独特气味，又混合着些许花香
- 让人爱憎分明

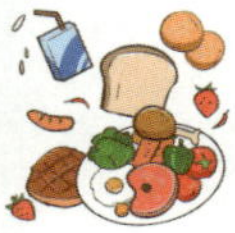

5.营养

- 蛋白质、糖类、多种维生素和矿物质
- 健脾开胃、利尿解毒、润滑肌肤
- 增加食欲、抗衰老、润肠通便

6.食用时机

- 每年3月下旬至5月初

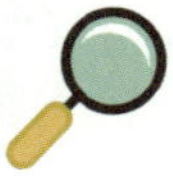

7.挑选

- 挑红的、肥的、香的
- 长度在10厘米以内为佳

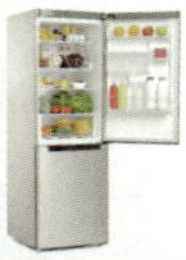

8.保鲜

- 水浸：清水浸泡
- 冷藏：裹保鲜膜放入冰箱
- 腌制：加盐，密封保存

9.烹饪与搭配

- 可以炒、炸、凉拌、做汤等
- 香椿炒鸡蛋、香椿拌豆腐等
- 好搭档：鸡蛋、豆腐、粉丝等

香椿的简介：

香椿被誉为“树上蔬菜”，源自中国，嫩芽香气扑鼻，兼具高营养价值和药用价值。历史悠久，3700万年前就在我国的华北地区出现了，2000多年前的汉代开始在全国范围内栽培。

三、厨艺工作坊

剥皮秘籍：

1. 选对工具，如削皮刀、剥皮器等。

2. 洗净食材和双手，小心使用刀具，摸清食物纹理。

3. 剥皮要完整，剥完赶紧处理，保持新鲜。

4. 西红柿、猕猴桃等从软处剥。

5. 土豆、红薯等煮熟剥皮更容易。

6. 煮熟的蛋用冷水激，蛋壳更易剥。

7. 橙子、柚子等滚一滚，皮肉易分离。

8. 柠檬、葡萄柚等撒点盐糖，轻松剥皮。

9. 胡萝卜、黄瓜等垂直剥皮，厚度好控制。

10. 蒜瓣挤一挤，皮就脱落。

四、营养加油站

我们的身体就像是一个复杂的元素集合体，每种元素都有其独特的作用和重要性，共同维系着生命活动。

认识人体成分表：人体主要元素占体重的百分比。

1. 碳（C）：构建身体的基石，无论是肌肉、骨骼还是皮肤，都离不开碳，约占人体的 23%。

2. 氢（H）：水分子的组成部分，在体内具有举足轻重的作用，约占人体的 10%。

3. 氧（O）：每一次呼吸，每一口水，都在摄入新的氧元素，是生命的源泉，约占人体的 61%。

4. 氮（N）：蛋白质的基石，组成氨基酸的必需元素，构成蛋白质的基础，对身体的构建至关重要，约占人体的2.6%。

5. 硫（S）：硫在软组织中发挥着重要作用，如指甲和头发的角蛋白中就有硫的存在，约占人体的0.2%。

6. 磷（P）：能量代谢和骨骼健康的关键元素，也是DNA和细胞膜的重要组成部分之一，约占人体的0.83%。

7. 钠（Na）：参与神经信号的传递、血压的调节以及体内水分的平衡，约占人体的0.14%。

8. 钾（K）：调节细胞内外水分和电解质平衡、传导神经信号以及调节心跳，约占人体的0.2%。

9. 钙（Ca）：构成骨骼和牙齿的主要成分，还参与心脏跳动和肌肉收缩的调节，约占人体的1.4%。

10. 镁（Mg）：参与体内大量的生物化学反应，使骨骼坚固，促进肌肉收缩。约占人体的0.027%。

11. 氯（Cl）：维持着体内电荷的平衡，存在于人体的各种体液中，约占人体的0.14%。

数据来源：杨月欣、葛可佑主编的《中国营养科学全书》（第2版）。

五、厨房科学家

食物有奥秘，厨房有实验，厨房科学家解密

厨房小实验：

香椿炒鸡蛋的奥妙

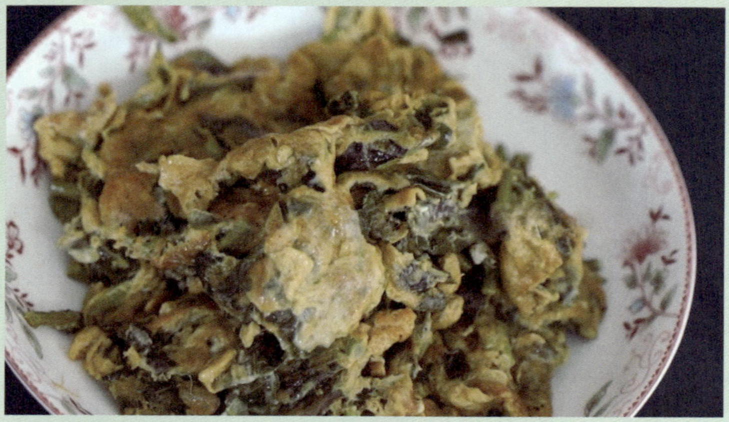

实验材料

香椿200克，土鸡蛋6个，盐5克，色拉油20克。

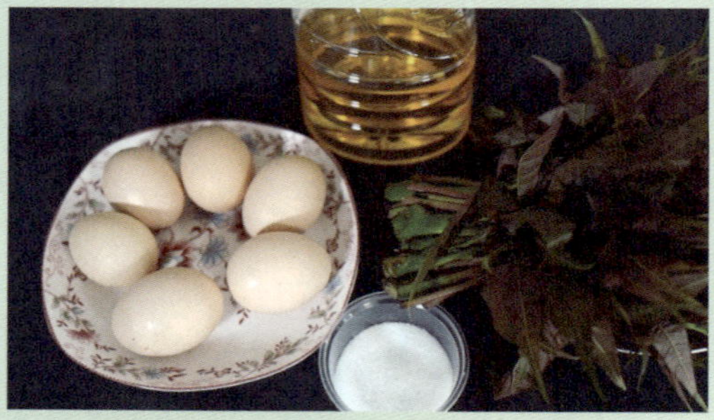

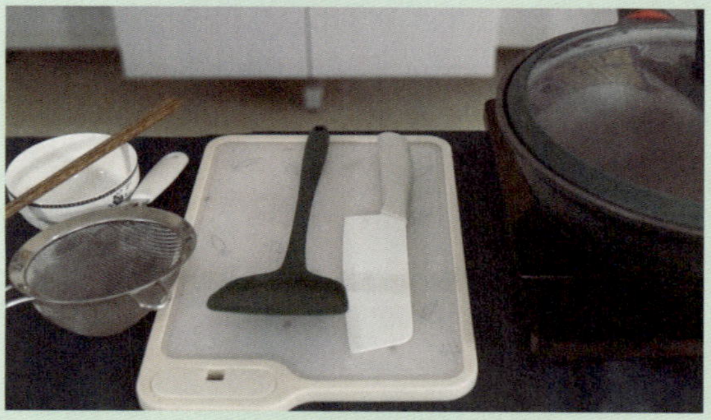

实验工具

平底锅1个，硅胶铲1把，汤碗1个，筷子1双，漏勺1个，菜刀1把，切菜板1块。

实验步骤

1

香椿洗干净，下锅煮熟捞出，切末。

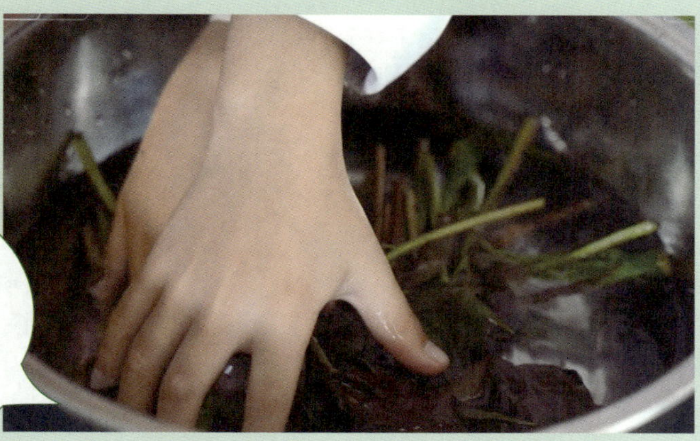

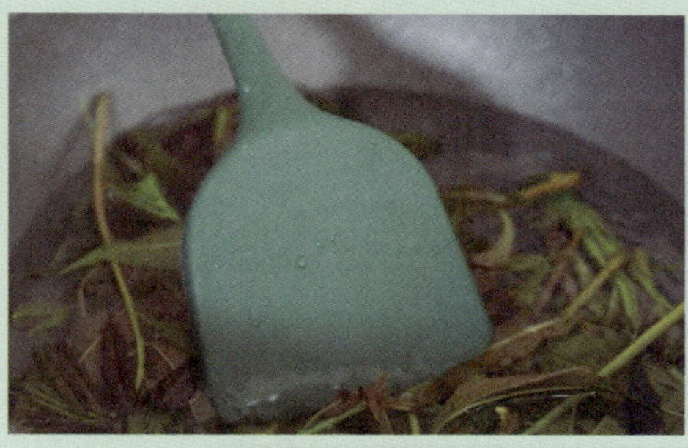

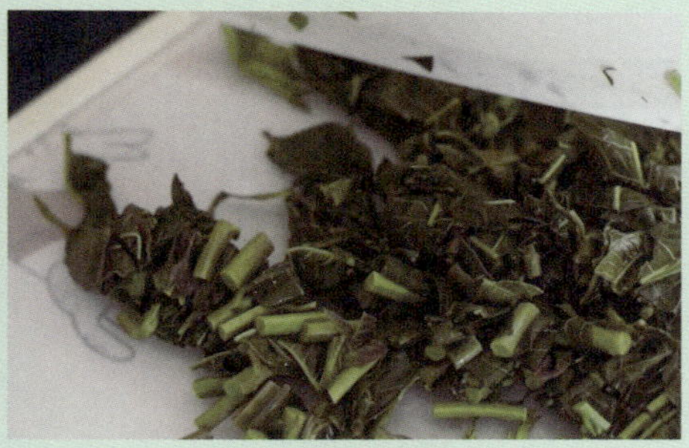

2

碗里打入6个鸡蛋，加香椿、盐搅拌均匀。

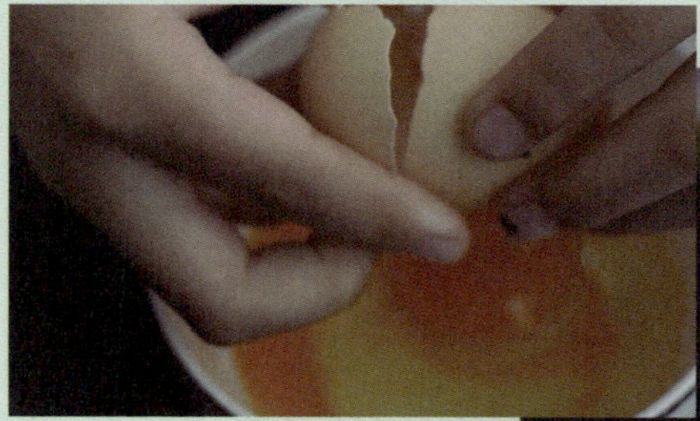

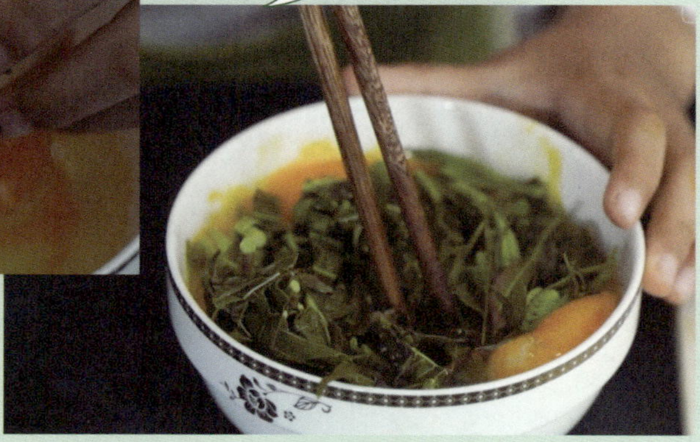

3

锅里下油烧至七成热，下入鸡蛋液炒熟即可装盘。

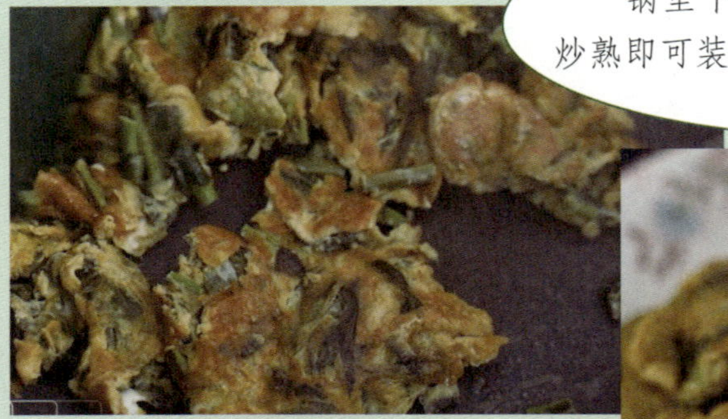

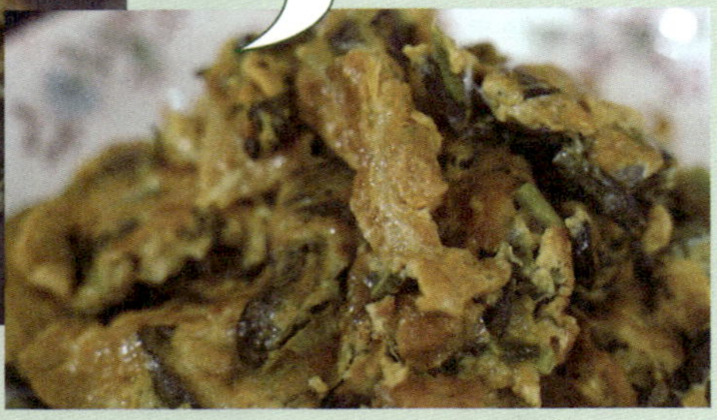

安全提示与注意事项

不同地区种植、不同品种以及不同生长期的香椿，其中的硝酸盐和亚硝酸盐含量都有差异。到四月中旬之后，大部分地区香椿芽中的硝酸盐含量都超过了世界卫生组织和联合国粮农组织的标准。选择质地最嫩的香椿芽是最明确的选择。

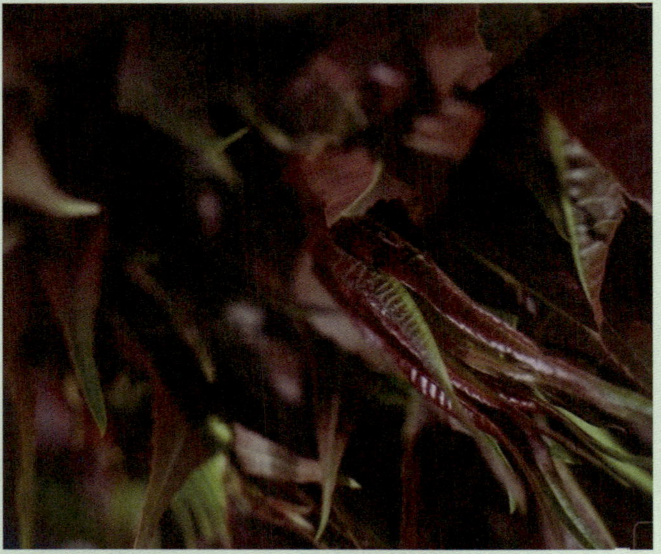

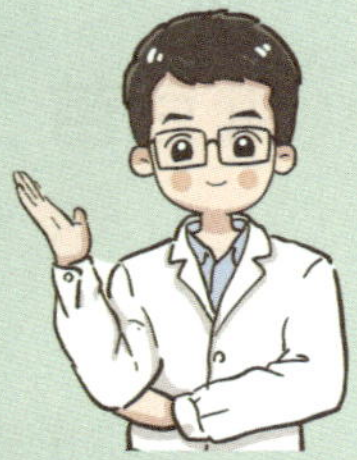

科学揭秘

香椿闻起来有石竹烯、牻牛儿苗烯、金合欢烯、丁香烯、樟脑等气味成分的味道。同时，香椿也具有辛辣甚至类似硫黄的气味。这种复杂、浓烈又特别的气息，让有的人非常喜欢，而有的人却又受不了。

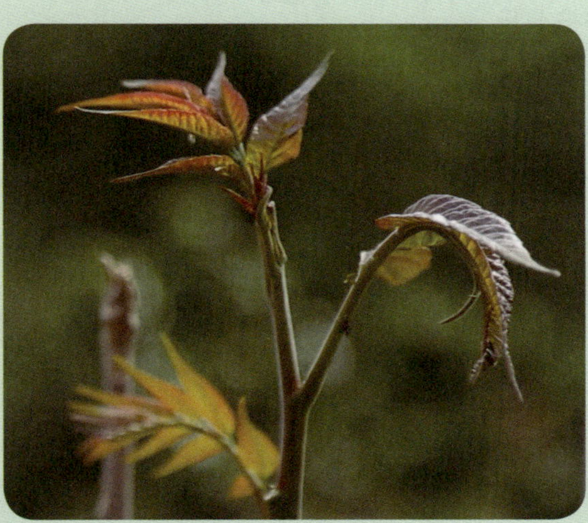

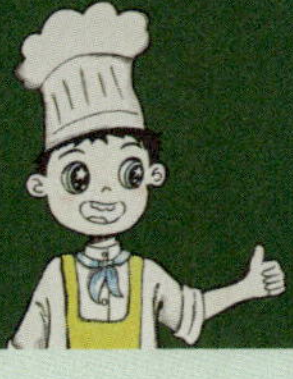

奇思妙想

香椿是从哪里长出来的呢？香椿是季节性蔬菜，如何才能长时间的保存？

清明

豌豆苗

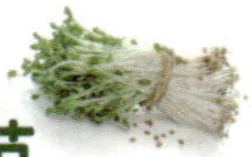

清明

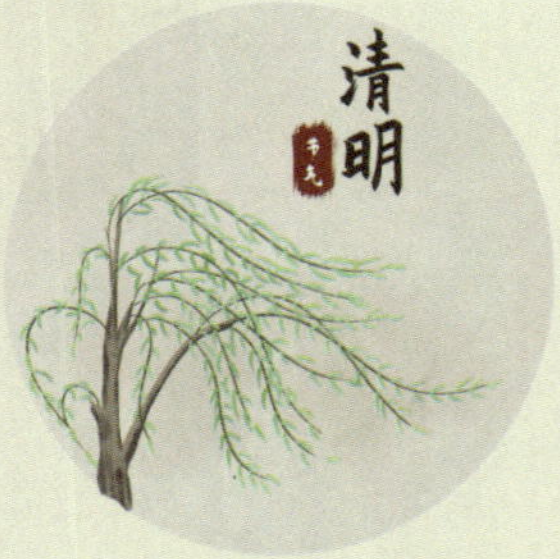

清明

1.历史渊源

- 名称由来：万物清洁明净
- 既是节气，也是祭祀节日
- 传统节日，历史超过2500年

2.时间节点

- 太阳到达黄经：15度
- 公历日期4月4日至6日

3.气象特征

- 阳光明媚，万物复苏
- 南方温暖，北方开始春意盎然
- 清明三候
  - 一候桐始华
  - 二候田鼠化为鴽
  - 三候虹始见

4.习俗

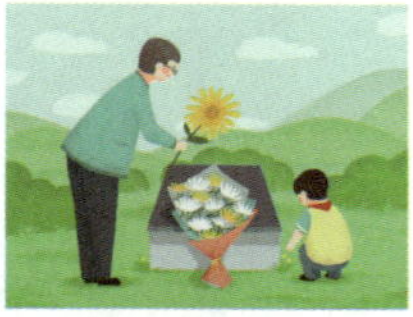

- 祭祖扫墓：清扫除草，上供品
- 踏青：欣赏美景，享受自然
- 荡秋千：古代传统，儿童喜爱
- 放风筝：日夜放飞，剪线避邪
- 植树：春雨滋润，造林好时节
- 插柳：预报天气或辟邪
- 吃青团：江南食俗，艾草糯米
- 蚕花会：庆祝春天、祈求丰收
- 标墓：墓前插竿，祭祀标记
- 禁火寒食：纪念忠臣介子推

一、节气百科

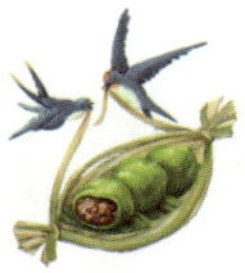

5.清明美食

- 青团子：艾草糯米，豆沙馅料
- 艾粄：粘米糯米，药用保健
- 暖菇包：鼠曲草米，红豆花生
- 馓子：油炸面食，香脆可口
- 子推馍：鸡蛋红枣，武将头盔形
- 薄饼：包裹蔬菜，厦门传统
- 朴籽粿：朴籽树叶，潮汕食俗
- 乌稔饭：乌稔树叶，乌黑独特
- 清明果：糯米粉皮，甜咸馅料

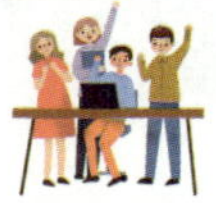

6.谚语智慧

- 清明前后，种瓜点豆
- 清明不拆絮，到老没成器

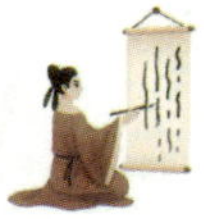

7.清明诗词

- ［唐］杜牧《清明》
- ［唐］白居易《寒食野望吟》
- ［宋］陆游《临安春雨初霁》

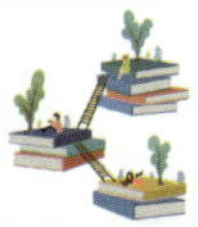

8.健康观念

- 气候多变，注意增减衣物
- 避免潮湿；适度运动
- 情绪管理；预防感冒和过敏

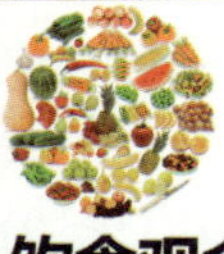

9.饮食观念

- 适量温性食物
- 降压减脂，多食时令蔬果

清明，二十四节气中的第四个节气，又称“踏青节”“三月节”，是中国传统节日之一，也是重要的祭祀节日，历史超过2500年。清明的名字来源于这一时节的天气物候特点——清新明净。在清明节漫长的历史演变中，融合了寒食节与上巳节的传统习俗，形成了以祭祖扫墓为核心的节日。

清明三候：

一候桐始华：桐树开花，春日到来。

二候田鼠化为鴽：田鼠回洞，小鸟活跃。

三候虹始见：雨后彩虹，美丽春天。

二、食材百问

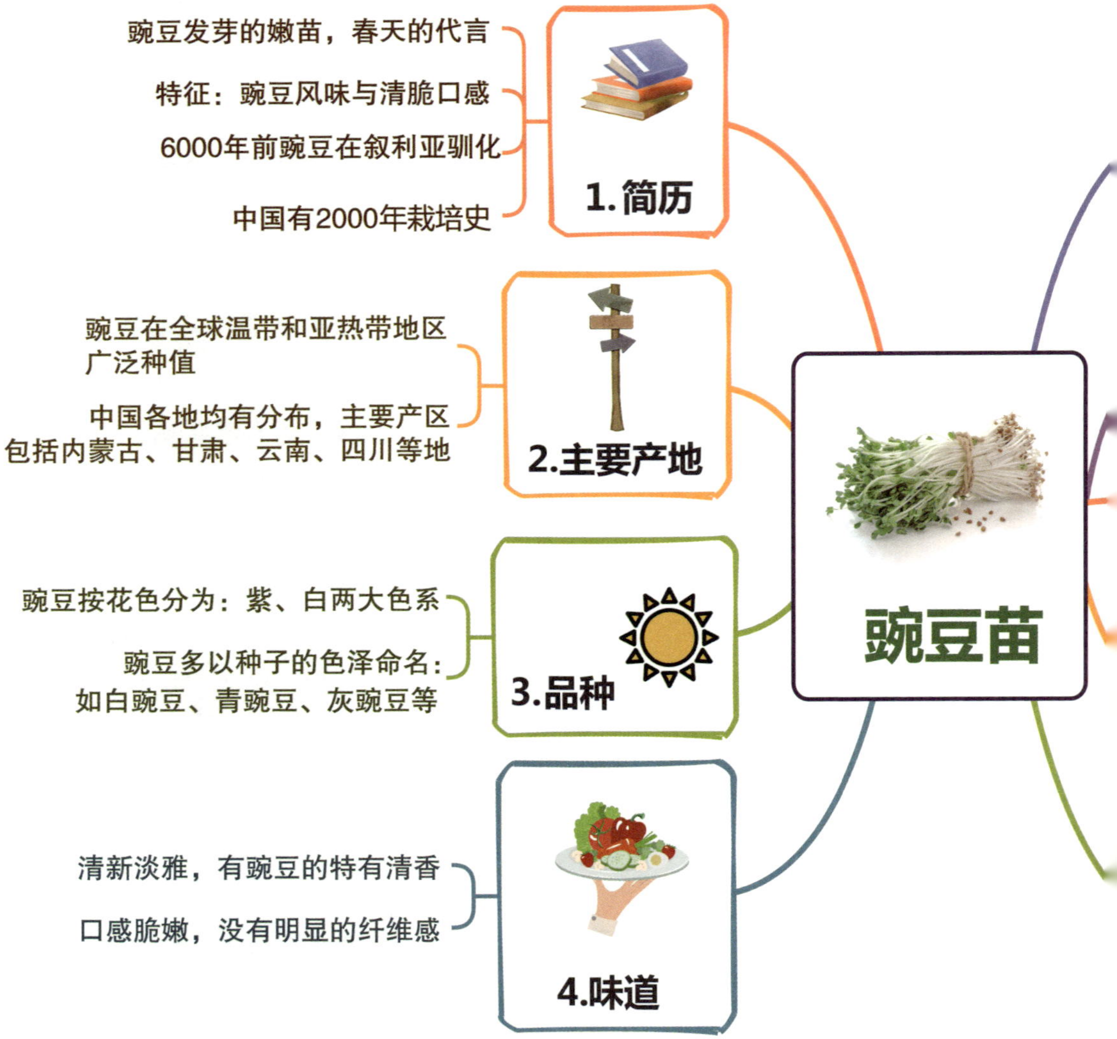
豌豆苗
1. 简历
豌豆发芽的嫩苗，春天的代言
特征：豌豆风味与清脆口感
6000年前豌豆在叙利亚驯化
中国有2000年栽培史
2.主要产地
豌豆在全球温带和亚热带地区广泛种值
中国各地均有分布，主要产区包括内蒙古、甘肃、云南、四川等地
3.品种
豌豆按花色分为：紫、白两大色系
豌豆多以种子的色泽命名：如白豌豆、青豌豆、灰豌豆等
4.味道
清新淡雅，有豌豆的特有清香
口感脆嫩，没有明显的纤维感

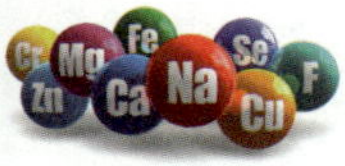

5.营养

- 主要含水、粗纤维、叶绿素等；低脂肪
- 维生素群含量高，富含β–胡萝卜素
- 有保护皮肤与黏膜、预防动脉硬化等作用

6.食用时机

- 每年2月至4月，尤其是3月

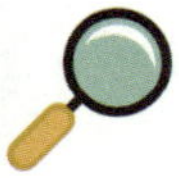

7. 挑选

- 茎部直挺、叶子青绿为佳
- 若无根部，选茎部切口未变色的

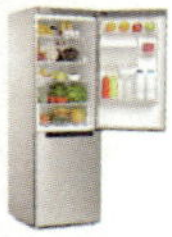

8.保鲜

- 含水高，建议现买现食
- 若冷藏：控干水分，放入保鲜袋

9.烹饪与搭配

- 中式快炒最常见
- 搭配：肉类或鱼类拌炒

豌豆苗的简介：

豌豆苗就是豌豆发芽的幼嫩植株，有着清新的风味和爽脆的口感。豌豆的驯化历史可以追溯到6000年前的叙利亚，在我国种豌豆也有2000年的历史了。豌豆俗称“寒豆”“麦豆”“淮豆”“戎菽”“毕豆”“回鹘豆” “宛豆”等。

三、厨艺工作坊

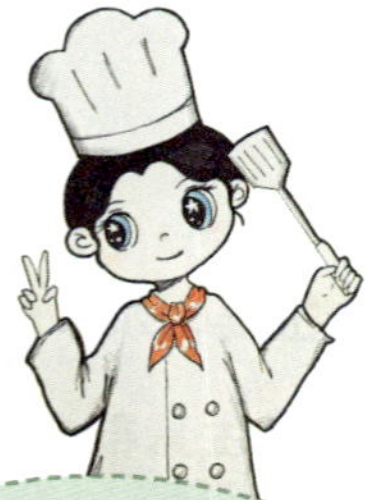

做菜的预备工作：

1. 食材预处理：清洗、切割、去皮、剥壳。

2. 调料准备：盐、糖、酱油、醋，调料齐全。

3. 工作区域设置：清洁台面，工具整齐排列。

4. 存储空间组织：食材分类存放，新鲜食材冷藏，干货干燥。

5. 烹饪器具准备：锅、碗、瓢、盆，一应俱全。

6. 烹饪方法了解：熟悉烹饪步骤与技巧，胸有成竹。

7. 烹饪顺序安排：科学规划烹饪顺序，告别手忙脚乱。

8. 心理准备：保持愉悦心情，全神贯注。

四、营养加油站

探索细胞内结构：

1. 能量工厂——线粒体：体内的“发电站”，将食物转化为 ATP 这种能量货币，为细胞随时提供所需的能量。

2. 生化厨房——细胞质：化学反应的热土，制造蛋白质和 DNA 等重要分子。

3. 建造工坊——核糖体：根据 DNA 蓝图合成蛋白质，为身体的构建和修复提供材料。

4. 物流枢纽——内质网与高尔基体：合成和加工蛋白质，并将其精准地投递到需要的地方。

5. 清洁卫士——溶酶体：分解细胞内的“垃圾”，保持细胞的整洁与健康。

6. 守护城墙——细胞膜：细胞的第一道防线，保护内部结构，控制物质进出。

7. 智慧中枢——细胞核：蕴藏着遗传信息，控制细胞活动，掌控着生命的奥秘。

重要细胞专属营养站：

1. 脑细胞：需要葡萄糖、ω-3 脂肪酸、维生素 C、维生素 E、番茄红素、B 族维生素和胆碱的滋养。

2. 骨细胞：需要钙、磷、维生素 D 和氟的强健支持。

3. 肌肉细胞：依赖蛋白质、碳水化合物、健康脂肪、维生素 D、锌和镁的力量。

4. 血细胞：离不开铁、维生素 B_{12}、叶酸和维生素 C 的滋养。

均衡饮食，摄入多样化食物，为每个细胞提供所需的营养，让它们充满活力，构建一个健康的身体。

五、厨房科学家

食物有奥秘，厨房有实验，厨房科学家解密

厨房小实验：

豌豆苗青团的奥妙

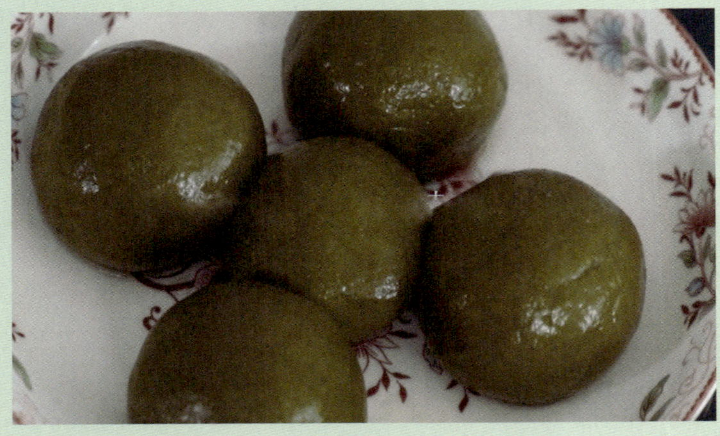

实验材料

豌豆苗 500 克，糯米粉 200 克，青汁 150 克，澄面 60 克，白糖 30 克，开水 100 克，肉松 150 克，白糖 30 克，黄油 10 克。

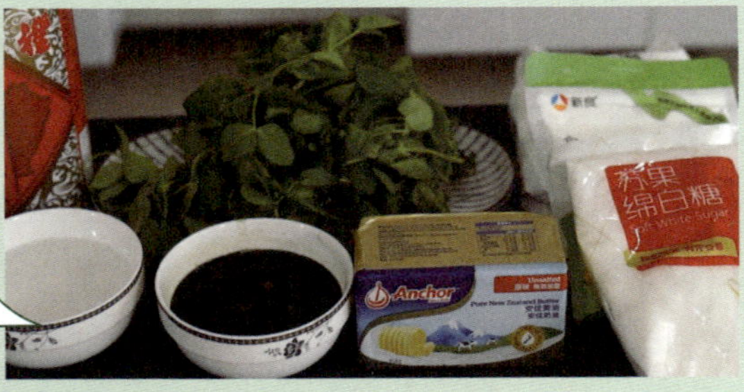

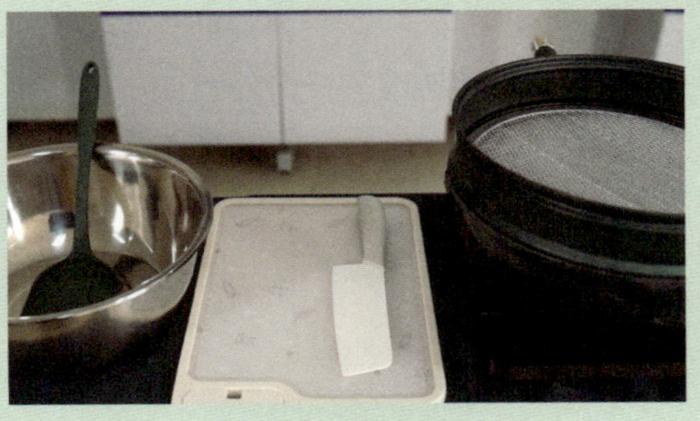

实验工具

蒸锅 1 个，硅胶铲 1 个，不锈钢圆盆 1 个，菜刀 1 把，切菜板 1 块。

实验步骤

1

豌豆苗洗净切段煮熟备用，跟肉松搅拌成馅料。

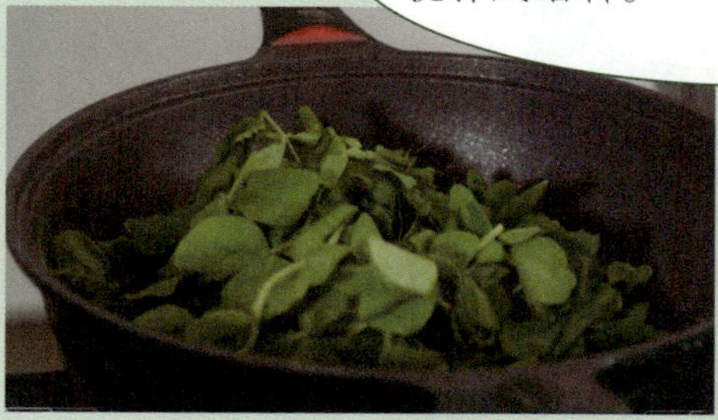

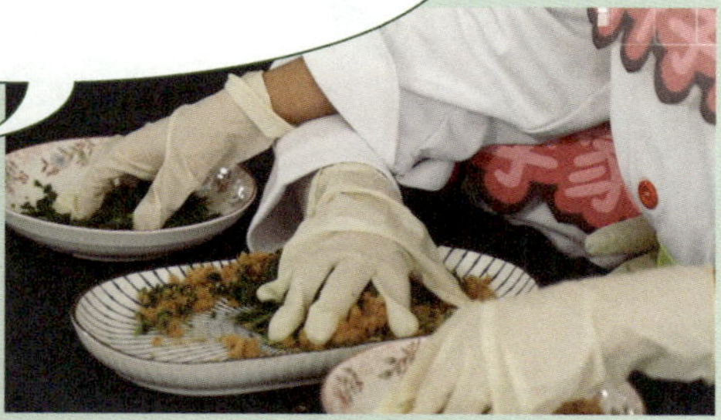

2

澄面烫熟，糯米粉中加入青汁、黄油、白糖，加入澄面搅拌成面团。

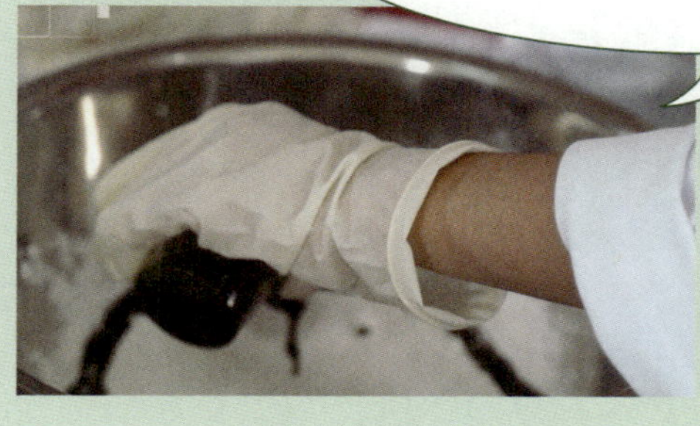

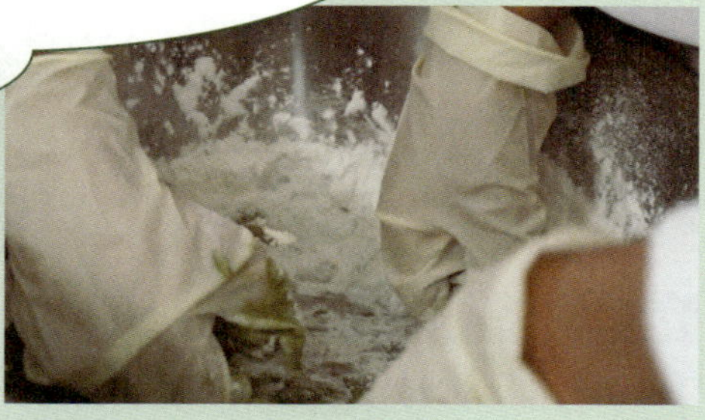

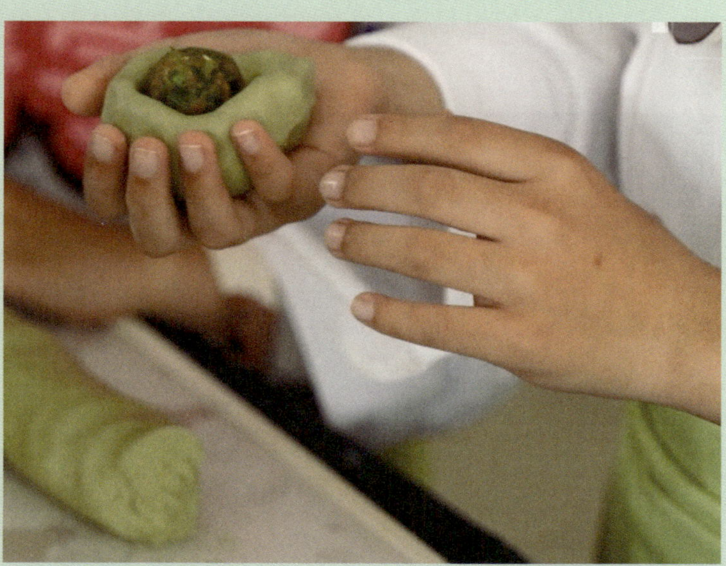

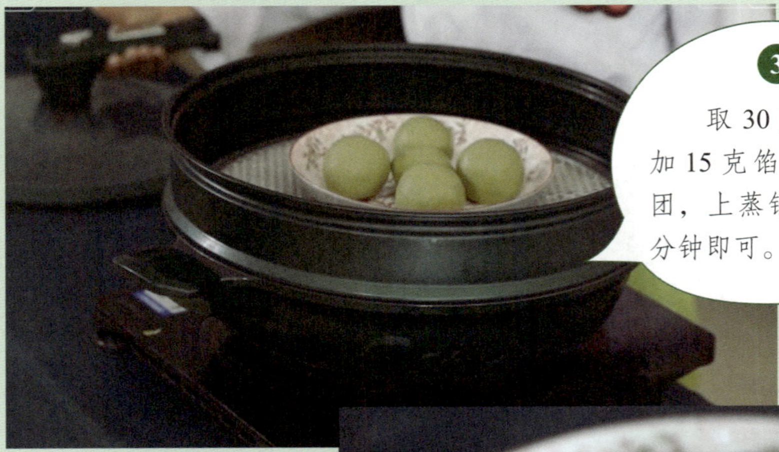

3

取30克面团，加15克馅料包成青团，上蒸锅大火蒸8分钟即可。

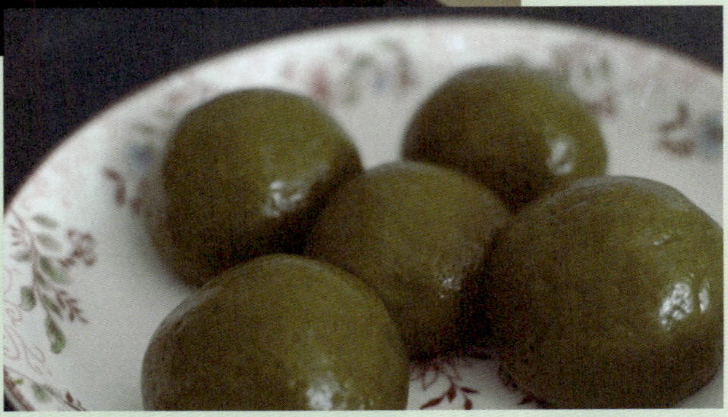

安全提示与注意事项

青团是一类保质期较短的食品，室温环境下只能存放3—5天，一次吃不完的青团，可以用保鲜膜包起来，放在冰箱冷藏室里或阴凉干燥的地方进行储存。

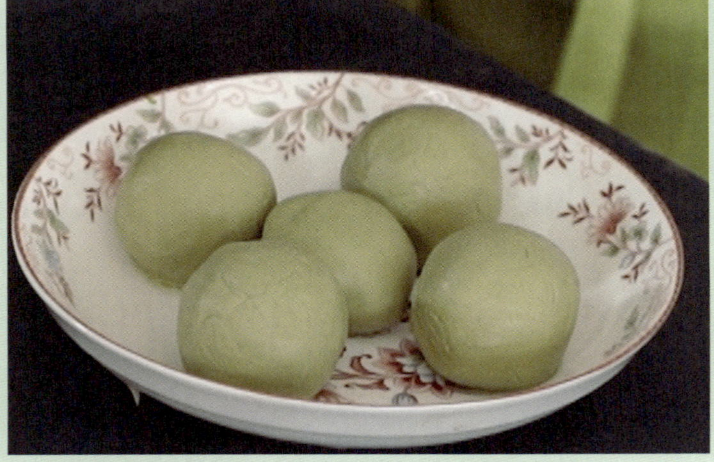

科学揭秘

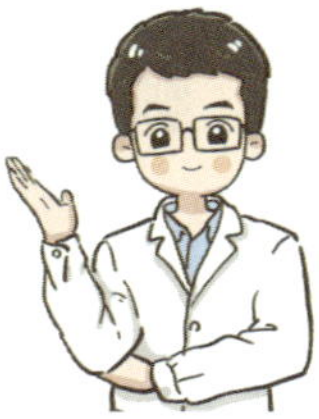

青团放久了为什么会变硬？青团的主要原料糯米粉和水混合通过加热产生糊化反应，变软和黏稠。青团做好以后，随着温度降低以及时间变化，糯米粉中的淀粉逐渐老化也就是淀粉分子重新排列，溶解度变小，使其恢复到了原有的硬度。只要加入水，并且加热，青团就又软了。

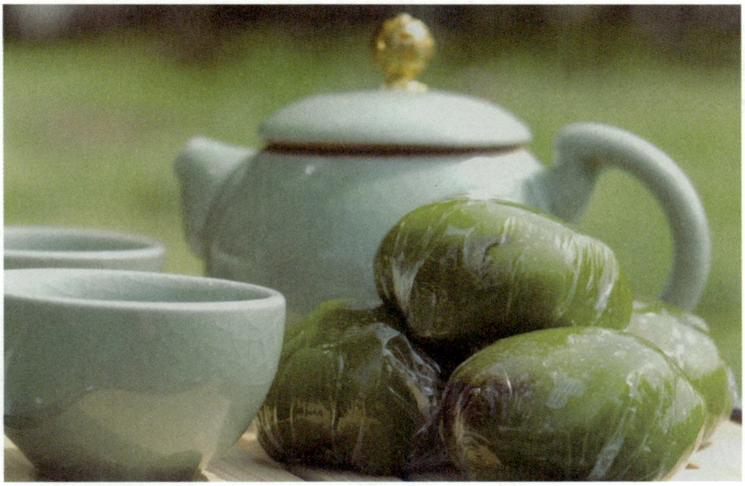

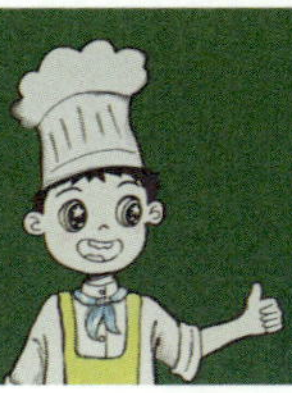

奇思妙想

怎么样才能使成品青团不会变硬？

谷雨

鲫鱼

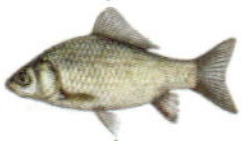

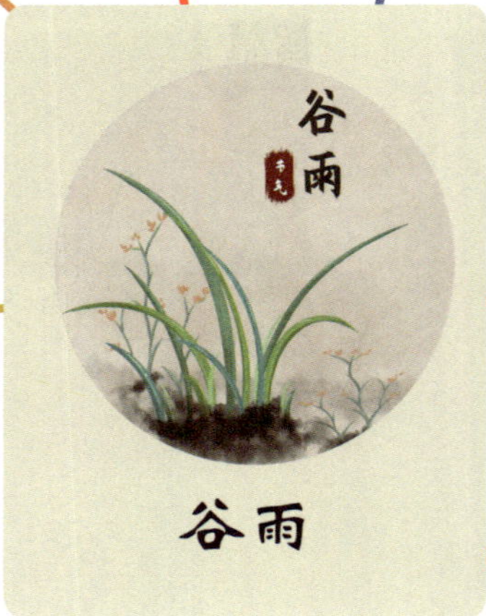

1. 历史渊源

- 名称由来：“雨生百谷”之意
- 标志着春雨增多，有助于农作物生长
- 传说：仓颉造字感动上天，天降谷子雨解救苍生

2. 时间节点

- 太阳到达黄经：30度
- 公历日期4月19日至21日

3. 气象特征

- 降雨增多，湿度加大
- 南北地区存在差异
- 谷雨三候
  - 一候萍始生
  - 二候鸣鸠拂其羽
  - 三候戴胜降于桑

4. 习俗

- 喝谷雨茶：清火、辟邪、明目
- 赏牡丹：“谷雨三朝看牡丹”
- 走谷雨：青年妇女走村串亲
- 祭仓颉：纪念仓颉造字
- 谷雨贴：驱凶纳吉
- 祭海：渔民出海捕鱼的“壮行节”

一、节气百科

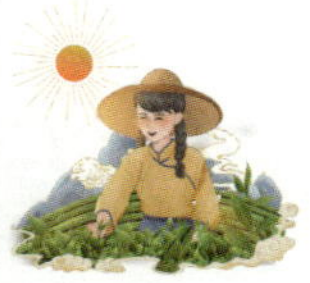

5. 谷雨美食

- 谷雨茶：春茶色泽翠绿
- 乌米饭：南烛树叶汁浸泡糯米
- 桃花鳜鱼：鳜鱼最肥美
- 水芹菜：脆嫩、安神

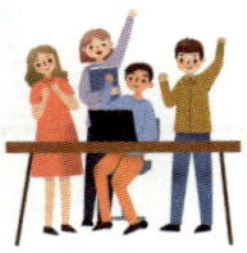

6. 谚语智慧

- 谷雨前后一场雨，胜似秀才中了举
- 谷雨前后，种瓜种豆

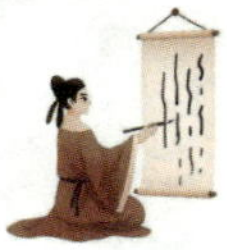

7. 谷雨诗词

- ［唐］元稹《咏廿四气诗·谷雨三月中》
- ［宋］范成大《蝶恋花·谷雨》
- ［现代］吴藕汀《谷雨》

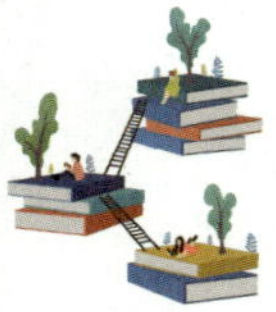

8. 健康观念

- 适当运动
- 适当早起，可午睡
- 保持心胸开阔

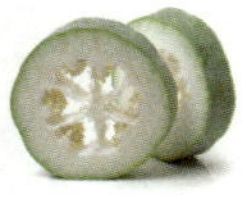

9. 饮食观念

- 饮食清淡，注意“去湿”
- 避免辛辣燥热食物
- 注意低盐、低脂、低糖

谷雨，二十四节气中的第六个节气，是春天的最后一个节气，名字的意思是“雨生百谷”，标志着春雨的增多，对农作物的生长超级重要。据传4000多年前，仓颉造字感动了上天，天降谷子雨，解救灾民，谷雨节气在民间流传开来。

谷雨三候：

一候萍始生：浮萍随雨水增多而生长。

二候鸣鸠拂其羽：布谷鸟梳理羽毛，提醒农民播种。

三候戴胜降于桑：戴胜鸟现身桑树吃害虫，帮助蚕宝宝成长。

二、食材百问

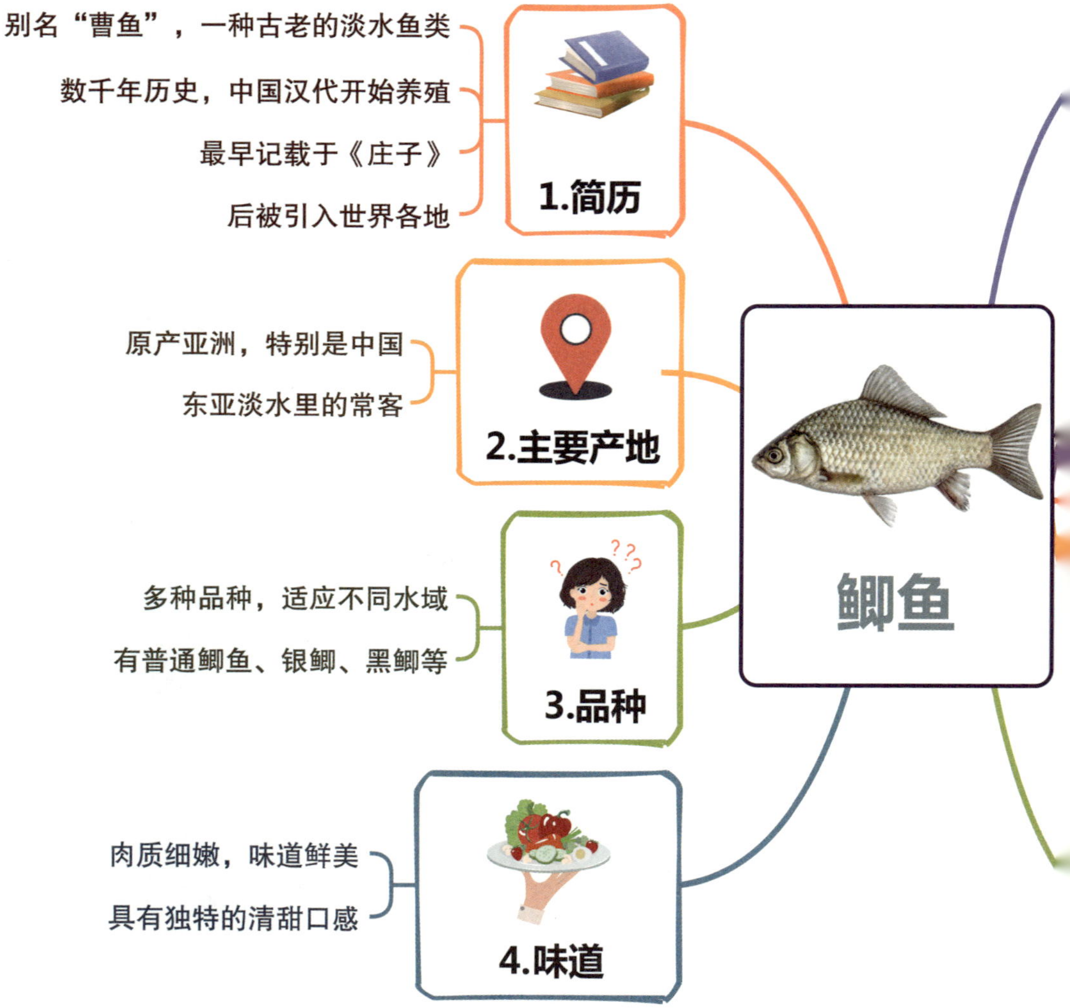
鲫鱼
1.简历
别名“曹鱼”，一种古老的淡水鱼类
数千年历史，中国汉代开始养殖
最早记载于《庄子》
后被引入世界各地
2.主要产地
原产亚洲，特别是中国
东亚淡水里的常客
3.品种
多种品种，适应不同水域
有普通鲫鱼、银鲫、黑鲫等
4.味道
肉质细嫩，味道鲜美
具有独特的清甜口感

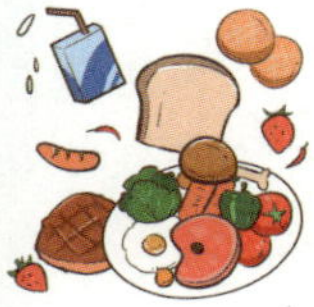

5.营养

- 高蛋白、低脂肪的代表
- 含有ω–3脂肪酸、维生素A、维生素D等
- 对肌肉、心脏、大脑都有益
- 增强免疫力，帮助消化，降血脂

6.食用时机

- 一年四季都能吃，春天最肥美

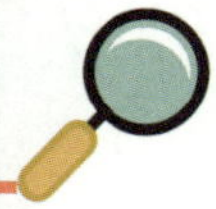

7.挑选

- 选鳞片完整、眼睛明亮的
- 鱼鳃鲜红、肉质有弹性的

8.保鲜

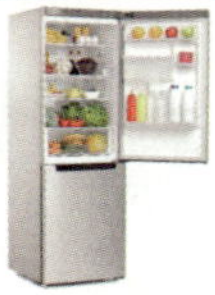

- 新鲜鲫鱼应尽快食用
- 如需保存，放入冰箱冷藏或冷冻

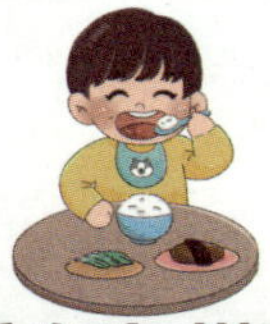

9.烹饪与搭配

- 保持原汁原味，避免过度调味
- 方法：清蒸、红烧、炖汤等
- 搭配：豆腐、蘑菇、木耳等

鲫鱼，又称“曹鱼”，鲫鱼源自亚洲，是一种历史悠久的淡水鱼类。它的历史要追溯到几千年前，《庄子》里就有其记载。自汉代起，人们便开始了鲫鱼的养殖，随后其被引入日本及欧洲，现今已在全球范围内广泛分布。

三、厨艺工作坊

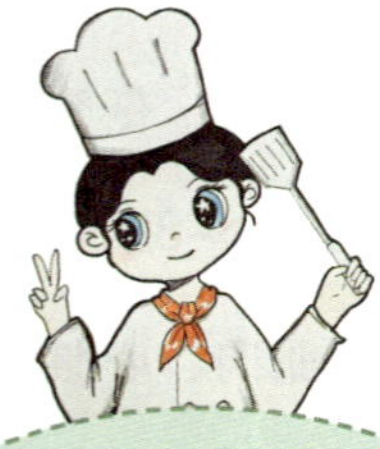

1. 水煮目标：消除苦涩、提升色彩、预先烹煮。

2. 水煮基本法则：①使用清洁无异味的水，确保水量覆盖食材，大火快速煮沸，小火慢炖；②根据食材不同调整烹饪时间；③根据个人口味灵活添加调料；④利用盐与油，防止食材粘连；⑤文火慢煮，使食材更加美味诱人。

3. 水煮烹饪关键要点：①水沸后下锅，内外同时熟透；②适时搅拌翻动，防止糊锅；③通过颜色与软硬程度判断食材是否煮熟；④去除浮沫：汤清味浓；⑤利用余热使大块肉类更加熟透美味；⑥根据食材特性和个人口味调味；⑦锅面干净提升烹饪效果；⑧选择合适锅具；⑨注意安全，避免烫伤事故。

4. 调味料运用：①盐：提味，使蔬菜鲜亮，鱼肉紧实；②醋：让菜花洁白如雪；③洗米水：去除竹笋苦涩。

5. 蔬菜水煮方法：①绿色蔬菜：水沸后下锅，保持鲜绿；②白色蔬菜：冷水或热水下锅，控制软硬；③根茎类：冷水下锅，慢慢煮出美味。

四、营养加油站

人体一生中各个阶段所需的营养：

1. 婴儿期（0—1 岁）：大脑和身体都在飞速发展，需要蛋白质、脂肪、维生素和矿物质等营养物质。母乳或配方奶是最佳选择。

2. 幼儿期（1—3 岁）：小朋友们开始尝试各种食物，需要铁、锌、维生素 A、维生素 C，还有蛋白质和能量，蔬菜泥、水果泥、瘦肉，都是不错的选择。

3. 学龄前儿童（3—6 岁）：小朋友们活力四射，需要钙、蛋白质、维生素 D 和必需脂肪酸。乳制品、鱼、蛋和全谷物都要有。

4. 青春期（11—17 岁）：身体在冲刺成长，蛋白质、钙、铁、维生素 D 等营养物质是骨骼和肌肉的好朋友。

5. 成年期：维生素 C、维生素 E、钙、镁，都是预防疾病的小卫士。均衡饮食，多吃水果、蔬菜、全谷物和优质蛋白质。

6. 老年期：维生素 B_{12}、钙、维生素 D、ω-3 脂肪酸，都是维护心脏和骨骼健康的好帮手。

健康饮食的小贴士：

①多样化：让餐桌上的颜色丰富起来，各种颜色的蔬菜和水果。

②均衡摄入：蛋白质、碳水化合物和脂肪，均衡搭配才健康。

③定时定量：按时吃饭，不要暴饮暴食或饿着肚子。

④健康零食：坚果、酸奶、新鲜水果，都是健康又美味的小零食。

⑤每个人的身体都是独一无二的，找到适合自己的营养搭配，才是最重要的。

五、厨房科学家

食物有奥秘，厨房有实验，厨房科学家解密

厨房小实验：

萝卜丝鲫鱼汤里的奥妙

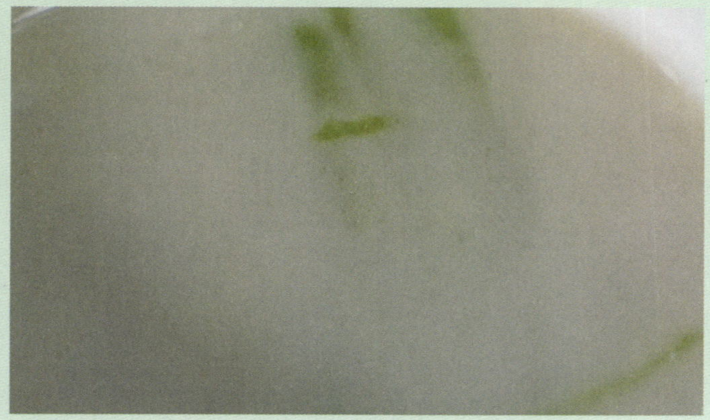

实验材料

鲫鱼500克，绿萝卜1根，姜片少许，小香葱少许。

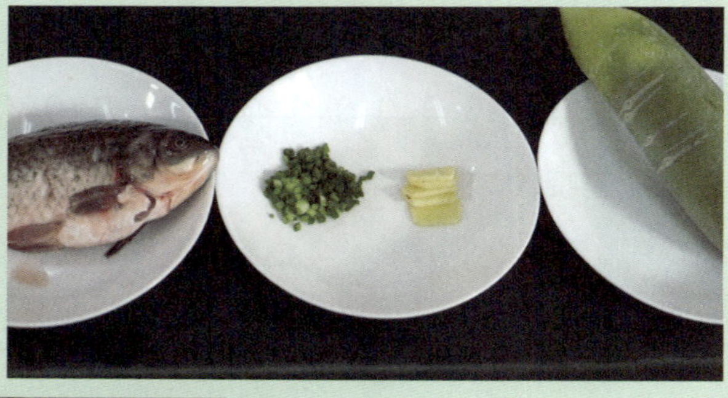

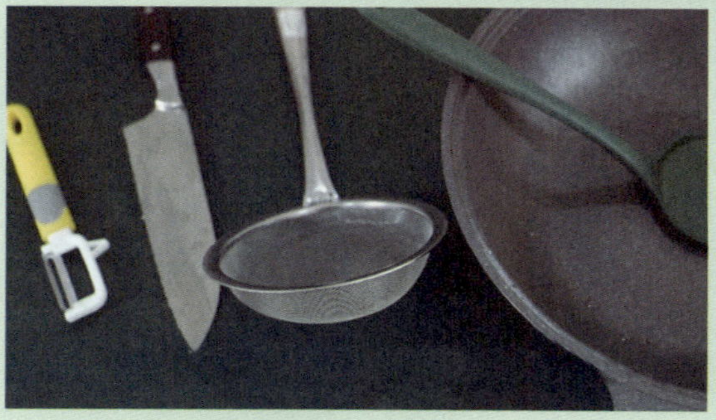

实验工具

刨皮刀，不粘锅，锅铲，细漏筛，菜刀。

实验步骤

1

绿萝卜洗净切丝，鲫鱼洗净，用厨房纸吸干待用，小香葱葱白切段，葱绿切成葱花。

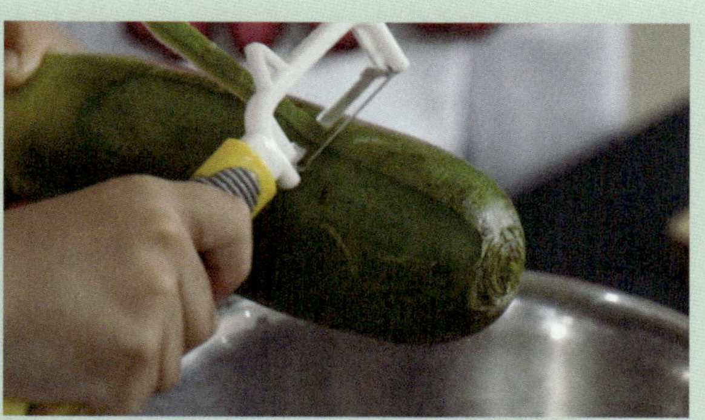

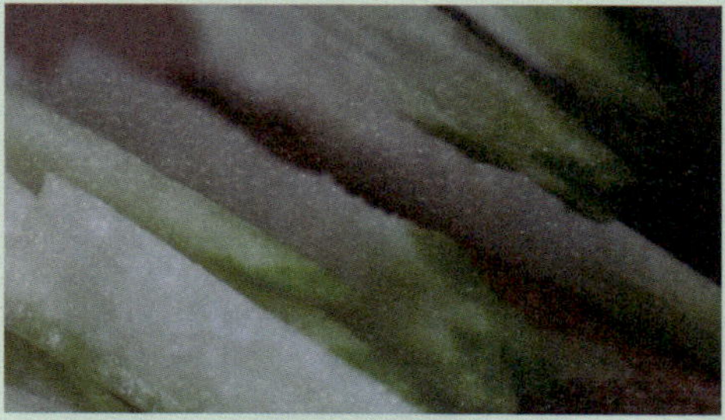

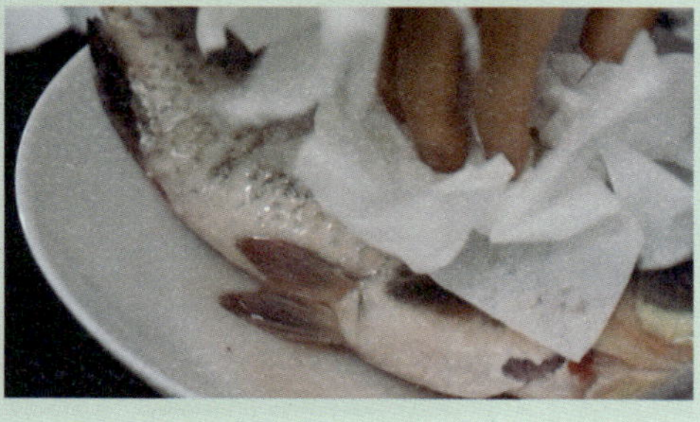

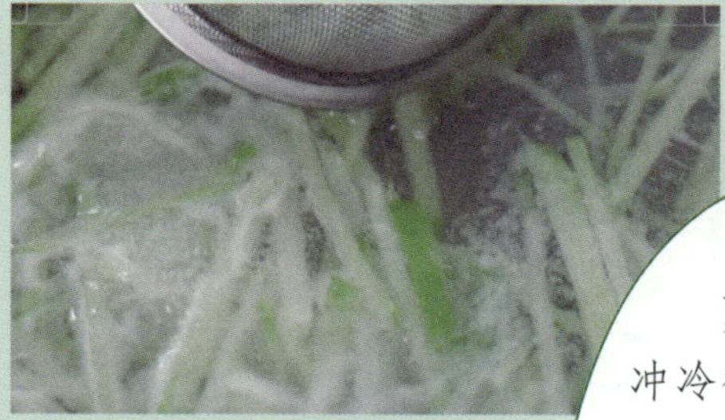

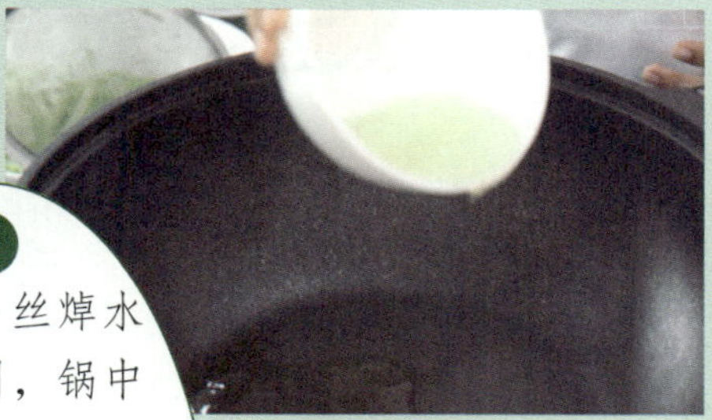

2

萝卜丝焯水冲冷待用，锅中放油，下入鲫鱼煸炒，炒至散碎，下入葱段，姜片。炒至鱼肉金黄，冲入开水，加料酒，大火吊15分钟，过筛待用。

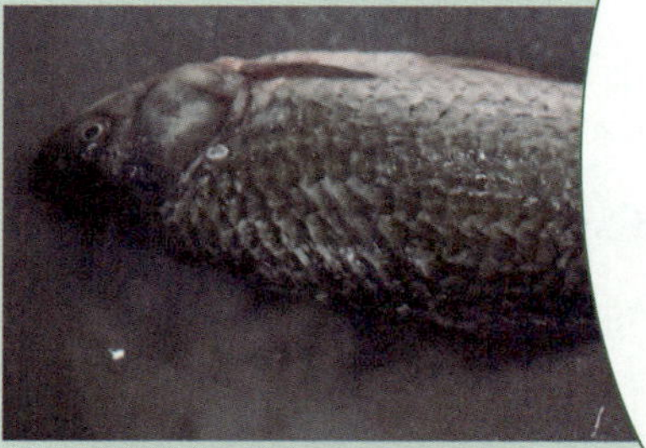

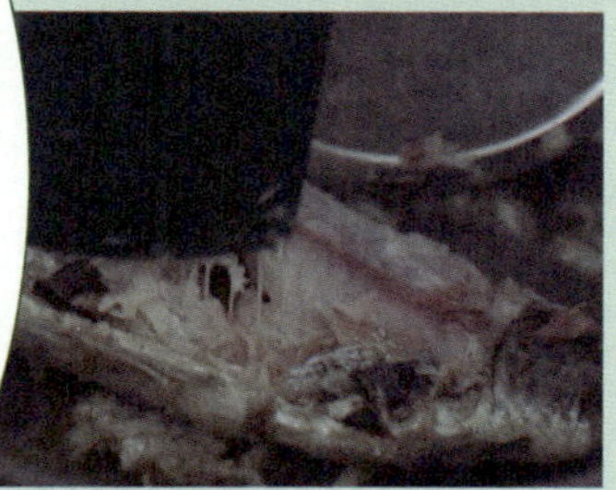

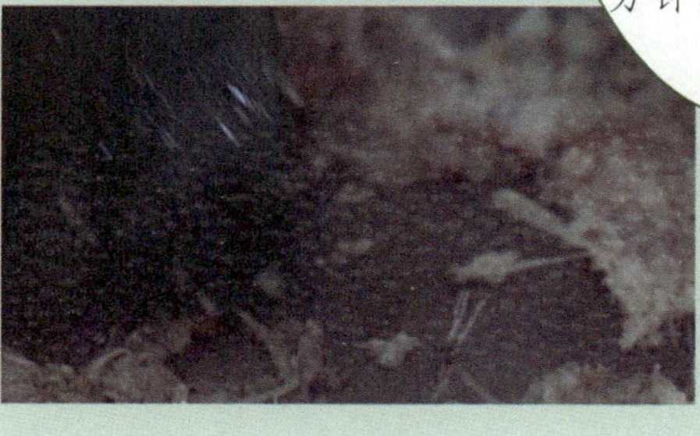

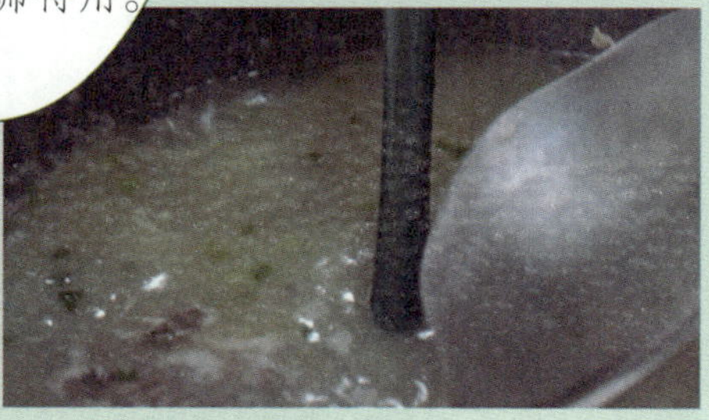

3

鱼汤入锅，烧开加入萝卜丝，加盐、味精、白胡椒粉调味，装碗撒葱花。

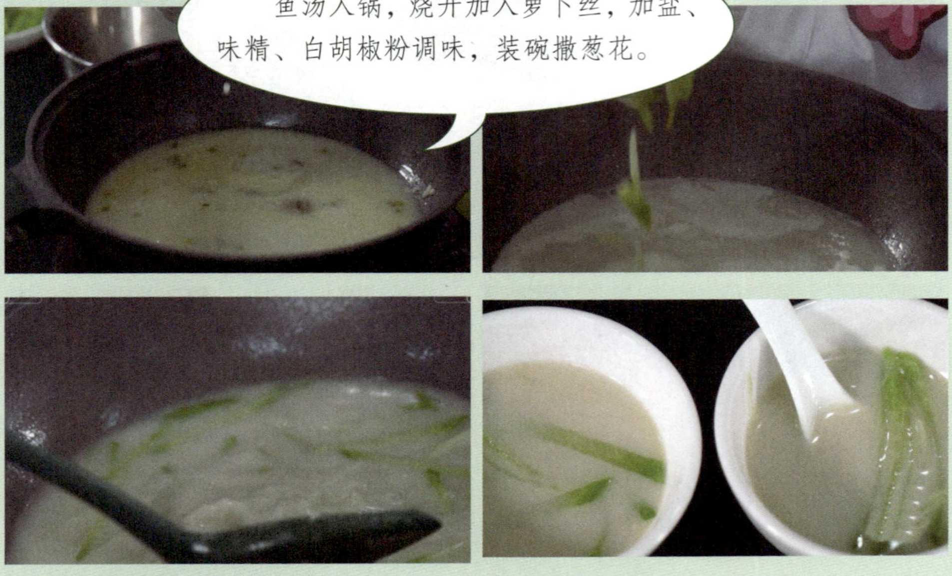

安全提示与注意事项

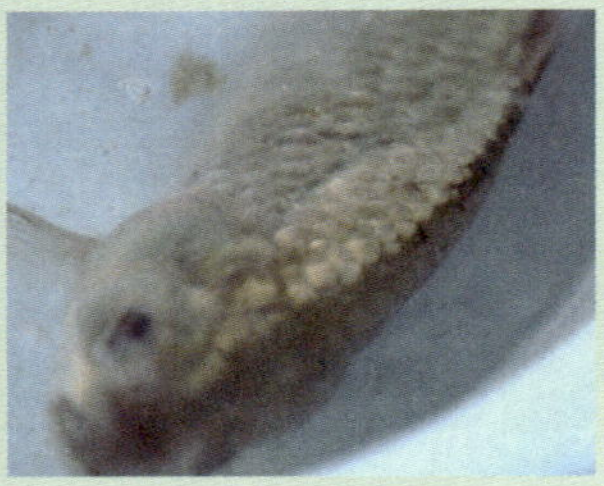

鱼一定要新鲜，放久了很容易产生胺类，有腥臭味，可以通过闻气味、观察鱼的眼睛、鱼鳞等来判断鱼的新鲜度。

科学揭秘

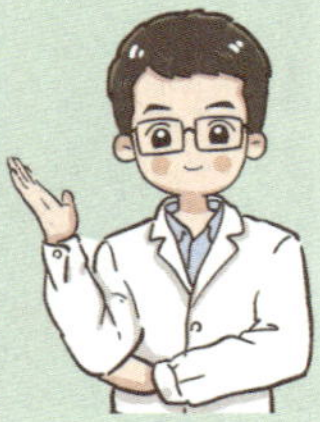

很多人会把鱼汤煮得白不白作为评价汤是不是有营养的标准，汤越白越有营养吗？不一定，汤白是因为在熬煮过程中，鱼中的脂肪在不断地沸腾作用下变成更小的脂肪颗粒，分散到水中，煮的汤就像牛奶一样，所以我们在做鱼汤的时候习惯把鱼用油煎下，更容易煮出这样的汤，对于比较胖的小朋友，这种鱼汤要少喝哦！

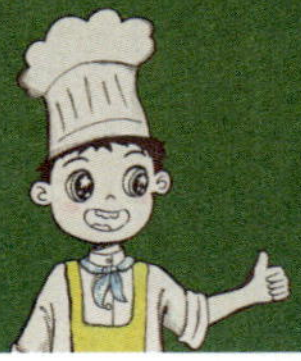

奇思妙想

牛奶呈乳状，是不是也是因为脂肪的原因呢？妈妈抹脸用的乳液是不是也是这个原理呢？

夏季篇

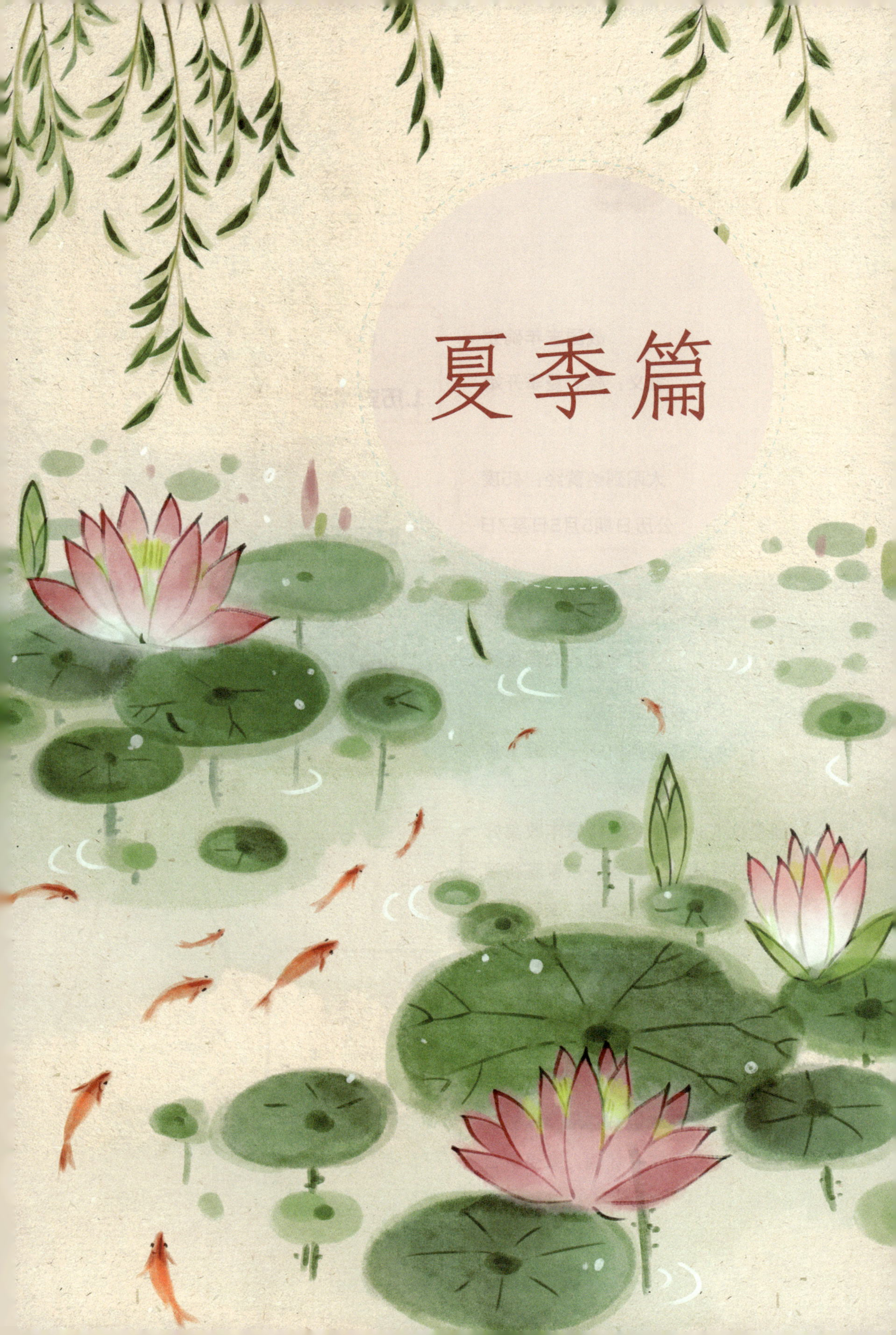

立夏

西红柿

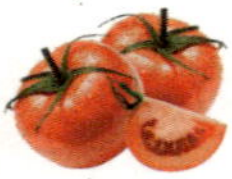

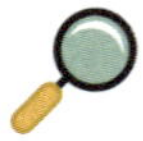

1.历史渊源

- 战国末年确立
- 意义：标志夏季开始

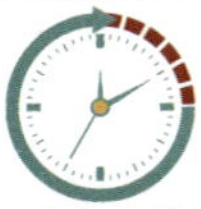

2.时间节点

- 太阳到达黄经：45度
- 公历日期5月5日至7日

3.气象特征

- 雷雨增多，降水增多且强度增强
- 万物进入旺季生长
- 立夏三候
  - 一候蝼蝈鸣
  - 二候蚯蚓出
  - 三候王瓜生

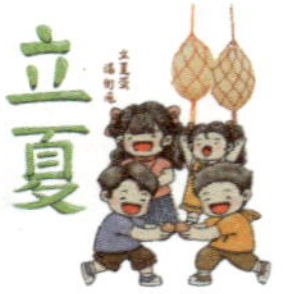

4. 习俗

- 迎夏仪式：古代帝王祈求丰收美好
- 疰夏绳：五色丝线系手腕祈福
- 立夏蛋：斗蛋吃蛋，增强体质
- 忌坐门槛：避免夏天疲倦多病
- 秤人：户外大树下称量体重
- 尝新活动：江南尝新，初夏美味
- 立夏饭：五色饭，寓意五谷丰登
- 乌米饭：糯米浸乌树叶
- 休工：休假，享受节日
- 赐冰：古代朝廷赐冰

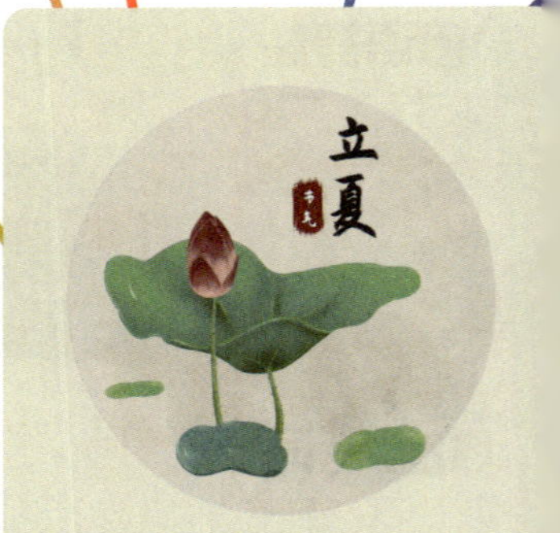

立夏

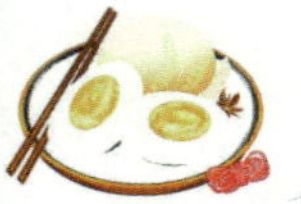

5.立夏美食

- 立夏蛋：增强体质，预防疰夏
- 尝新：新鲜蔬果，夏日尝鲜
- 五色饭：色彩缤纷，营养满分
- 乌米饭：传统风味，历史悠长

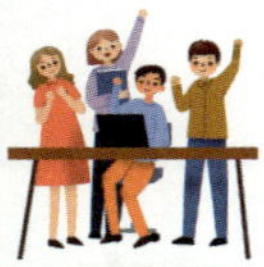

6.谚语智慧

- 立夏不下雨，犁耙高挂起
- 立夏晴，一晴到底
  立夏雨，一雨成灾

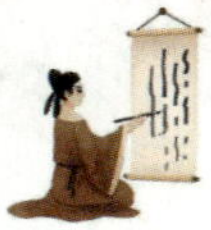

7.立夏诗词

- ［宋］陆游《立夏》
- ［宋］朱翌《立夏前一日登马氏山亭》
- ［唐］韦应物《立夏日忆京师诸弟》

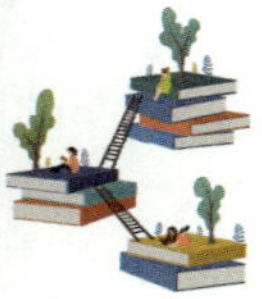

8.健康观念

- 增加午睡，避免贪凉
- 适量运动，情志调养
- 室内通风，避免劳累

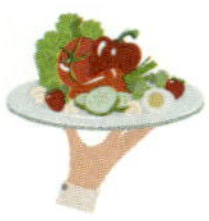

9.饮食观念

- 清淡饮食，补充营养
- 多吃瓜果，注意补水
- 适时进食，注意卫生
- 酸味食物，尝试药膳

一、节气百科

立夏，二十四节气的第七个节气，标志着天文意义上夏季的开始，北半球随着太阳高度角的抬升，昼长夜短更加明显。立夏在我国战国末年（公元前 239 年）就已经成为人们生活中的重要节气，古代帝王们非常重视立夏节气，会率文武百官举行立夏的礼俗。

立夏三候：

一候蝼蝈鸣：田间蛙类开始欢唱。

二候蚯蚓出：土壤升温，蚯蚓出来透气。

三候王瓜生：王瓜藤蔓生长，预示丰收。

二、食材百问

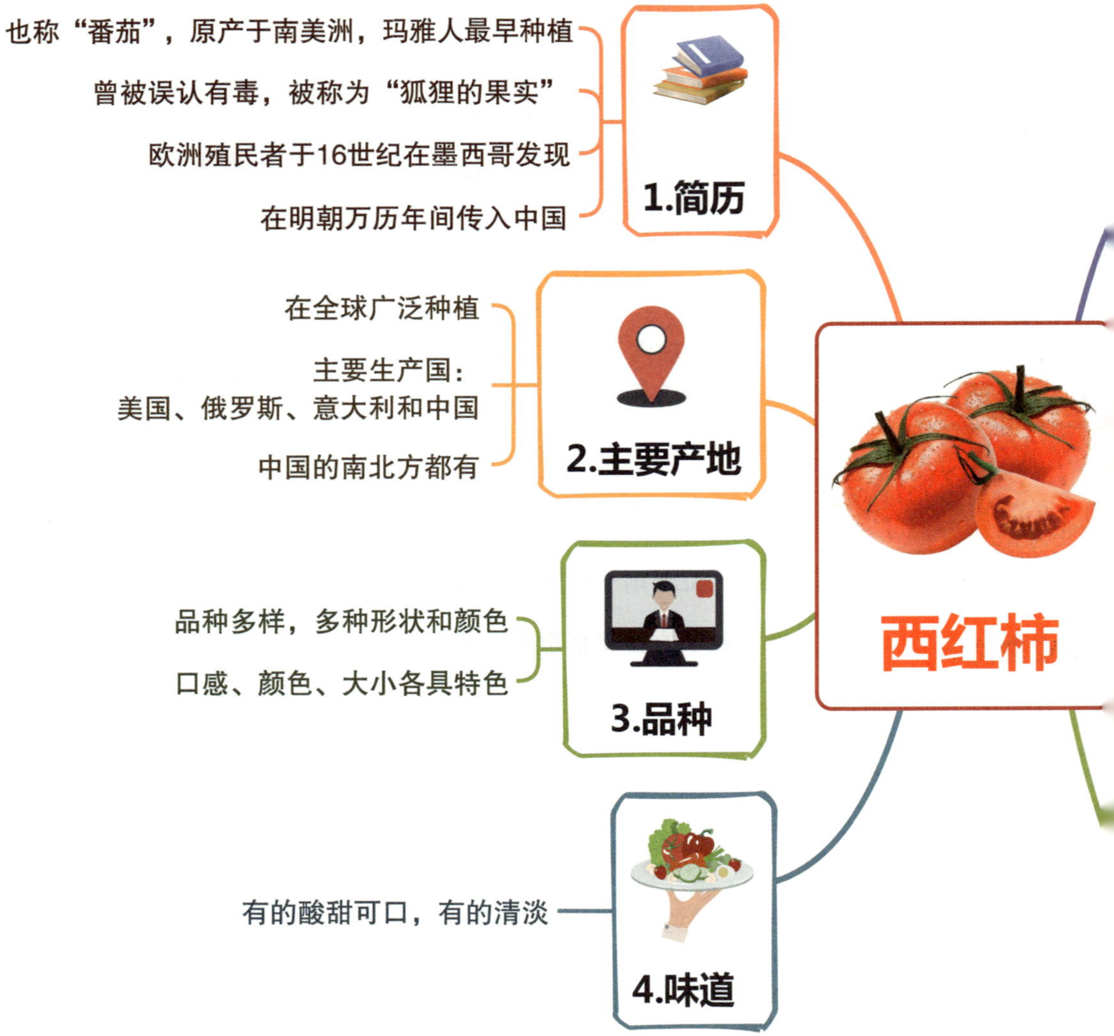
西红柿
1.简历
也称“番茄”，原产于南美洲，玛雅人最早种植
曾被误认有毒，被称为“狐狸的果实”
欧洲殖民者于16世纪在墨西哥发现
在明朝万历年间传入中国
2.主要产地
在全球广泛种植
主要生产国：
美国、俄罗斯、意大利和中国
中国的南北方都有
3.品种
品种多样，多种形状和颜色
口感、颜色、大小各具特色
4.味道
有的酸甜可口，有的清淡

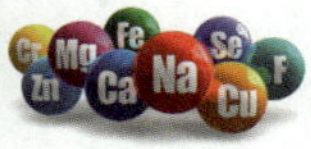

5.营养

- 富含维生素C、钾、叶酸等
- 有强大的抗氧化剂——番茄红素
- 对心脏和防癌都有益处

6.食用时机

- 每年6月至8月

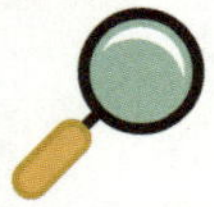

7. 挑选

- 选成熟的，颜色由青转红
- 形状圆润，手感有弹性

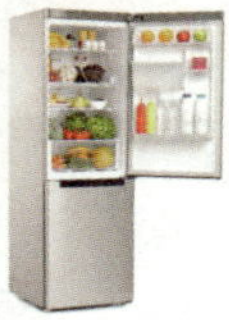

8.保鲜

- 冷藏于2～4℃的环境，能保存10天
- 单独存放，避免影响其他蔬果

9.烹饪与搭配

- 尽量减少加热时间，保留营养
- 和牛肉是绝配，风味好，助消化

西红柿的简介：

西红柿又称“番茄”，原产于南美洲的安第斯山脉，一度因误解而被冠以“狐狸的果实”之名，被视为有毒之物。但玛雅人慧眼识珠，最早种植了它。16世纪，欧洲殖民者在墨西哥发现了西红柿，开启了它的全球之旅。明朝万历年间，西红柿传入中国，最初仅作为观赏植物或药材。直到19世纪，西红柿才在中国广泛种植并成为餐桌上的佳肴。

三、厨艺工作坊

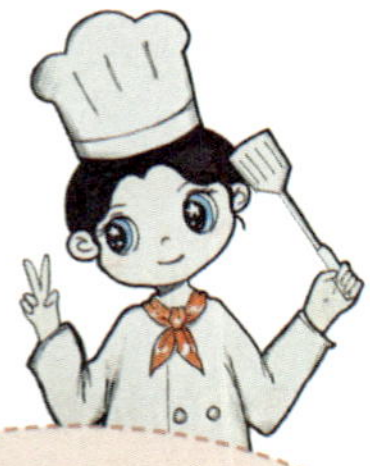

1. 炖煮的秘籍：

①选择铸铁锅或专业炖锅，保温密封性能更佳。

②食材预处理，细心清洗，精准切块。

③确保食材浸润液体中，低温慢炖，90~100℃恒温烹，守护食材完整。少开锅盖，维持锅内温度与压力。

④合理安排食材添加顺序，保持口感层次分明。炖煮尾声加盐，适量香料点缀。适时尝试味道，精细调整。过滤浮油，调整汤汁浓度。

⑤根据食材种类和口感需求灵活调整炖煮时间。炖煮完成，让食材稍作休息，味道融合。

⑥炖煮后及时清洗锅具。注意用火安全，防范火灾烫伤。

2. 常见食材的炖煮：

①海鲜入汤：汤汁沸腾后，海鲜下锅。

②根茎蔬菜：水煮或氽烫。

③叶菜氽烫：快速氽烫叶菜，保留营养，快速上桌。

四、营养加油站

饥饿感与食欲（身体与大脑的对话）：

1. 饥饿感：身体能量短缺的直接反馈，就像汽车快没油时的警告灯。胃分泌的“饥饿素”如同信号灯，向大脑传达着“饥饿，需进食”的信息。

2. 食欲：超越了基本的能量补给需求，与大脑的奖赏机制紧密相连。美食触发大脑“奖赏中心”，释放多巴胺，带来身心的愉悦和满足。所以有时即使不饿，也想吃，因为大脑喜欢快乐的感觉。

科学地管理食欲的方法：

1. 辨识饥饿与食欲：想要进食时，先自我审视，是身体需要补充能量，还是出于口腹之欲。

2. 倡导健康饮食：选择新鲜的水果和蔬菜，提供必要能量和营养素，有助于维持健康的体重。

3. 实践定期进食：规律饮食习惯，有助于血糖的稳定，从而减少因饥饿感导致的过度进食。

五、厨房科学家

食物有奥秘，厨房有实验，厨房科学家解密

厨房小实验：

番茄鸡蛋面疙瘩里的奥妙

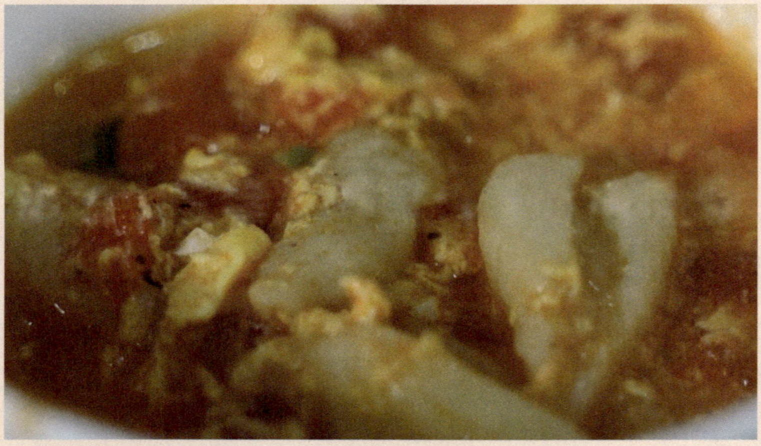

实验材料

番茄 250 克，鸡蛋 2 个，葱花少许，番茄沙司 1 瓶，面疙瘩 250 克。

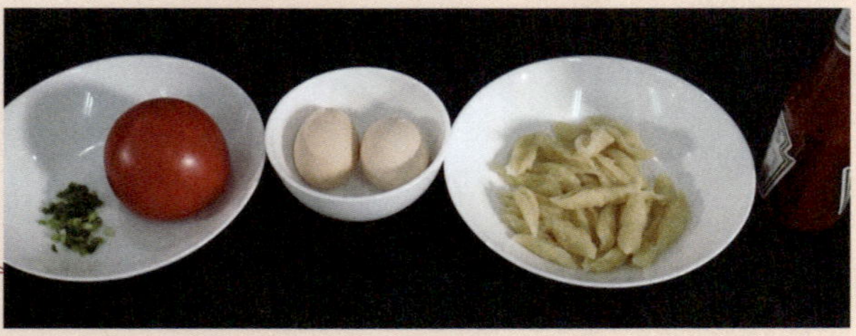

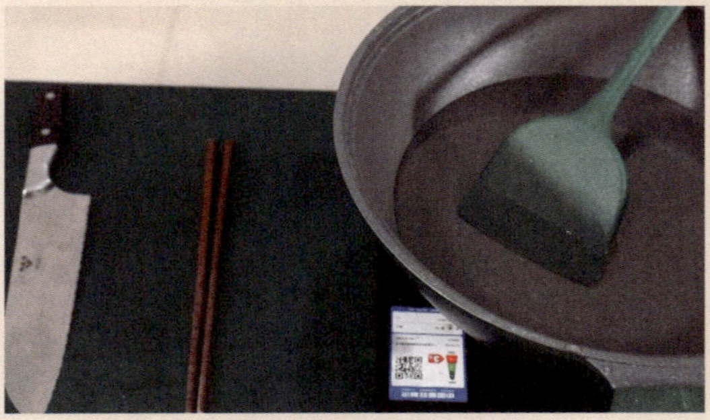

实验工具

不粘锅，筷子，锅铲，菜刀。

实验步骤

1

番茄开水烫后去皮,切丁待用,鸡蛋打散备用。

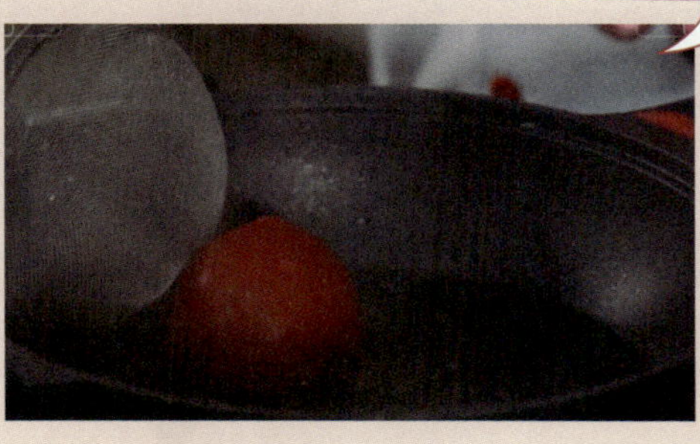

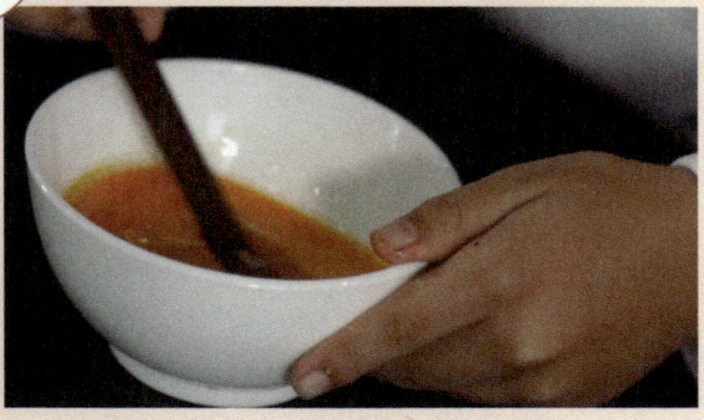

2

锅中入油，放葱白炝锅，再放入番茄丁，煸炒一会儿，之后放入适量沙司，继续煸炒。冲入开水，加盐、白糖，调味，煮5分钟，下面疙瘩煮2分钟，下入蛋液，勾薄芡撒葱花出锅。

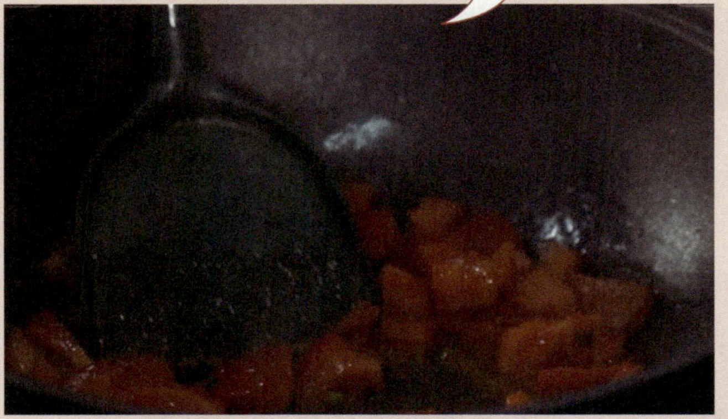

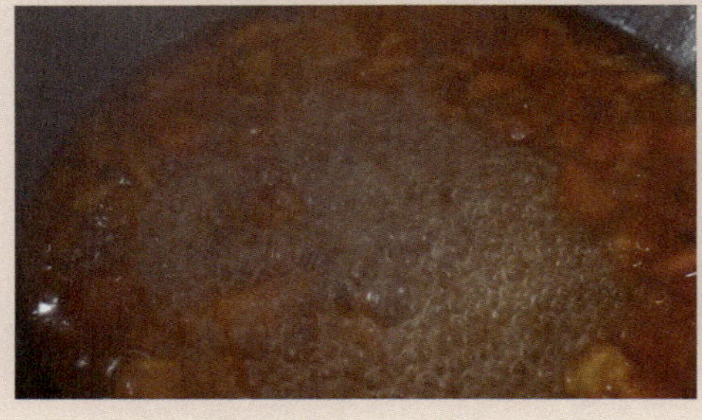

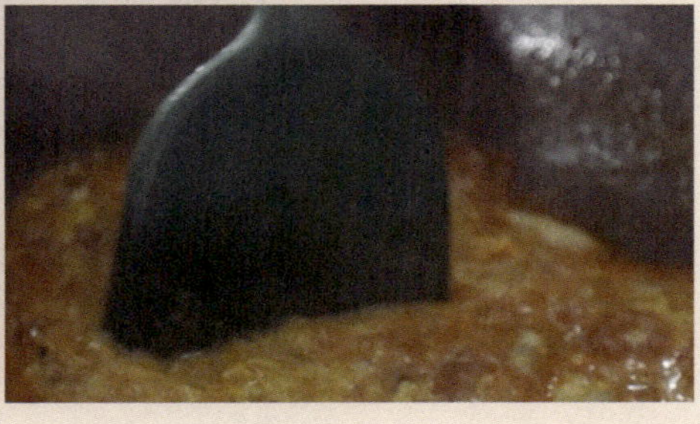

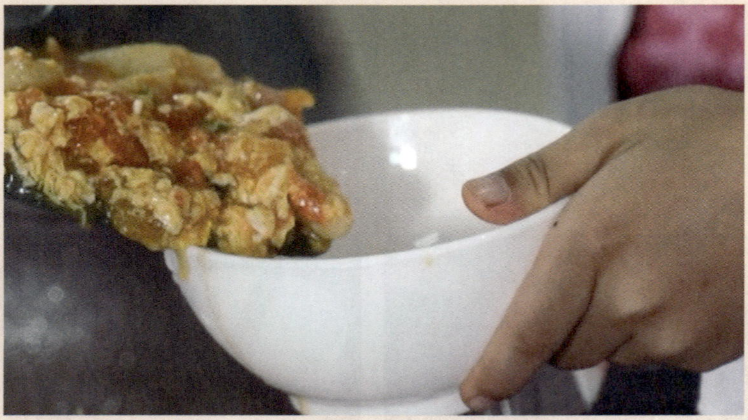

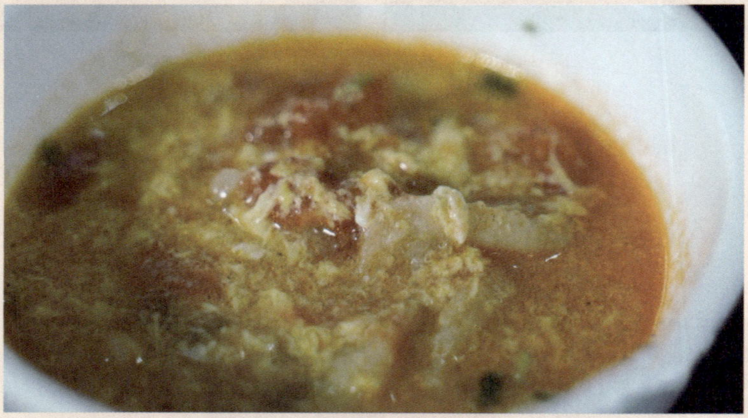

安全提示和注意事项

番茄要选用沙瓤的，注意刀具使用安全。

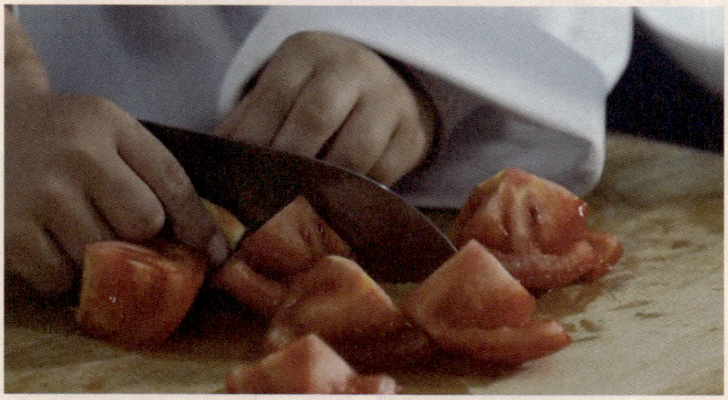

科学揭秘

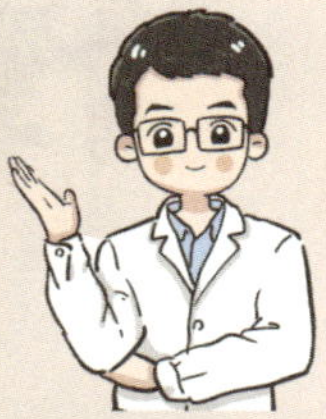

这道传统面食，简单又营养，有蔬菜（膳食纤维）、蛋类（高蛋白）、面疙瘩（淀粉），营养全面，深受北方人喜爱。

番茄是茄科植物的成员之一，这一科的植物还有茄子，以及致命的颠茄等。幸运的是，食用番茄是绝对安全的，它还含有很多有好处的化学物质，比如维生素和生物色素——番茄红素，番茄红素让番茄有了鲜艳的红色。

在用油炒制番茄的时候，虽然会损失一部分的维生素 C，但是可以溶解更多的番茄红素，番茄红素具有很强的抗氧化性，让我们的细胞更年轻。

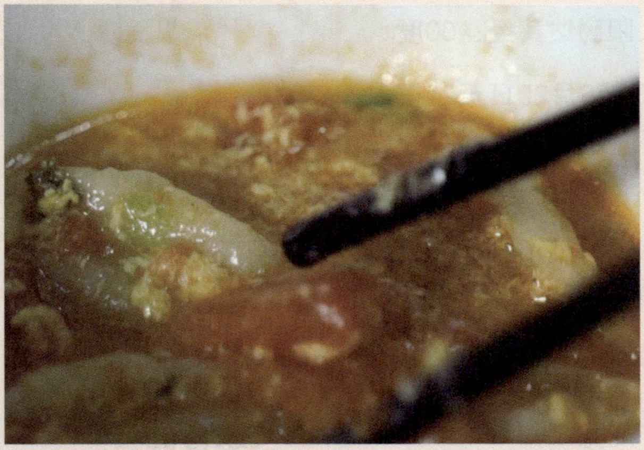

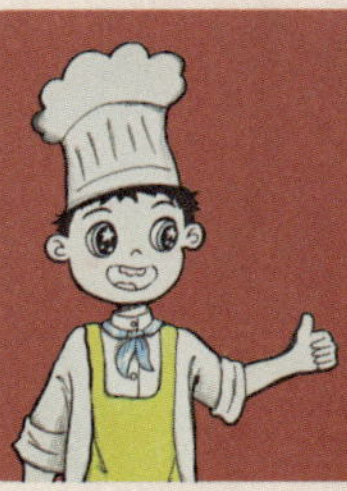

奇思妙想

胡萝卜中的胡萝卜素也是脂溶性的，是不是炒胡萝卜的时候，多放些油，有利于胡萝卜素的吸收呢？如果我们用油脂把番茄红素收集起来，直接用是不是更方便呢？

小满

苦菊

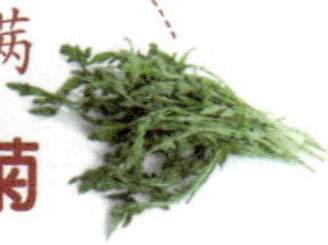

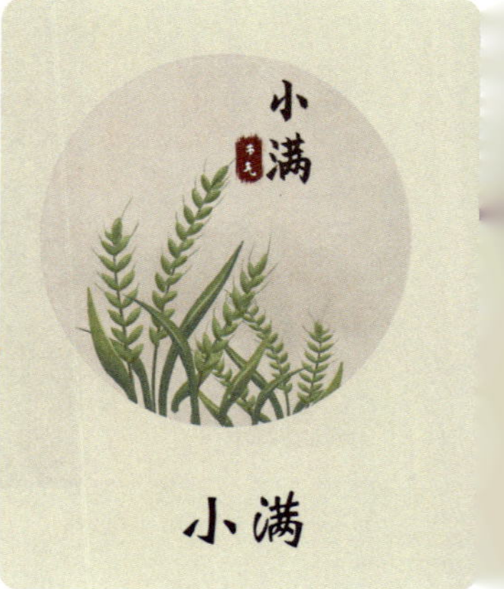

1. 历史渊源

- 夏季的第二个节气
- 标志全国进入夏季
- 名字由来：农作物开始饱满但还未完全成熟

2.时间节点

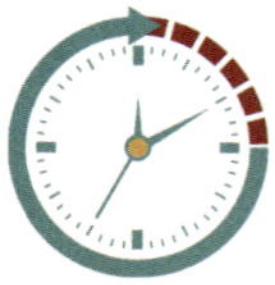

- 太阳到达黄经：60度
- 公历日期5月20日至22日

3.气象特征

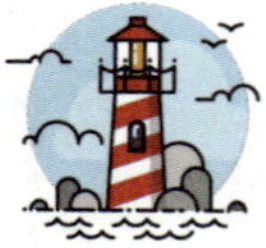

- 降水增多，可能持续强降水
- 南北温差进一步缩小
- 小满三候
  - 一候苦菜秀
  - 二候靡草死
  - 三候麦秋至

4.习俗

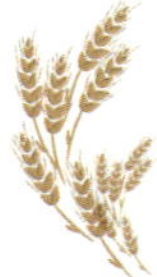

- 祭车神：农村祈求水源
- 祭蚕：庆祝蚕茧丰收
- 抢水：浙江海宁引入河水
- 吃苦菜：清热解毒
- 看麦梢黄：出嫁女儿回家探望
- 动三车：农事灌溉、缫丝和榨油

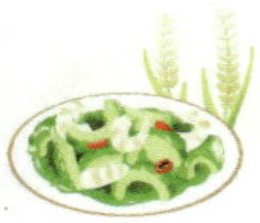

5.小满美食

- 苦菜：清热解毒
- 苦瓜：营养丰富
- 麦糕饼：形似蚕茧
- 枇杷：润肺止咳
- 莴笋：增进食欲
- 苦笋：促进消化

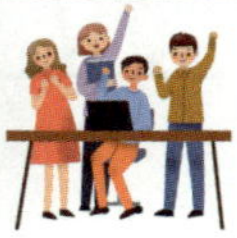

6.谚语智慧

- 小满小满，麦粒渐满
- 小满不起蒜，留在地里烂

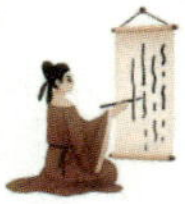

7.小满诗词

- ［宋］欧阳修《小满》
- ［宋］苏轼《阮郎归·初夏》
- ［明］李昌祺《七绝·小满日口号》

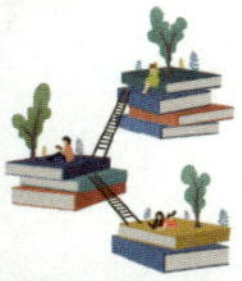

8.健康观念

- 安排休息，劳逸结合
- 防晒防暑，防潮防霉
- 保持心情愉悦，适量运动

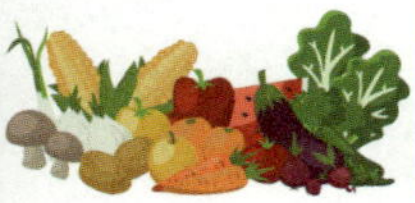

9.饮食观念

- 清淡饮食，健脾祛湿
- 吃苦味食物，适量酸味食物
- 吃瓜果蔬菜，补充水分
- 适量豆类，避免贪凉
- 注意饮食卫生，适时进食

一、节气百科

小满，二十四节气中的第八个节气，也是夏季的第二个节气，标志着农作物已经趋于成熟，但还未完全饱满。小满节气意味着我国大部分地区已经进入夏季，南北温差逐渐缩小，也寓意人、物或者事永远满不了，有警示、告诫的作用。

小满三候：

一候苦菜秀：田野里的苦菜茂盛生长。

二候靡草死：喜阴，小草开始枯死。

三候麦秋至：冬小麦成熟，收获在即。

二、食材百问

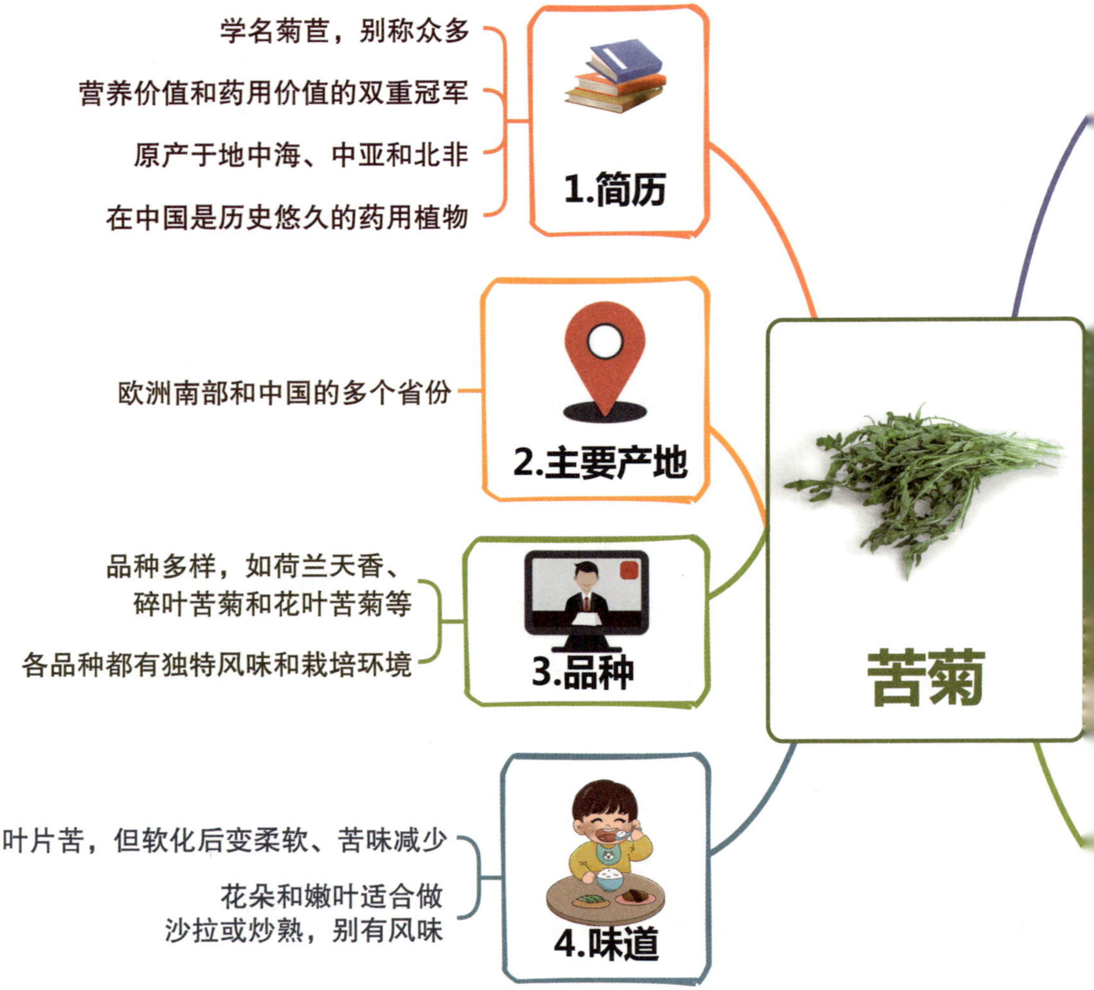
苦菊
1.简历
学名菊苣，别称众多
营养价值和药用价值的双重冠军
原产于地中海、中亚和北非
在中国是历史悠久的药用植物
2.主要产地
欧洲南部和中国的多个省份
3.品种
品种多样，如荷兰天香、
碎叶苦菊和花叶苦菊等
各品种都有独特风味和栽培环境
4.味道
叶片苦，但软化后变柔软、苦味减少
花朵和嫩叶适合做
沙拉或炒熟，别有风味

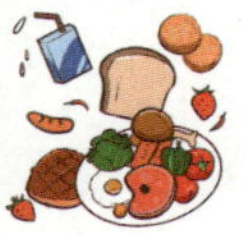

5.营养

- 各类营养素应有尽有
- 加强大肠蠕动、增进新陈代谢
- 提高免疫力、防治癌症

6.食用时机

- 每年5月至8月

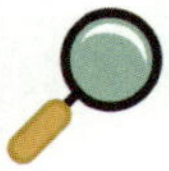

7.挑选

- 鲜嫩、无枯叶、无病叶
- 无老根、株形整齐的

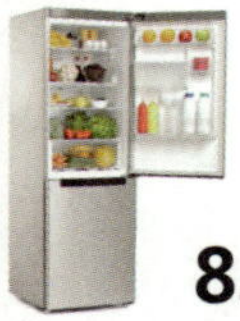

8.保鲜

- 可置于冰箱冷藏，短期存放

9.烹饪与搭配

- 避免过分加热，保留营养
- 可以生食、凉拌或清炒
- 好搭档：海蜇皮、花生
- 避免和葱、蜂蜜、白虾一起吃

苦菊的简介：

苦菊学名菊苣，别名众多，如“苦菜”“苦苣”“法国苦菊”“狗牙生菜”“蓝苣”等，具有卓越的营养与药用双重价值。苦菊原产于地中海、中亚和北非，在古罗马时期，苦菊被作为食物和药物使用，在古埃及，苦菊被用作镇静药物。在我国，《本草纲目》中提到苦菊的药用价值。

三、厨艺工作坊

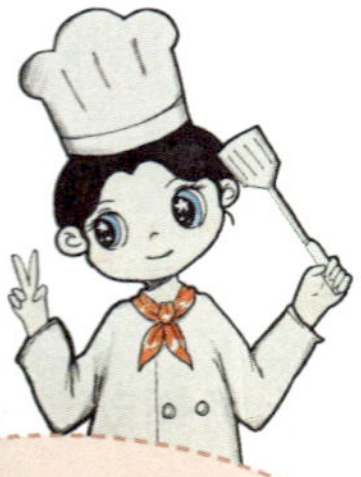

1. 用火安全须知：

①保持空气流通；②利用换气扇保持空气清新；③远离火源，清空杂物；④防烫措施：小心操作，远离高温；⑤切勿使用湿毛巾，使用干布或隔热手套保护双手，防止烫伤；⑥衣物等易燃物品远离火源。

2. 火候控制秘籍：

①理解文火、中火、武火的区别，掌握烹饪时间与火候的关系；②根据食材特性调整火候，如嫩肉快炒，根茎慢炖；③精准计时，准确把握火候时间；④密切关注食材颜色、形态、香味的变化，及时调整火候。

3. 火候控制要点：

①烹饪前先预热锅具；②均匀加热，避免局部烧焦；③根据食材状态适时调整火候；④利用锅盖保温，锁住蒸汽，加速食材熟透；⑤使用温度计辅助判断火候；⑥多实践，积累掌控火候的经验；⑦清洁工具，确保火候更均匀；⑧控制火候，避免意外。

四、营养加油站

食物的奇妙旅行：

1. 起点：口腔——食物的入口

牙齿担当起破碎机的角色，唾液作为润滑剂，共同将食物细化，开始消化之旅。

2. 第二关卡：食管——食物的滑梯

食管内的肌肉以波浪状的方式收缩，像一条传送带，高效地将食物推向胃的怀抱。

3. 消化重镇：胃——食物的搅拌机

强效的胃酸和消化酶共同将食物分解成半流质的食糜，为后续的吸收做准备。

4. 营养吸收站：小肠——营养的吸收

小肠内的绒毛增加了吸收面积，消化酶与胆汁共同努力，确保食物中的营养能够顺利进入血液，滋养全身。

5. 水分回收站：大肠——废物的精炼厂

大肠负责回收食物残渣中的水分和电解质，对废物进一步地加工处理。

6. 终点出口：直肠与肛门——废物的出口

经过一系列的处理后，排泄物在直肠中静待时机，最终通过肛门排出体外，完成这次旅行的使命。

小贴士：

①充分咀嚼，让消化过程从口腔就开始，减轻后续负担。

②专注用餐，避免边走边吃，让身体有足够的时间来处理食物。

③充足饮水，保持身体水分平衡，助力消化与吸收。

五、厨房科学家

食物有奥秘，厨房有实验，厨房科学家解密

厨房小实验：

鲜果苦菊沙拉里的奥妙

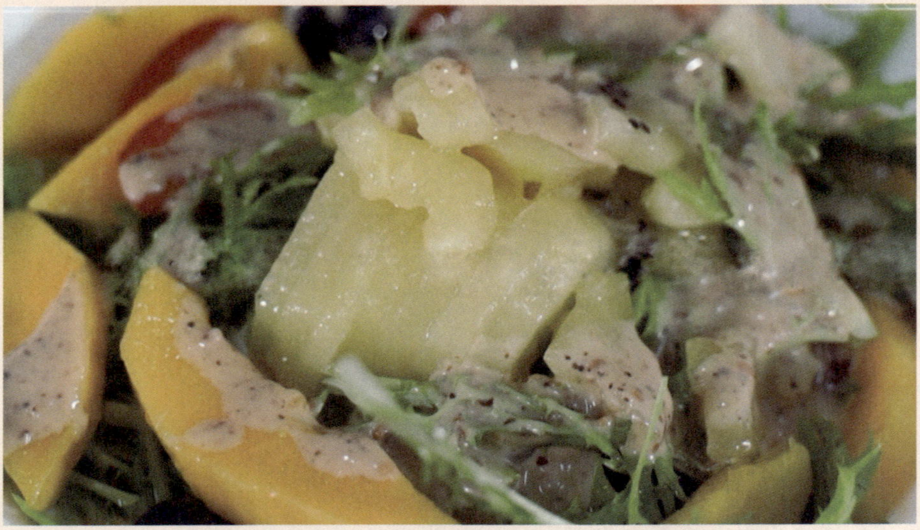

实验材料

蓝莓 10 颗，芒果 1 个，圣女果 5 颗，金奇异果 1 个，苦菊 500 克，芝麻沙拉酱。

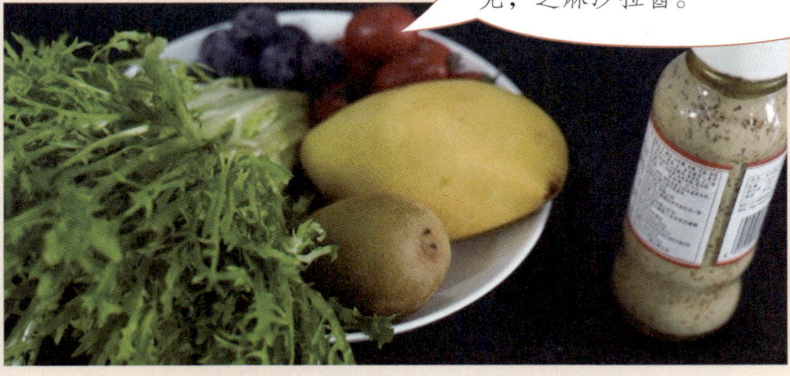

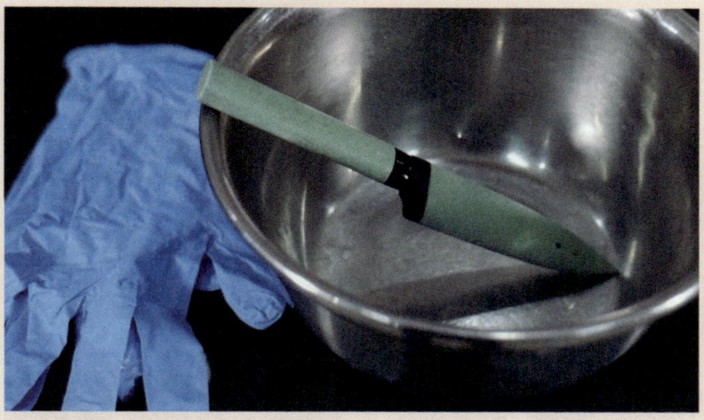

实验工具

水果刀，一次性手套，洗菜盆。

实验步骤

1 苦菊择洗干净，沥水待用，所有水果洗净待用。

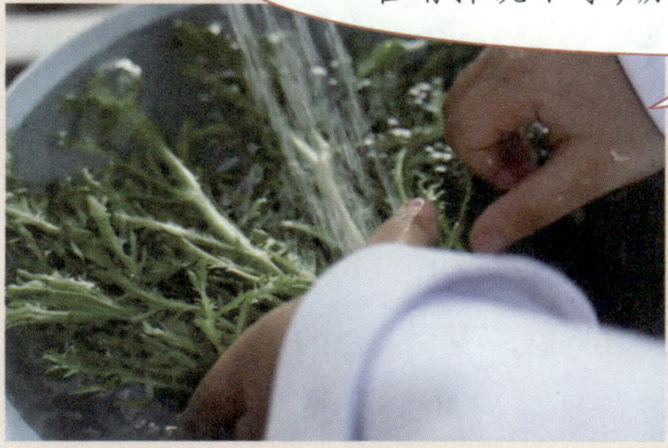

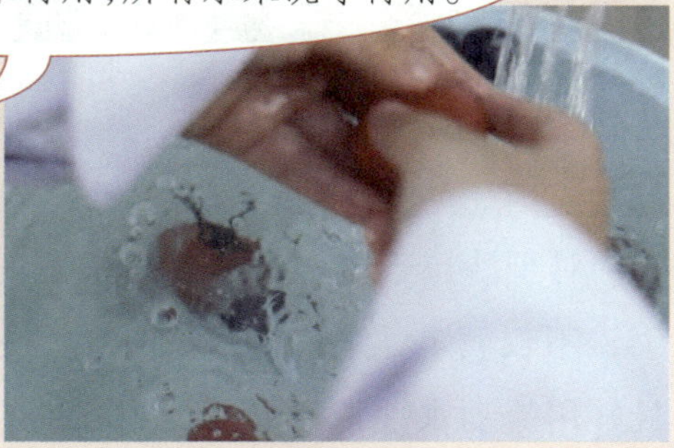

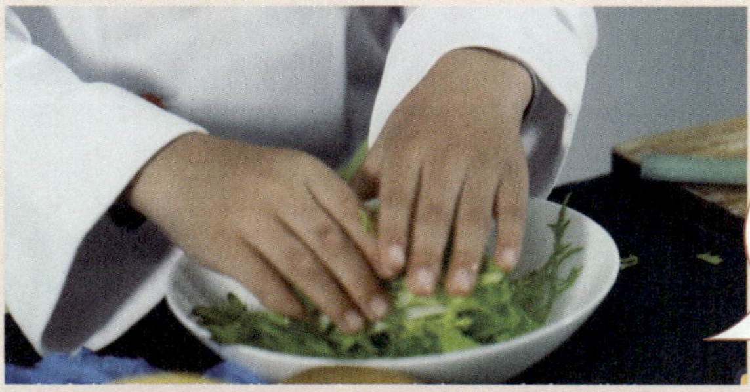

2 苦菊装盘，芒果、金奇异果去皮切薄片卷花，放苦菊上面，圣女果切瓣。

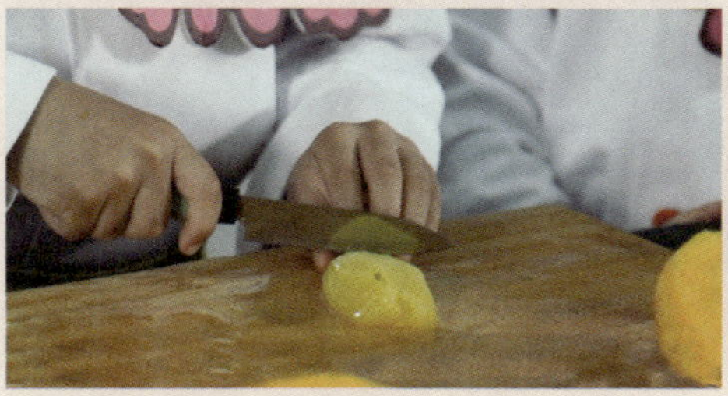

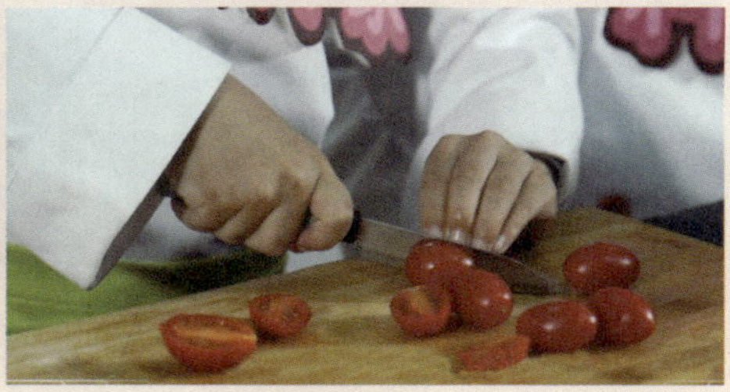

3

蓝莓点缀其上,配芝麻沙拉酱即可食用。

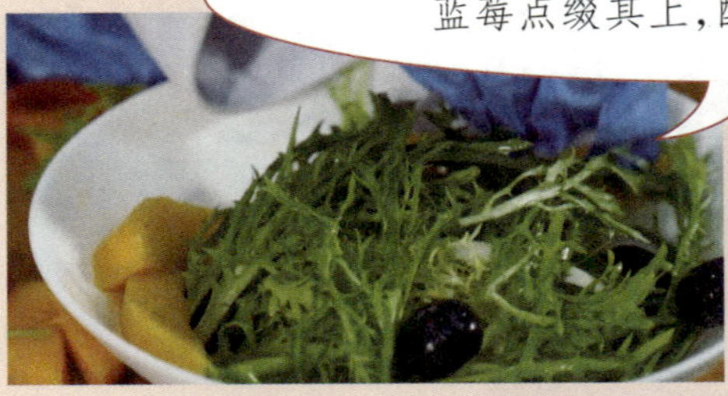

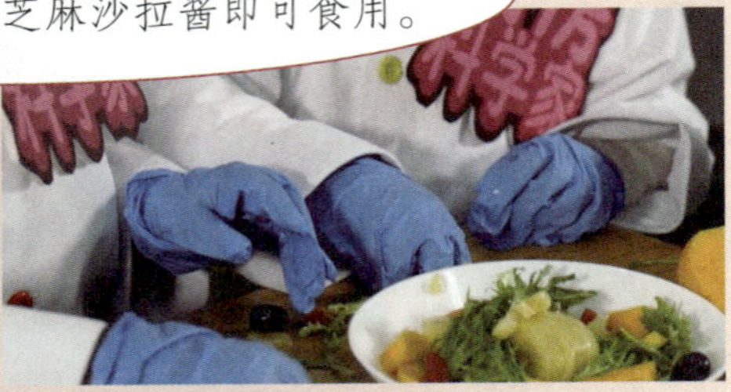

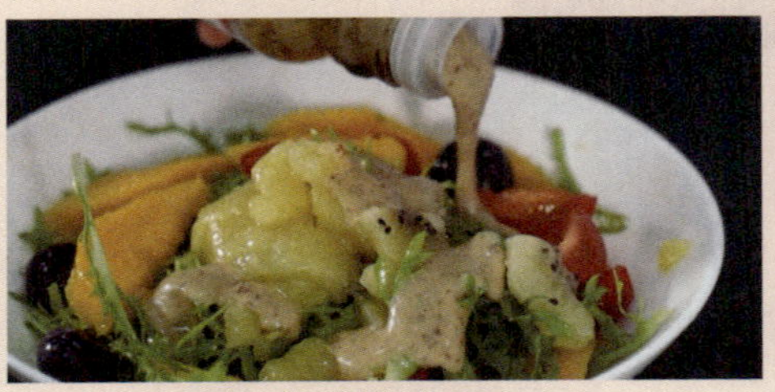

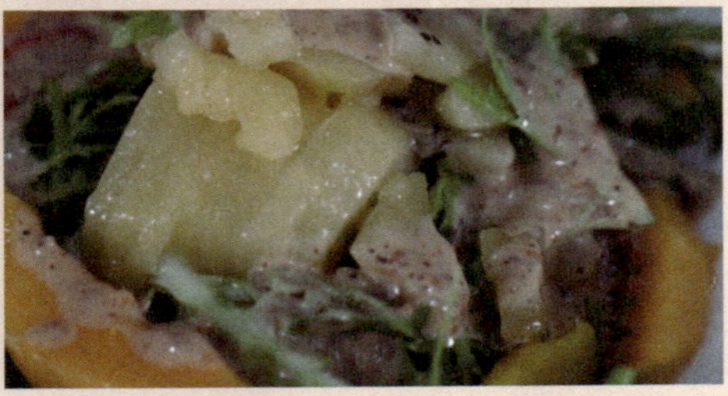

安全提示和注意事项

对于沙拉来说，最重要的就是食材的新鲜度和清洗方式，不新鲜的蔬菜，不仅营养大打折扣，还会产生亚硝酸盐，有致癌作用。在清洗时，最好用流动水洗，如果能买到有机的蔬菜是最好的。

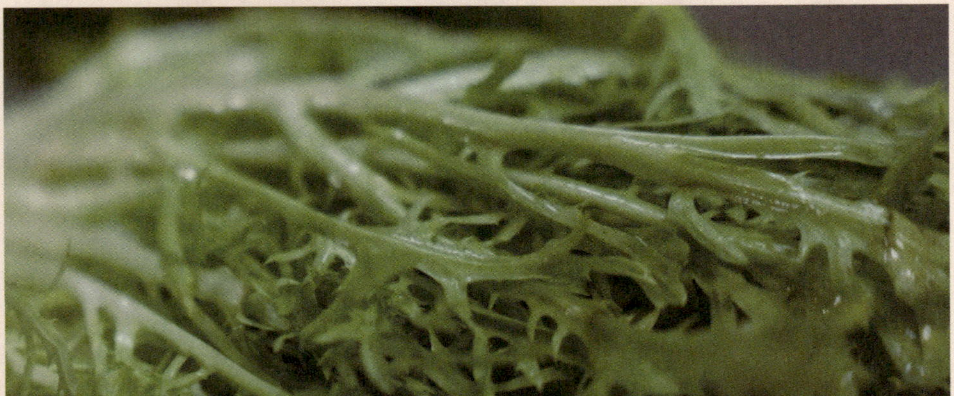

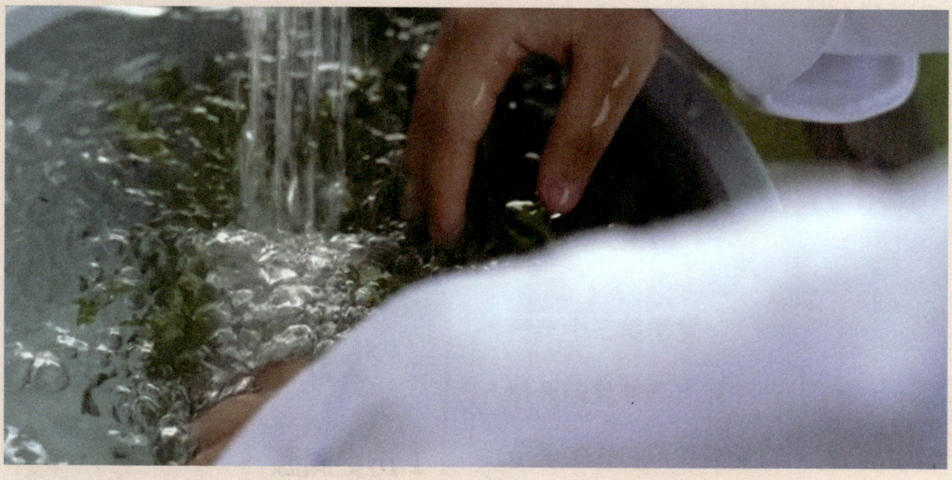

科学揭秘

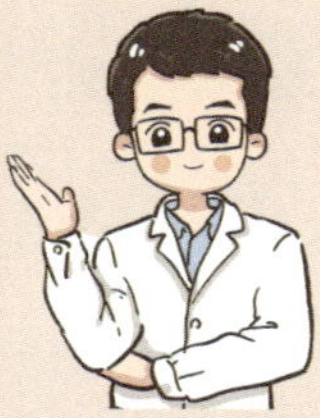

沙拉里的蓝莓含有丰富的花青素，蓝莓打成的汁里分别倒入醋和小苏打溶液，会有不同的颜色变化，放入醋的变成紫色，加入小苏打的变成了蓝绿色。这就是爱变色的花青素。

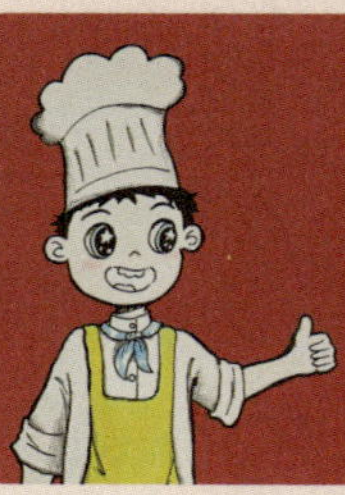

奇思妙想

我们可不可以在种花的时候，加入酸碱的物质来影响花的颜色呢？这样我们想要什么样色的花就可以调成什么颜色的花了。

芒种

荔枝

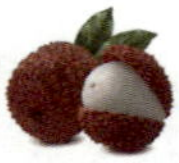

1.历史渊源

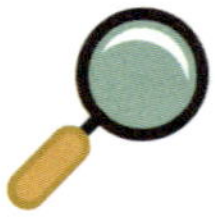

- 夏季第三个节气
- 芒种标志着仲夏的开始
- 是播种与农忙的季节

2.时间节点

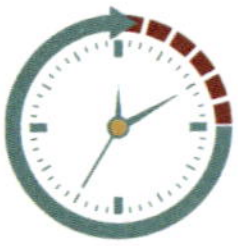

- 太阳到达黄经：75度
- 公历日期6月5日至7日

3.气象特征

- 气温升高，雨量充沛，湿度大
- 南方梅雨，北方高温
- 芒种三候
  - 一候螳螂生
  - 二候鵙始鸣
  - 三候反舌无声

4.习俗

- 送花神：祭祀花神，表达感谢
- 安苗活动：祈求丰收
- 打泥巴仗：侗族传统
- 煮梅：加工梅子，使之美味
- 开犁节：春耕启动
- 挂艾草：驱赶蚊虫

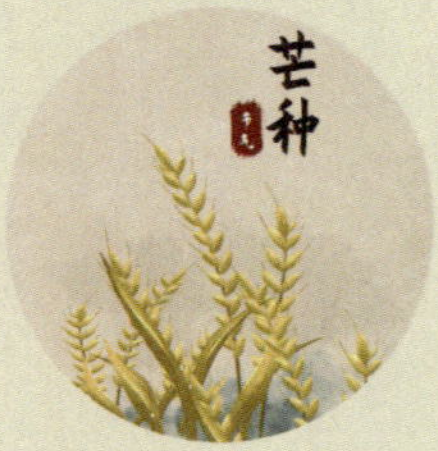

芒种

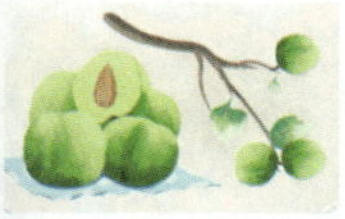

5.芒种美食

- 青梅酒：酸甜可口
- 鸡蛋：寓意生活圆满
- 君踏菜：清热解毒
- 荔枝：健脾生津
- 茶：提神醒脑

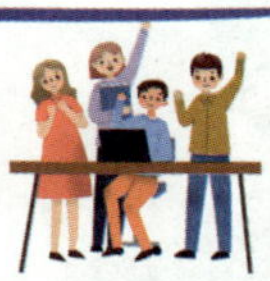

6.谚语智慧

- 芒种芒种，连收带种
- 芒种插秧谷满尖，夏至插的结半边

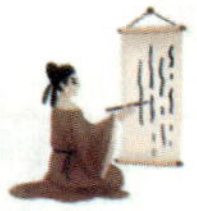

7. 芒种诗词

- ［宋］赵师秀《约客》
- ［宋］辛弃疾《西江月·夜行黄沙道中》
- ［宋］陆游《初夏闲居》

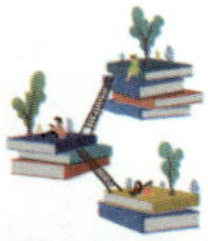

8.健康观念

- 注意补充水分和电解质
- 晚睡早起，适当晒太阳
- 防蚊虫，保持个人卫生

9.饮食观念

- 清淡为主
- 注意补水
- 注意饮食卫生

一、节气百科

芒种，二十四节气中的第九个节气，作为夏季的第三个节气，它标志着仲夏的开始，也是播种与农忙的季节。芒种起源于中国古代的黄河流域，两汉时期的《周礼》中最早出现“芒种”一词。

芒种三候：

一候螳螂生：小螳螂孵化出来。

二候鵙始鸣：伯劳鸟开始鸣叫。

三候反舌无声：反舌鸟停止鸣叫。

二、食材百问

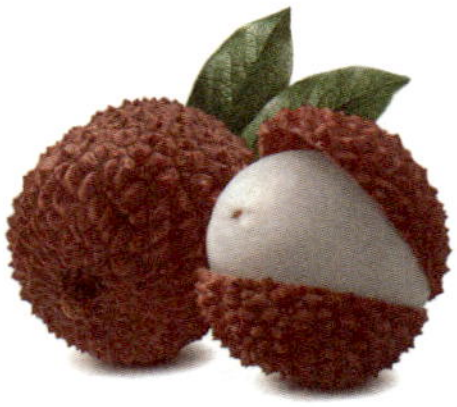

荔枝

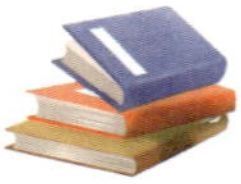

1.简历

- 也称“离枝”，名字源自汉代
- 中国南方的热带水果
- 有着超过2000年的栽培历史

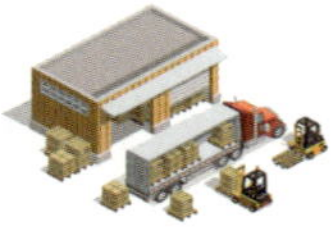

2.主要产地

- 中国南部和东南亚
- 印度、南非、澳大利亚等

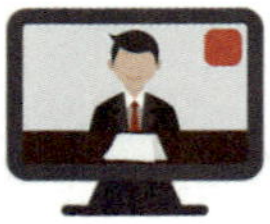

3.品种

- 品种超过200种
- 包括三月红、圆枝、黑叶等

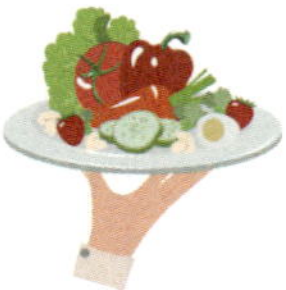

4.味道

- 清甜、细腻多汁
- 具有独特香气

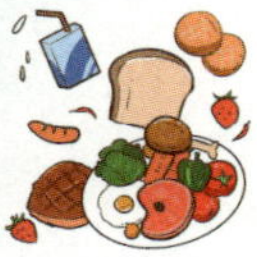

5.营养
- 富含葡萄糖、各类维生素等
- 对改善失眠和健忘有益
- 促进皮肤新陈代谢

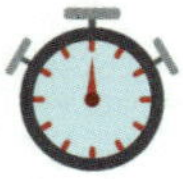

6.食用时机
- 每年6月至8月

7.挑选
- 色泽鲜艳、个大均匀的

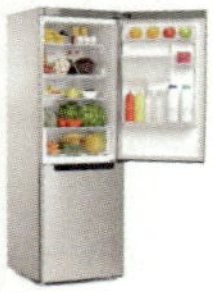

8.保鲜
- 可水中保存或冷藏
- 适合短期和长期保鲜

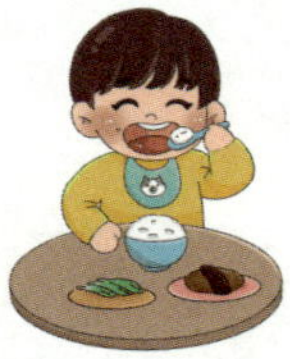

9.烹饪与搭配
- 可生食、煮汤或做甜品
- 注意保持新鲜度，避免过度加工
- 适量摄入，避免空腹食用
- 可与甜品、咕噜肉、牛肉等搭配

荔枝的简介：

荔枝，也称“离枝”，名字来自司马相如的《上林赋》中的“离支”，从东汉开始变为“荔枝”，它是一种源自中国南方的亚热带水果，拥有超过 2000 年的悠久栽培史。7 世纪末，荔枝从中国传入缅甸，8 世纪又传入印度，1870 年左右传入马达加斯加、毛里求斯，1873 年由中国商人传入夏威夷。现荔枝广泛种植于中南美洲、非洲的一部分及整个亚洲。荔枝在历史上有“百果之王”等美称。

三、厨艺工作坊

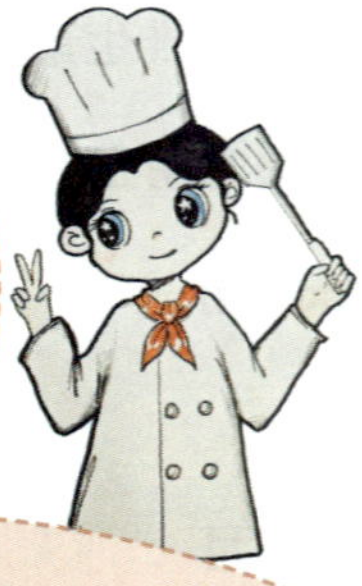

1. 烧烤工具选择：

①根据规模选择不同烧烤工具组合；②选用高质量炭块；③电烤炉方便好用，适合烧烤新手。

2. 烧烤技巧：

①预热烧烤架，确保食物不会粘连；②通过腌制或调味，让食物在烧烤前就已入味；③保持食物与热源之间的适当距离，避免烧焦；④用烤叉与签子固定易碎食物；⑤根据食物调整火候，烧烤更精准；⑥适时翻动食物，确保它们均匀受热；⑦撇去多余油脂，让烧烤食物健康美味；⑧用烧烤夹来翻动食物，安全卫生；⑨避免过多食物堆叠，确保热力分布均匀；⑩使用烤网或烤盘防止食物掉落，方便翻动；⑪保持良好的通风环境，减少烟雾产生；⑫安全使用炭火，注意防火和防烫伤；⑬使用温度计检查肉类内部温度，确保食物煮熟；⑭在烧烤过程中根据个人口味适时添加调料；⑮烧烤前后要清洁工具，保持烧烤环境的卫生；⑯烧烤完成后让肉类休息，口感更好；⑰确保食物完全煮熟，以避免食物中毒的风险。

四、营养加油站

食物的奥秘：深入了解你摄入的每一份营养

1. 碳水化合物：身体的燃料，让你活力满满。广泛存在于面包、米饭、面条及各类水果之中。

2. 蛋白质：构建肌肉、毛发、肌肤及指甲的基石，由氨基酸构成，肉类、鱼类、豆制品与奶制品均是其丰富来源。

3. 脂肪：能量的密集储藏室，维护着细胞的健康。黄油、橄榄油、坚果和鱼类中能够找到它们。

4. 维生素：身体的调适器，天然的抗氧化物，水果与蔬菜是维生素的宝库。

5. 矿物质：强化身体、构建骨骼和牙齿、参与酶反应，奶制品、红肉、全谷物和豆类都富含矿物质。

6. 水：生命的基础，负责运输营养和废物，调节体温，润滑关节，要保持充足的水分摄入。

7. 膳食纤维：肠道的清道夫，帮助食物顺畅通过消化系统，蔬菜、水果和全谷物中含量丰富。

小贴士：

①彩虹食物：摄入多种颜色的食物，获取丰富营养。

②均衡饮食：避免偏食，让身体获得全方位的营养支持。

④减少加工食品：选择天然食物，远离超标的添加剂。

五、厨房科学家

食物有奥秘，厨房有实验，厨房科学家解密

厨房小实验：

荔枝鲜虾酿里的奥妙

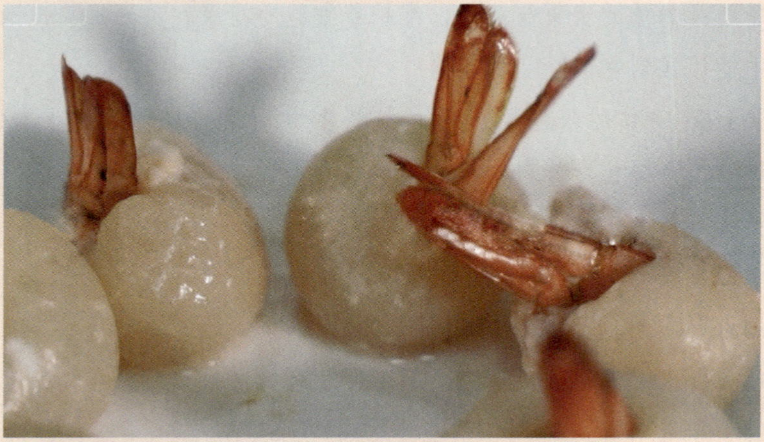

实验材料

荔枝20个，沙虾10只，胡萝卜1个，柠檬1个，鸡蛋1个，生粉少许。

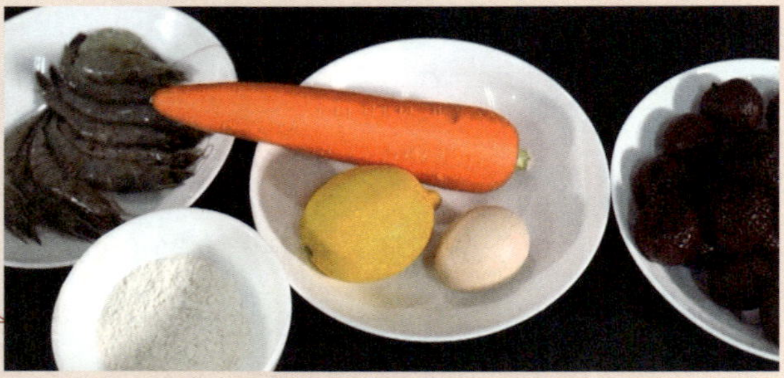

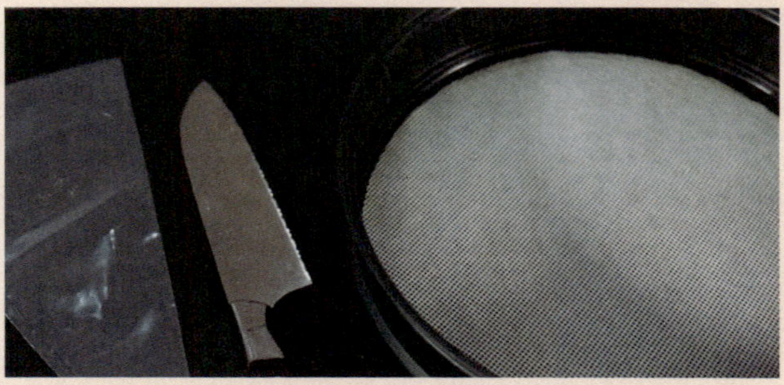

实验工具

细漏筛，裱花袋，菜刀，蒸锅。

实验步骤

1

荔枝去皮去核待用，沙虾取肉切碎（虾尾留着），胡萝卜去皮切碎，用细漏筛取蛋清。

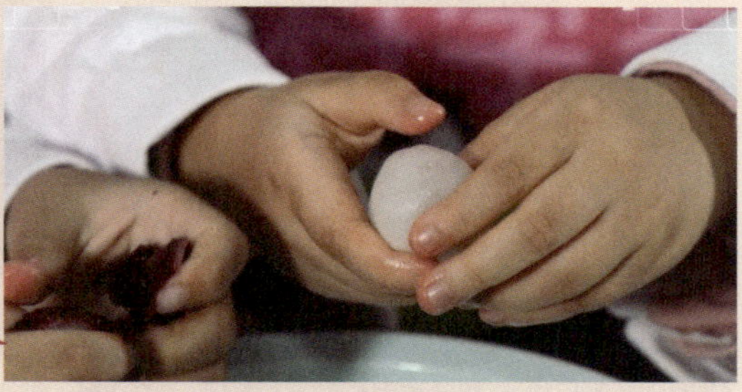

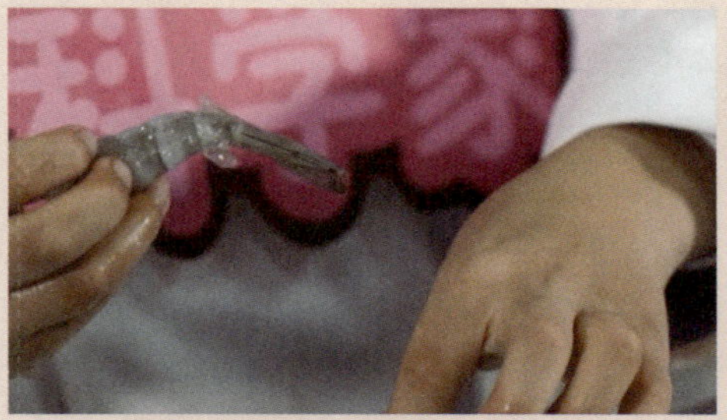

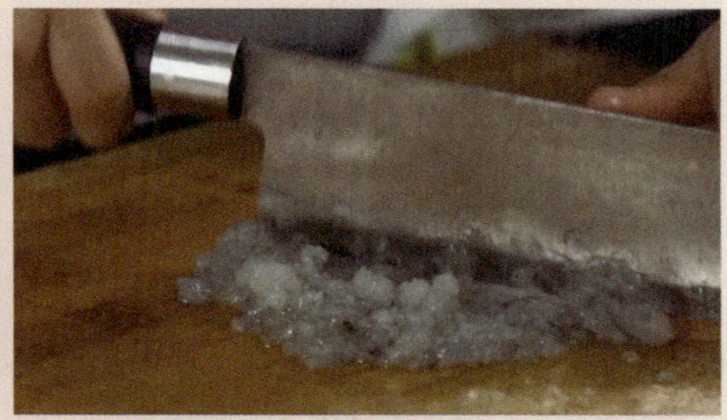

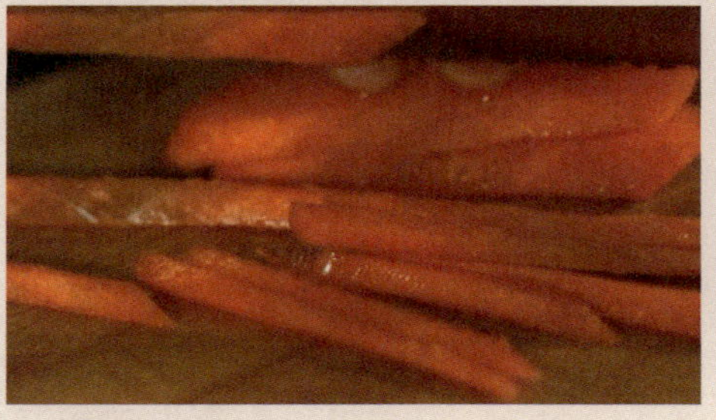

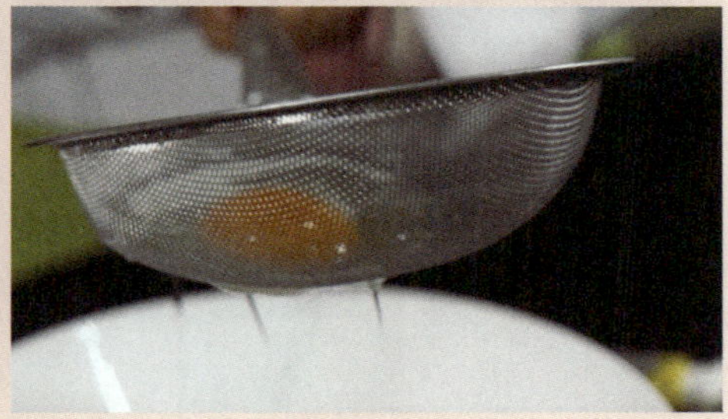

2

找一个容器，放入虾泥、胡萝卜碎、蛋清、白胡椒粉、盐、糖、柠檬汁少许，搅打上劲，放入少许生粉。

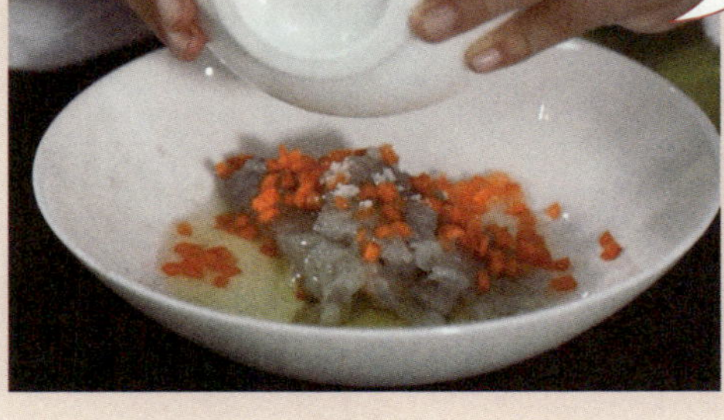

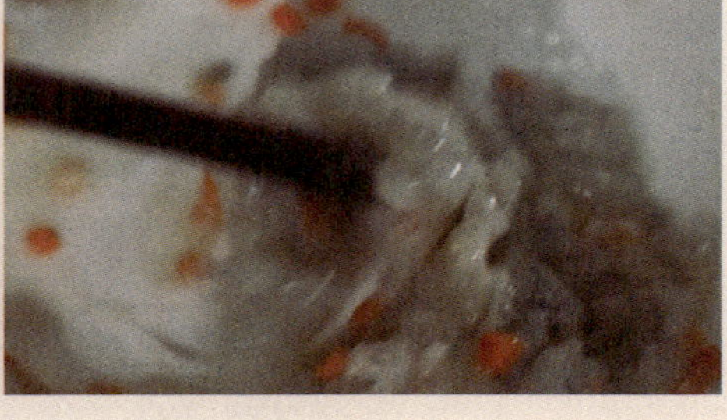

3

上劲后，装入裱花袋，挤入荔枝中，插上虾尾，放入蒸锅蒸 6 分钟即可装盘。

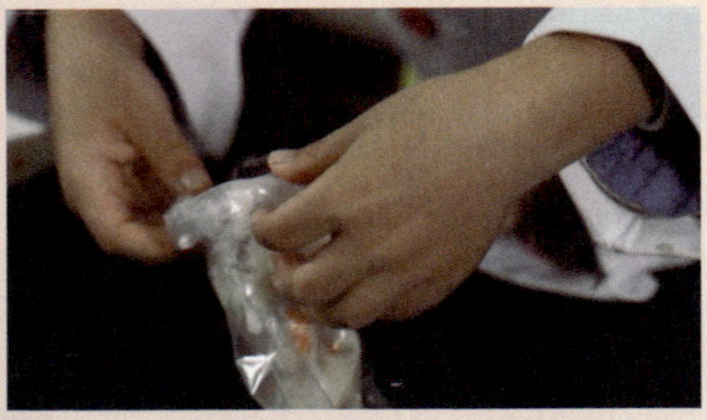

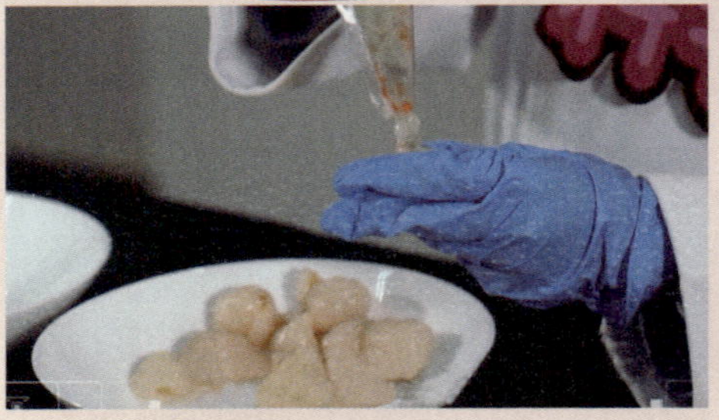

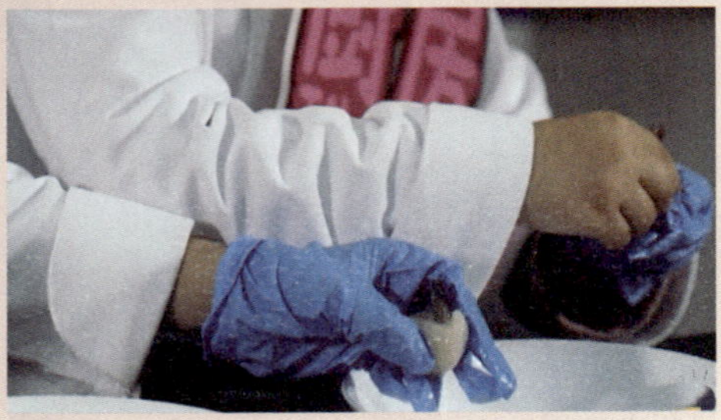

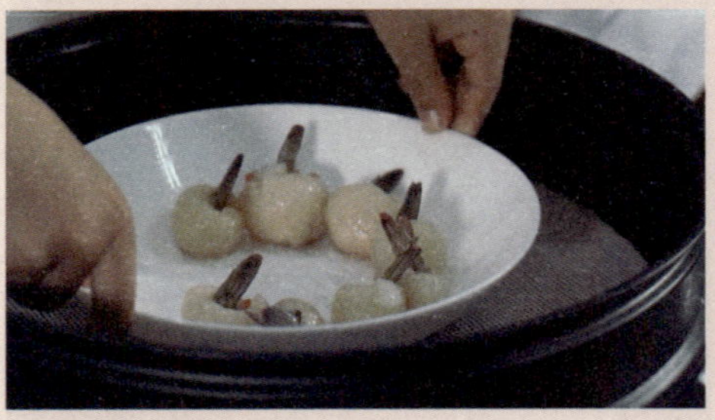

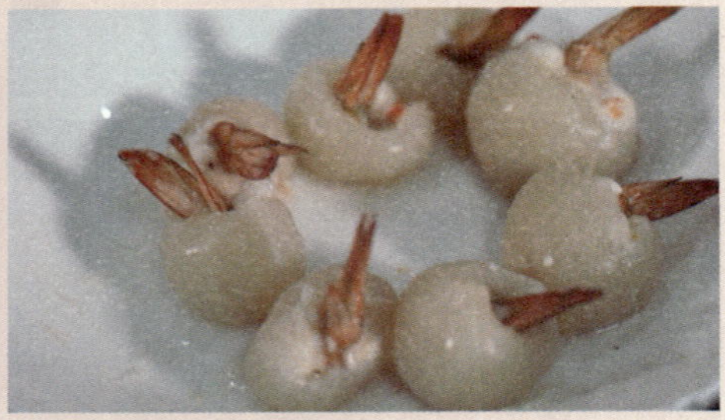

安全提示和注意事项

荔枝虽美味，但糖分太高，不能多吃，小个的荔枝，大概吃 10—11 个，大个的荔枝，吃 8—9 个就可以了。

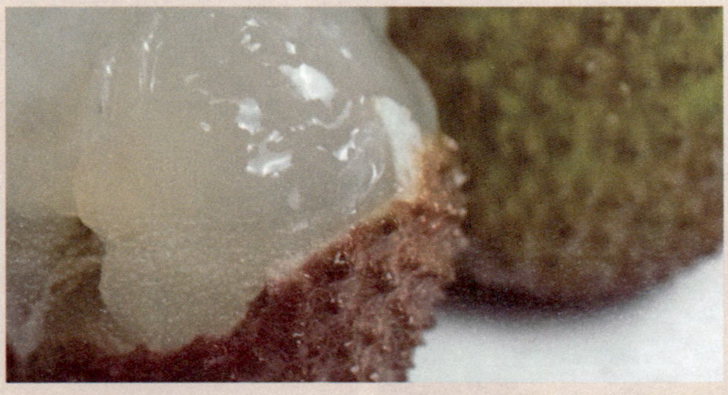

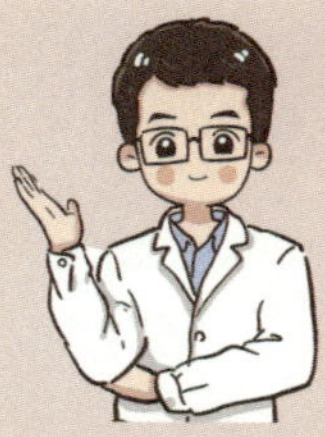

科学揭秘

什么是酿？在烹饪中“酿”是一种烹饪做法，比如酿茄子、酿豆腐、酿苦瓜，是指将一种馅塞进另外一种食材中。这个过程就像酿酒一样，需要时间和工夫，所以用“酿”这个词作为一种烹饪方法就很有诗意。

在肉类食材中加入菠萝或者青木瓜，不仅让菜肴更可口，而且里面的蛋白酶可以让肉类更嫩，是天然的“嫩肉粉”，比如粤菜“菠萝咕咾肉”。

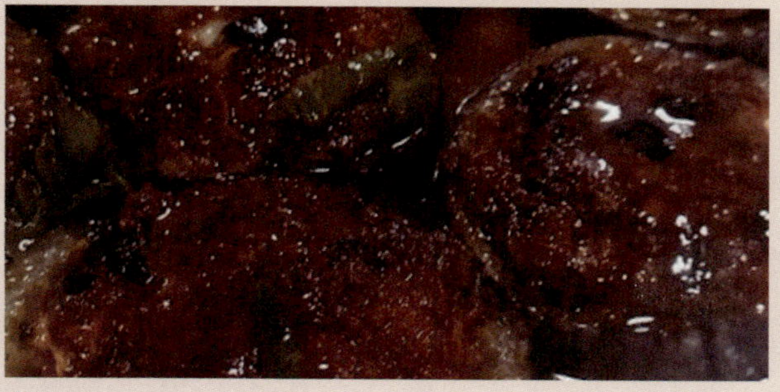

奇思妙想

生虾肉是白色的，熟了后为什么变成红色呢？

虾里含有多种颜色的色素细胞，虾红素的细胞最多。当虾被煮后，其他色素因高温被破坏了，只有耐热的虾红素从蛋白质化合物中分离出来，所以虾就变成了红色。（螃蟹是不是也是一样呢？）

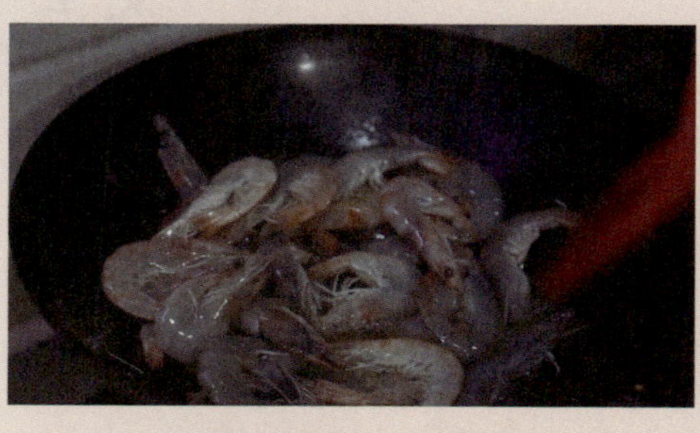

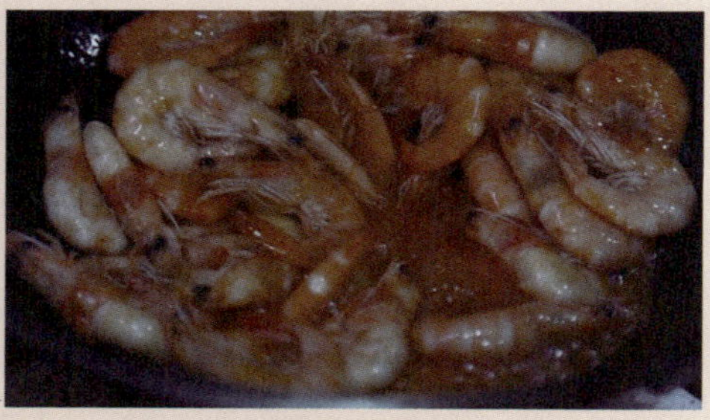

奇思妙想

吃剩的荔枝壳有什么用处？能不能做成香料呢？

夏至

黄瓜

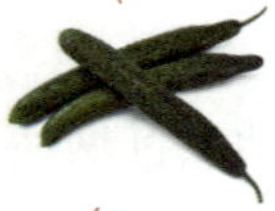

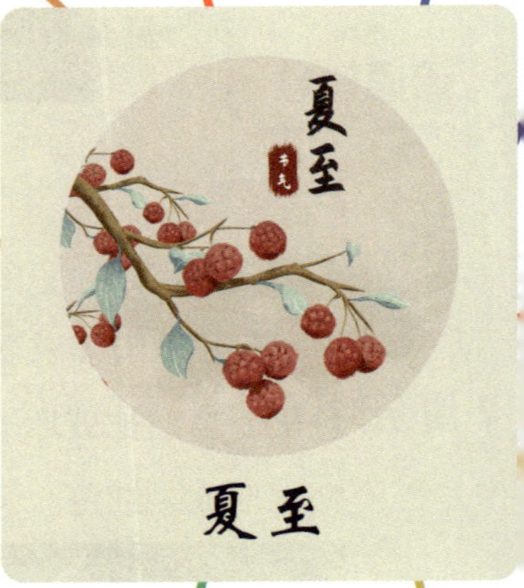

1.历史渊源

- 节气中的元老，与冬至齐名
- 北半球白昼最长的一天
- 标志着盛夏的开始

2.时间节点

- 太阳到达黄经：90度
- 公历日期6月21日至22日

3.气象特征

- 北半球白昼变短，气温升高
- 日照充足，作物生长快速
- 夏至三候
  - 一候鹿角解
  - 二候蝉始鸣
  - 三候半夏生

4. 习俗

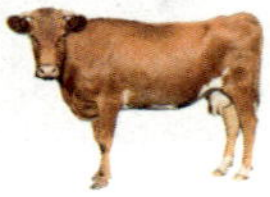

- 祭神祀祖：祈求风调雨顺
- 食夏至面：尝新麦，降火开胃
- 食夏至饼：新麦粉制作的薄饼
- 夏至称人：验肥瘦，求吉利
- 给牛改善伙食：煮麦仁汤喂牛
- 吃补食：注意饮食补养
- 互赠消夏之物：妇女间互赠
- 吃馄饨：古代中午吃馄饨

5.夏至美食

- 夏至面、夏至饼、馄饨
- 夏至蛋、粽子、麦粥
- 豌豆糕、圆糊醮

6.谚语智慧

- 夏至无雨三伏热，夏至有雨应秋旱
- 夏至雨点值千金

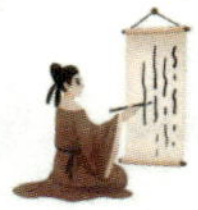

7.夏至诗词

- [唐] 元稹《咏廿四气诗·夏至五月中》
- [唐] 刘禹锡《竹枝词》
- [宋] 范成大《夏至》

8.健康观念

- 晚睡早起，适当午休
- 保持心情愉快
- 清晨或傍晚锻炼

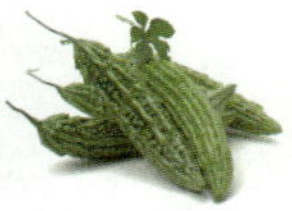

9.饮食观念

- 清淡少油
- 多喝水，补充盐分
- 多吃酸味和咸味食物

一、节气百科

夏至，二十四节气中第十个节气，也是最早确立的节气之一，与冬至齐名，标志着北半球白昼最长的一天，盛夏的开始。夏至的确立可以追溯到周代，到了秦汉时期，随着天文观测技术的进步，夏至作为节气被最终确定。

夏至三候：

一候鹿角解：雄鹿的鹿角开始脱落。

二候蝉始鸣：知了开始鸣叫。

三候半夏生：半夏草开始生长。

二、食材百问

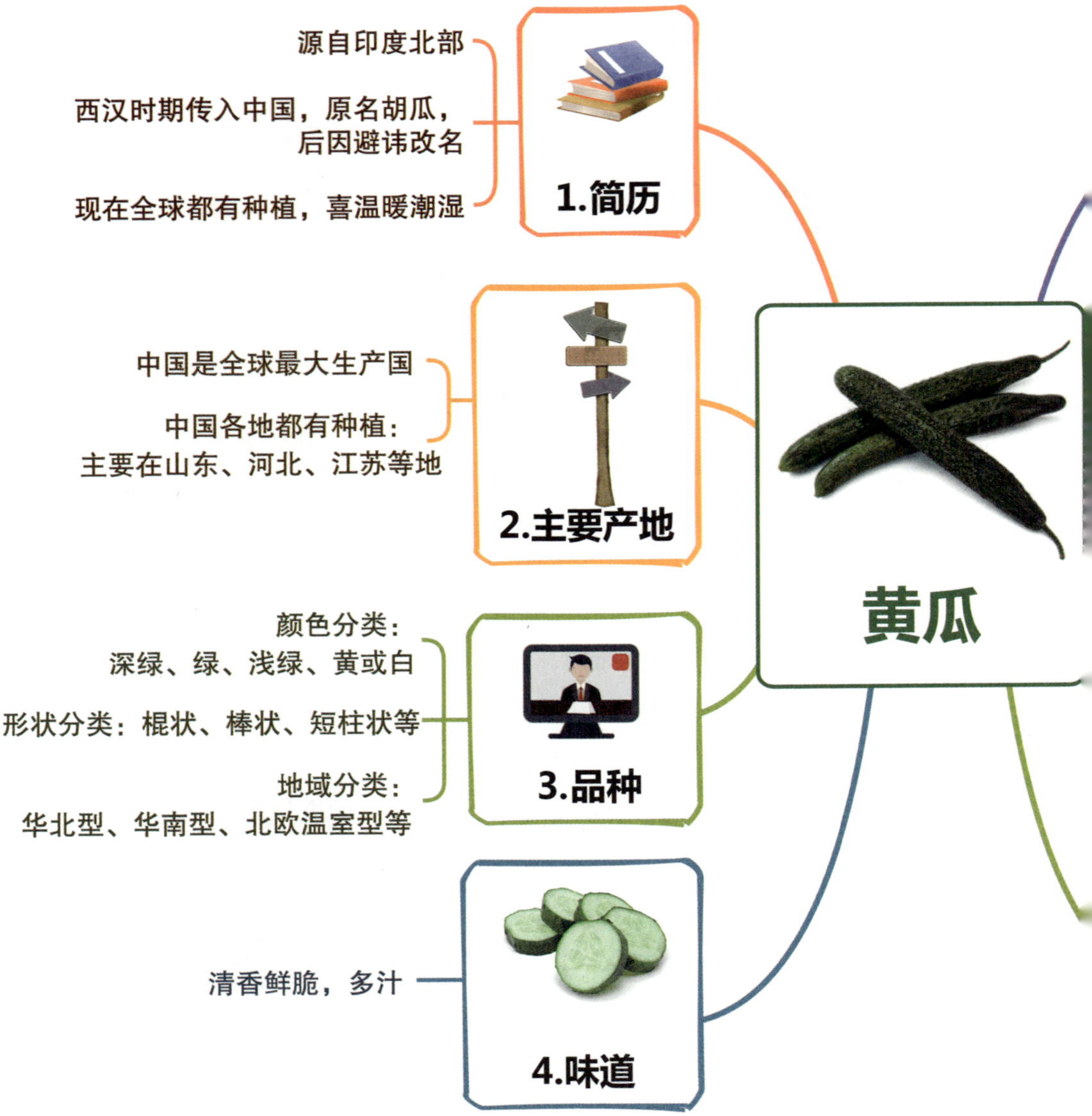
黄瓜
1.简历
源自印度北部
西汉时期传入中国，原名胡瓜，后因避讳改名
现在全球都有种植，喜温暖潮湿
2.主要产地
中国是全球最大生产国
中国各地都有种植：主要在山东、河北、江苏等地
3.品种
颜色分类：深绿、绿、浅绿、黄或白
形状分类：棍状、棒状、短柱状等
地域分类：华北型、华南型、北欧温室型等
4.味道
清香鲜脆，多汁

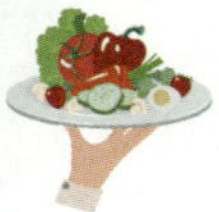

5.营养

- 水分丰富，含多种维生素矿物质
- 有助于抗肿瘤、抗衰老、降血糖等
- 洁肤增白、祛斑抗皱、护肤防衰
- 被称为“厨房中的美容剂”

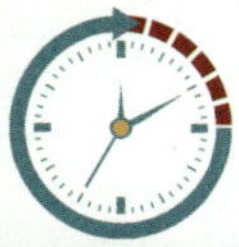

6.食用时机

- 自然露天种植的黄瓜，
最佳食用时机是每年5月至8月

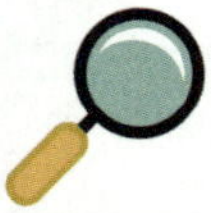

7.挑选

- 鲜嫩带白霜、顶花带刺
- 瓜体直、均匀整齐、无损伤
- 皮薄肉厚、清香爽脆

°C **8.保鲜**

- 纸巾包裹，放入塑料袋
- 放在阴凉通风处

9.烹饪与搭配

- 可生食、凉拌、炒食、做汤
- 注意保持清脆口感和营养
- 好搭配：蒜、醋、芝麻酱、海蜇皮等

黄瓜的简介：

黄瓜，别名众多，有“胡瓜”“刺瓜”“王瓜”“勤瓜”“青瓜”“唐瓜”“吊瓜”等，起源于公元前1500年的印度北部，后来传入地中海地区，西汉时期传入中国，称为“胡瓜”。后赵王朝的建立者石勒一律严禁出现“胡”字，更名为“黄瓜”。黄瓜现分布于全世界，喜温暖潮湿的生长环境。黄瓜是世界上热量最低的蔬菜，具有“厨房中的美容剂”的美誉。

三、厨艺工作坊

凉拌秘籍：

1. 精选食材，彻底洗净，适当切割焯水，急速冷却，沥干水分，菜冷却后加入调味料，用筷子勺子搅拌均匀。

2. 短暂腌制，冷藏保鲜，香料点缀，精美器皿，确保双手与工具清洁卫生，按需制作。

四、营养加油站

碳水化合物（身体的“能量超人”）：

碳水化合物是构成我们身体能量的重要基础，由碳、氢、氧组成，提供日常活动所需的燃料。

碳水化合物的分类：

1. 单糖：单独存在的小糖块，如葡萄糖和果糖。

2. 双糖：两个单糖分子结合而成，如白糖或蔗糖。

3. 多糖：由许多单糖分子连接而成的长链，如淀粉和纤维素，广泛存在于面包、米饭以及各类蔬菜水果中。

碳水化合物的作用：

1. 身体的能量供应：每克提供约 4 千卡的能量。

2. 参与细胞膜的构建：是细胞的重要组成部分。

3. 大脑的主要能源：维护大脑功能至关重要。

4. 节约蛋白质：使蛋白质更多地用于身体组织构建和修复。

5. 解毒小能手：帮助身体解毒。

优质碳水化合物食物：

1. 全谷物：富含膳食纤维，如全麦面包、燕麦。

2. 豆类：提供碳水化合物和蛋白质，如红豆、绿豆。

3. 薯类：含有丰富的淀粉、膳食纤维、维生素和矿物质，如红薯、土豆、山药。

4. 水果：提供天然果糖和纤维，如苹果、香蕉。

5. 蔬菜中的根茎类：富含膳食纤维、维生素和矿物质，如藕、荸荠。

碳水化合物的摄入建议：

1. 青少年应保证碳水化合物的充足摄入，选择低糖、高纤维食物。

2. 碳水化合物摄入量应占总能量的50%~65%，推荐食用全谷物、薯类、水果和豆类。

五、厨房科学家

食物有奥秘，厨房有实验，厨房科学家解密

厨房小实验：

仲夏开胃脆黄瓜里的奥妙

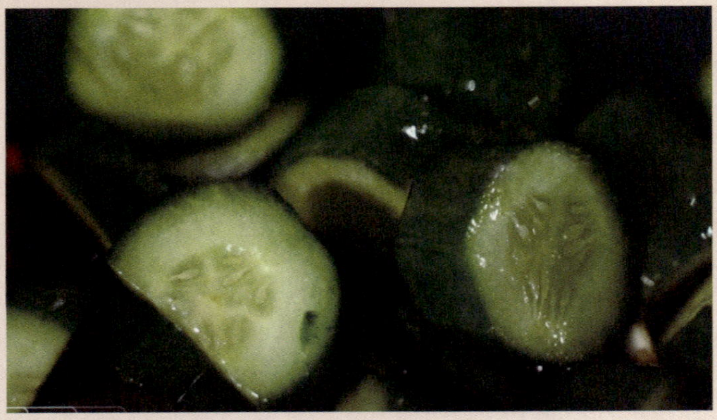

实验材料

黄瓜2根，九制话梅4颗，蒜片35克，小米椒10克，花椒10颗，白糖160克，香醋70克，生抽50克。

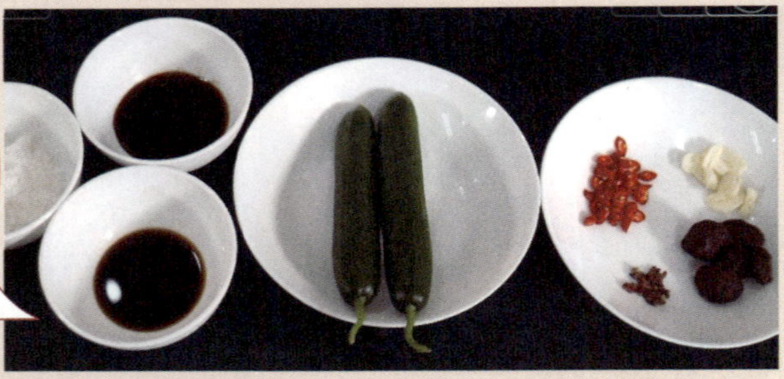

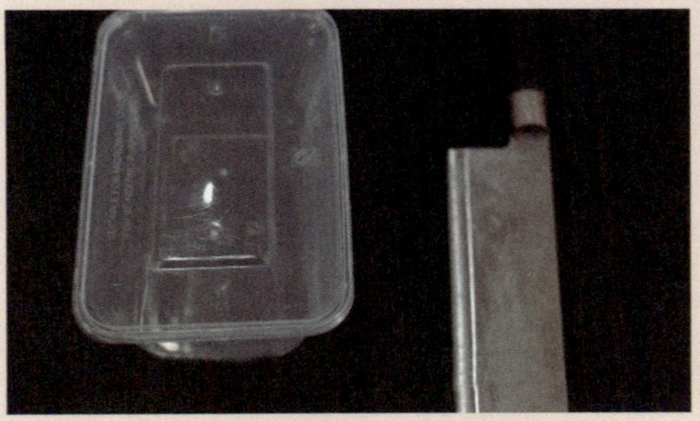

实验工具

菜刀，密封性容器。

实验步骤

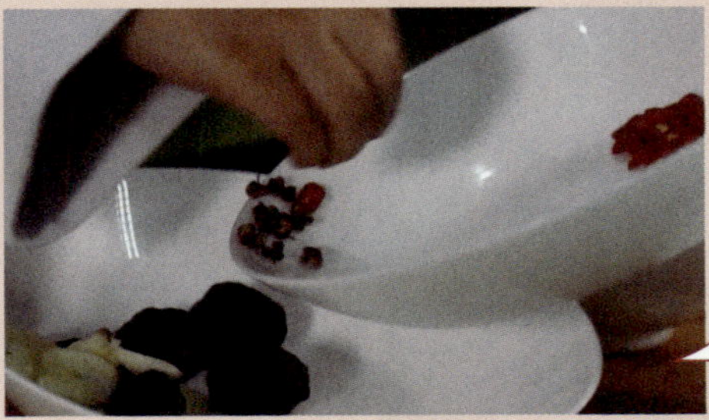

1

调汁水，将九制话梅、蒜片、小米椒、花椒、白糖、香醋、生抽，倒入无油无水的容器中搅拌均匀，待用。

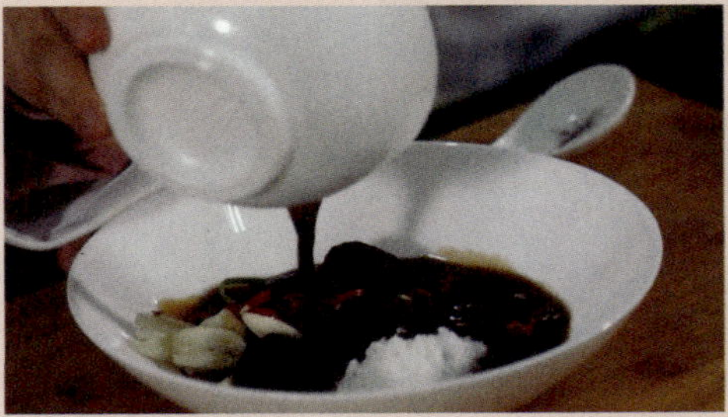

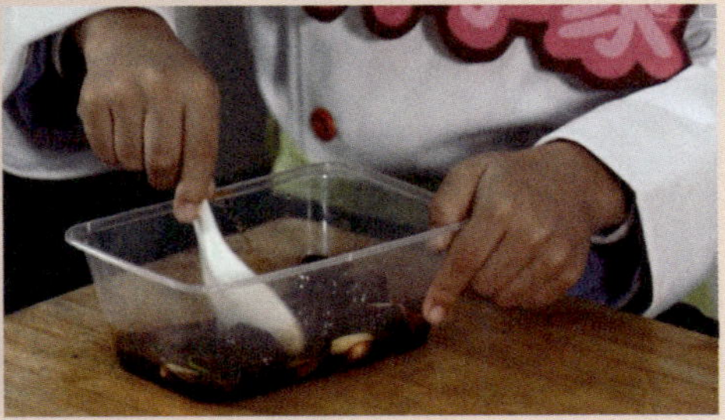

2

黄瓜洗净切墩，用白糖腌制 4 小时，然后用直饮水冲洗干净，沥干水分倒入调好的黄瓜汁中泡 10 小时，即可装盘。

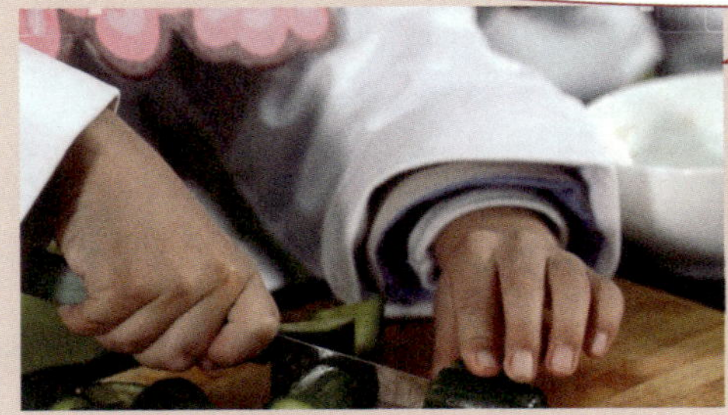

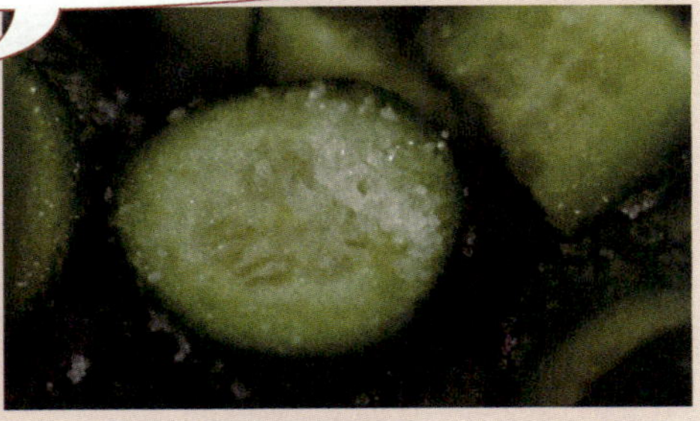

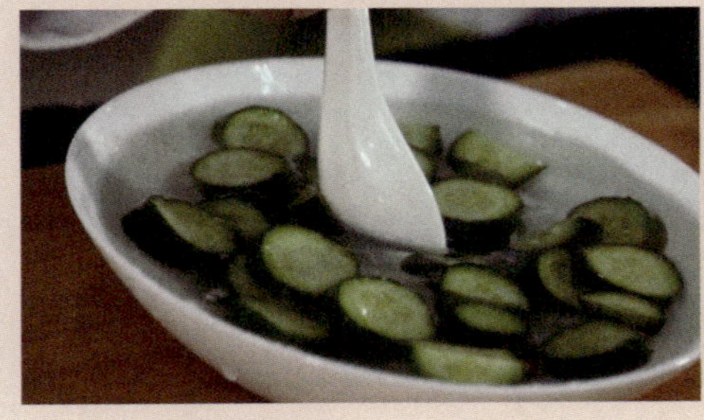

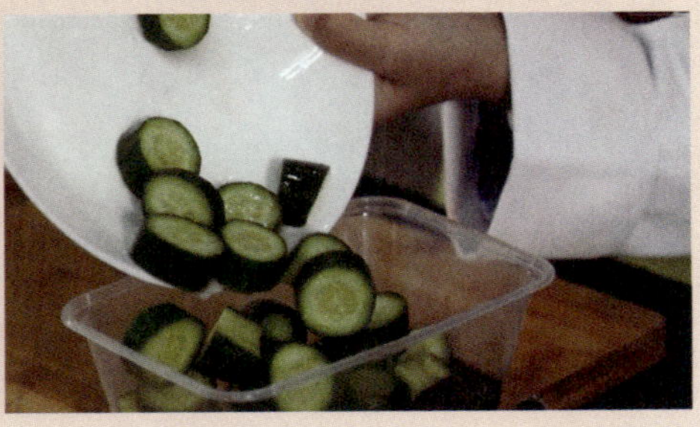

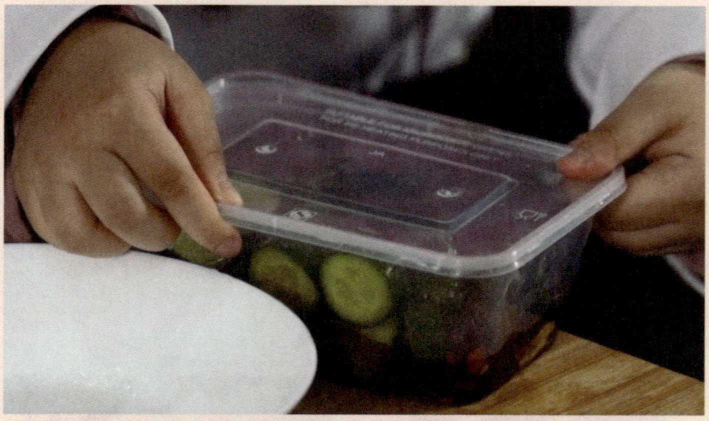

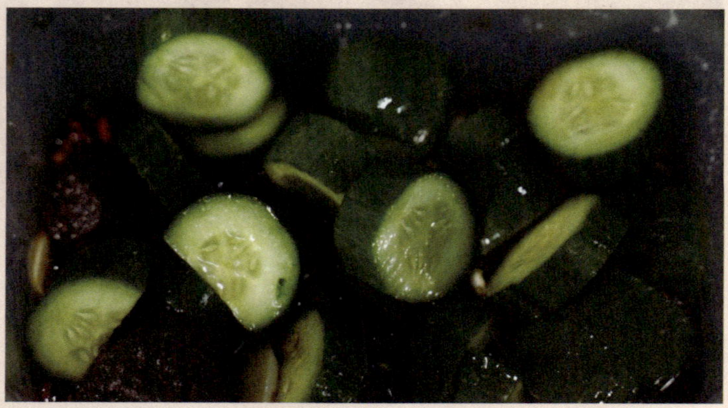

安全提示和注意事项

食物在经过加热后，更容易被消化，还有一个杀菌消毒的作用，而我们在做凉菜的时候怎么杀菌消毒呢？秘密武器就是醋和大蒜。醋中的醋酸和大蒜中的大蒜素都是自然界很好的杀菌消毒食物。（大蒜在切碎后和空气作用才能产生大蒜素）

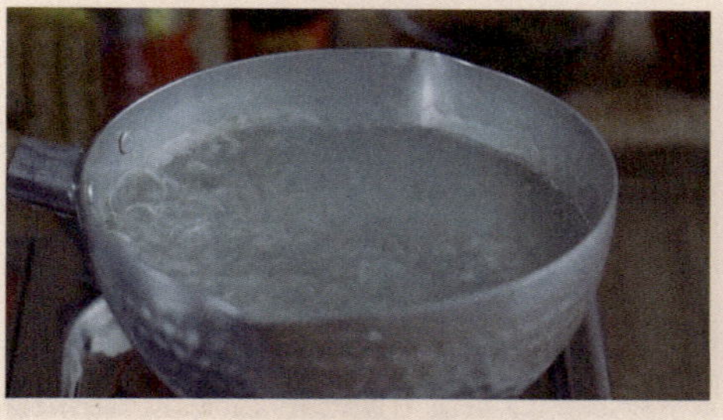

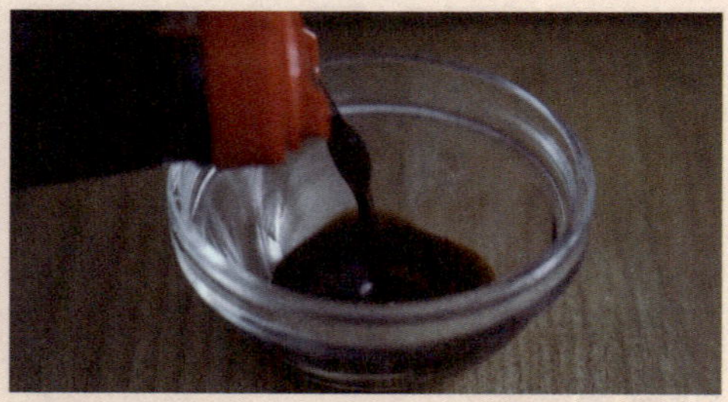

科学揭秘

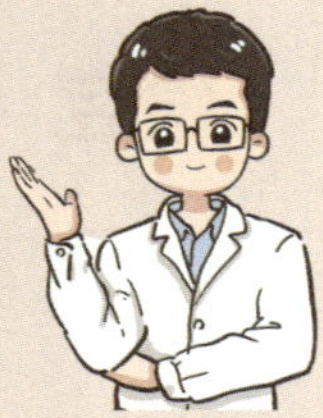

白糖、调好的汁，这些调味料是怎么进入黄瓜呢？这个原理叫作扩散，糖分子从高浓度扩散到低浓度的黄瓜中。比如把糖放到清水中，不一会儿整杯水就变甜了。通过搅拌或者提高水温可以加快溶解。

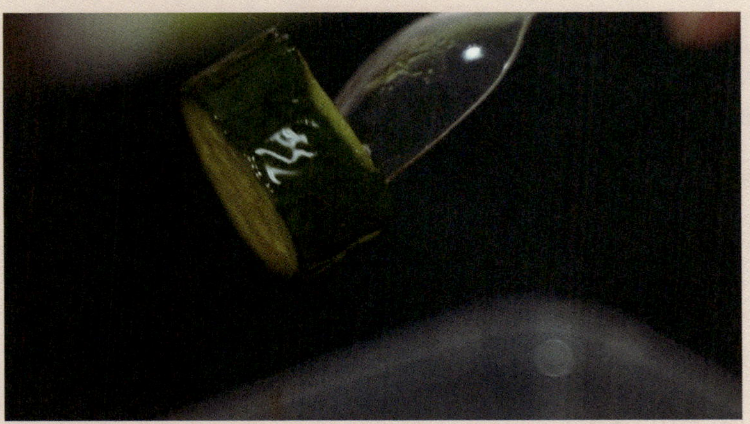

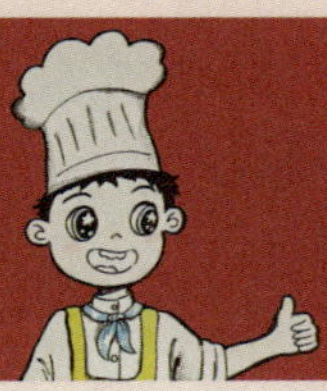

奇思妙想

吃完中饭，能不能吃一根黄瓜消除口腔异味呢？

小暑

绿豆

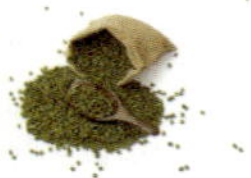

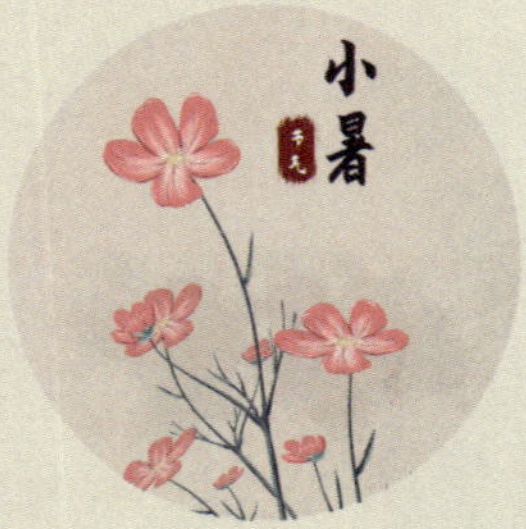

小暑

- **1.历史渊源**
  - 起源于汉代
  - 名称由来：气温渐升，但未达极点
  - 标志：夏季深入、农事繁忙
- **2.时间节点**
  - 太阳到达黄经：105度
  - 公历日期7月6日至8日
- **3.气象特征**
  - 北半球日照缩短
  - 全国气温持续上升
  - 小暑三候
    - 一候温风至
    - 二候蟋蟀居宇
    - 三候鹰始鸷
- **4.习俗**
  - 食新：尝新米，祈丰收
  - 吃饺子：北方传统，象征福气
  - 赏荷花：欣赏夏荷，感受清凉
  - 祭灶神：感谢保佑，求平安丰收
  - 晒书画、衣服：防霉防蛀

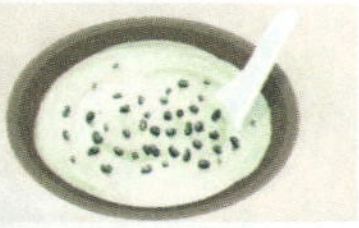

5.小暑美食

- 黄鳝：“小暑黄鳝赛人参”
- 伏面：庆祝小麦丰收
- 伏羊：祛暑预防疾病
- 饺子：增加营养，丰富口感
- 藕：藕丰收，消暑佳品

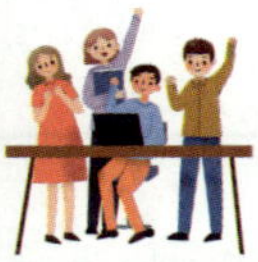

6.谚语智慧

- 小暑不算热，大暑正伏天
- 小暑热，五谷结

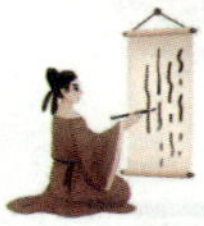

7.小暑诗词

- [金] 庞铸《喜夏》
- [唐] 白居易《消暑》
- [宋] 陆游《苦热》

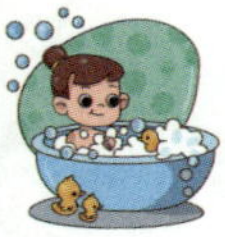

8.健康观念

- 晚睡早起，中午休息
- 防晒、勤洗澡换衣

9.饮食观念

- 清淡为主，适量摄入蛋白
- 蔬菜水果带来清爽
- 避免过度依赖香辛料

一、节气百科

小暑，二十四节气中的第十一个节气。夏至后 15 天，气温逐渐升高，但尚未达到一年中的极点，因此被称为“小暑”，以区别于紧接着的“大暑”。小暑节气起源于我国汉代，标志着夏季深入、农事繁忙。

小暑三候：

一候温风至：温暖之风初现。

二候蟋蟀居宇：蟋蟀在庭院墙角避暑。

三候鹰始鸷：老鹰高空活动，避地面高温。

二、食材百问

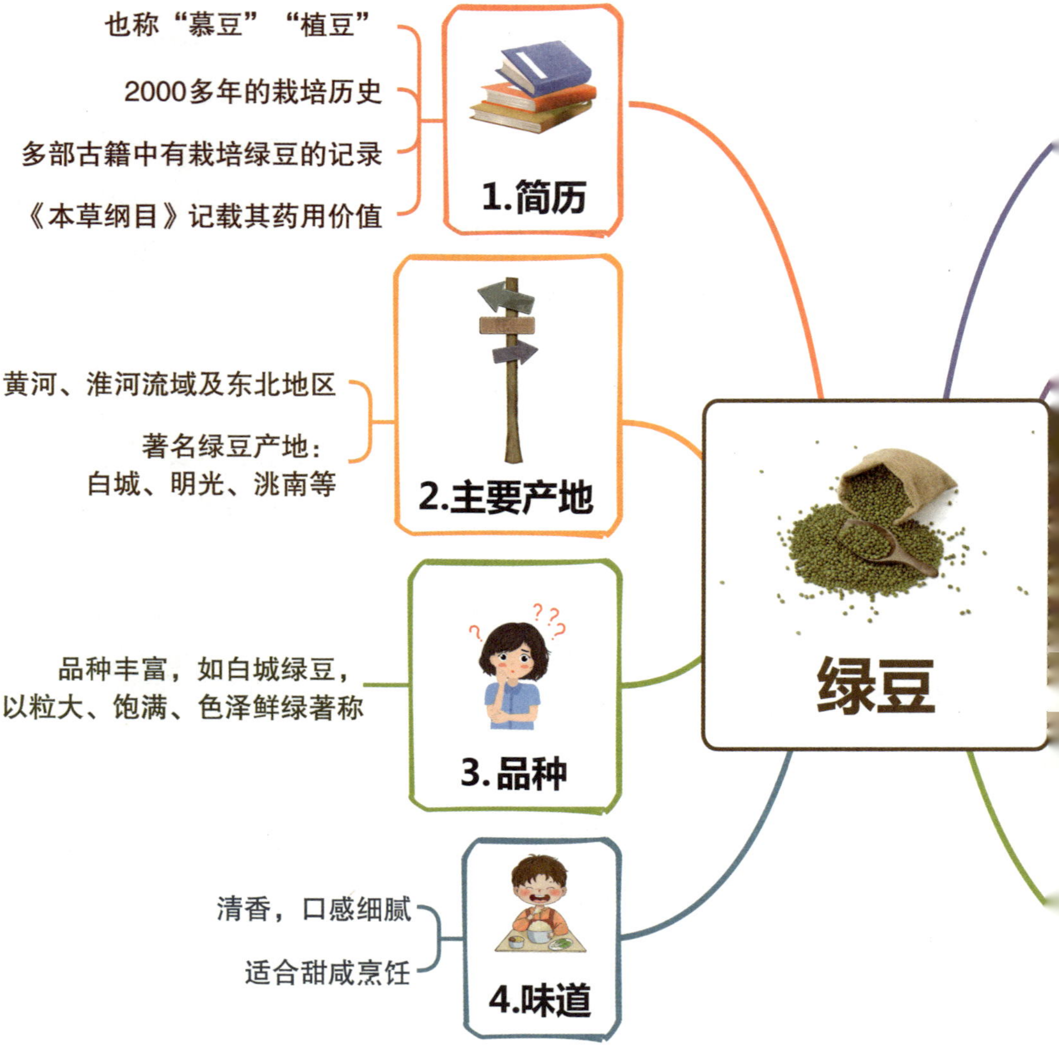

也称“蔂豆”“植豆”
2000多年的栽培历史
多部古籍中有栽培绿豆的记录
《本草纲目》记载其药用价值
1.简历
黄河、淮河流域及东北地区
著名绿豆产地：
白城、明光、洮南等
2.主要产地
品种丰富，如白城绿豆，
以粒大、饱满、色泽鲜绿著称
3.品种
清香，口感细腻
适合甜咸烹饪
4.味道
绿豆

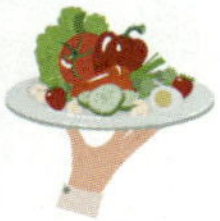

5.营养

- 富含蛋白质、维生素、矿物质
- 预防细胞损伤、促进新陈代谢
- 增加食欲、降血脂、预防便秘等

6.食用时机

- 每年6月至8月

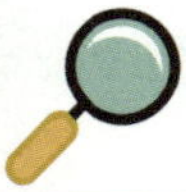

7.挑选

- 色泽鲜明、颗粒饱满

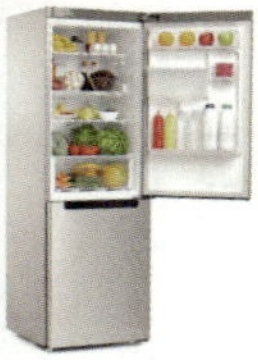

8.保鲜

- 存放干燥、通风、避光环境
- 可冰箱冷冻或塑料容器保鲜

9.烹饪与搭配

- 不宜煮过烂，不用铁锅
- 熬汤可选清汤或煮烂豆
- 好搭档：薏米、决明子、百合等

绿豆的简介：

绿豆也称“綦豆”“植豆”“文豆”，起源于阿拉伯半岛和中国台湾、亚洲热带地区和澳大利亚北部和东部等地区，有着2000多年的栽培历史。在我国古代，《吕氏春秋》等古籍中就有栽培绿豆的记录，明朝《本草纲目》等医学著作也记载了其药用价值。

三、厨艺工作坊

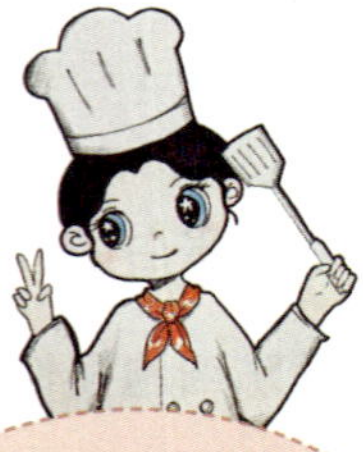

泡发干货秘籍:

1. 温水唤醒干香菇、腐竹、木耳，冷水激活银耳，温度是关键。

2. 加点盐，不仅加速泡发，更是杀菌小能手。

3. 泡发时，剔除杂质与泥沙。

4. 泡发时间食材说了算，香菇2小时，笋干要更久。

5. 海米泡原汤，锁住风味，美味加分。

6. 泡发后的干货保存有讲究，木耳要静候于凉水中。

7. 泡发适度，过度则食物失其本味。

8. 特殊食材，特殊对待，玉兰片要在热水冷水交替中泡发。

四、营养加油站

蛋白质（身体的建筑师和守护者）：

蛋白质，被誉为人体的建筑师，是构成人体细胞和组织的重要成分。蛋白质由氨基酸这一基础单元组合，能塑造出人体内的多样结构，如强健的肌肉、细腻的皮肤、光泽的毛发，还有体内各种其他错综复杂的器官。

蛋白质的多重作用：

1. 构建与修复大师：蛋白质是身体组织更新和修复的主要原料，就像勤劳的建筑工人，不断维护着身体的完好运转。

2. 运输使者：如血红蛋白等蛋白质，承担着在体内输送氧气的重任，确保生命活动的高效顺畅进行。

3. 免疫守护者：蛋白质中的抗体是人体抵抗病毒和细菌入侵的勇士，是我们身体的钢铁防线。

4. 催化加速器：作为人体中的酶，蛋白质能加速身体里的化学反应，使生命活动更加有序高效。

5. 调节大师：蛋白质还参与人体各类激素的分泌，像身体的调节器，精准调控身体的各项生理功能。

青少年的蛋白质需求：

青少年是生长发育的关键时期，对蛋白质的需求尤为迫切。蛋白质不仅是肌肉增长的燃料，更是大脑发育的必需品。每天应确保摄入足够的蛋白质，以支持身体的快速生长和细胞的修复。

优质蛋白质的来源：

1. 鸡蛋：富含人体所需的所有必需氨基酸，是优质蛋白质的典范。

2. 牛奶：提供丰富的蛋白质和钙，对骨骼健康生长至关重要。

3. 鱼肉：富含优质蛋白质和 ω-3 脂肪酸，有益于心脏与大脑的健康。

4. 大豆：植物性蛋白质的代表，含有全面的必需氨基酸，是素食者的理想选择。

五、厨房科学家

食物有奥秘，厨房有实验，厨房科学家解密

厨房小实验：

冰镇绿豆百合爽里的奥妙

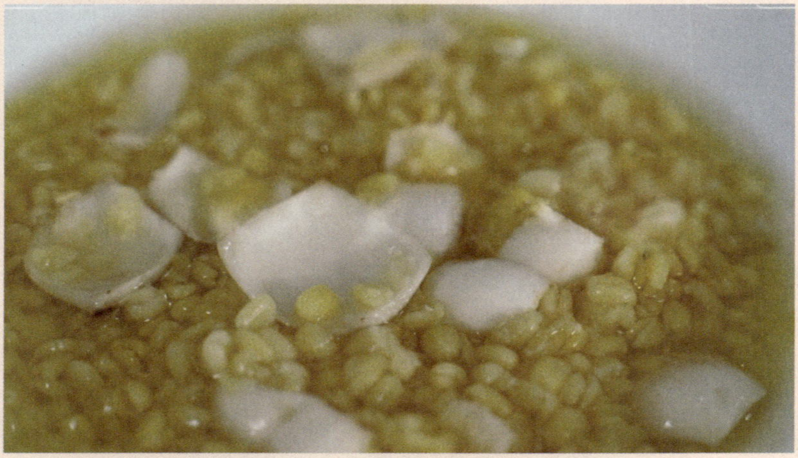

实验材料

去皮绿豆500克，兰州九年百合1袋

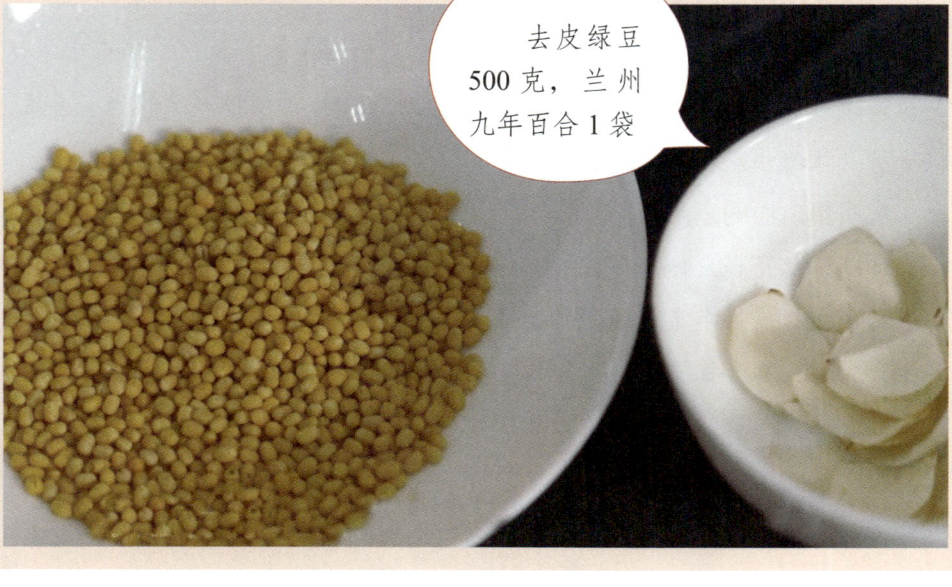

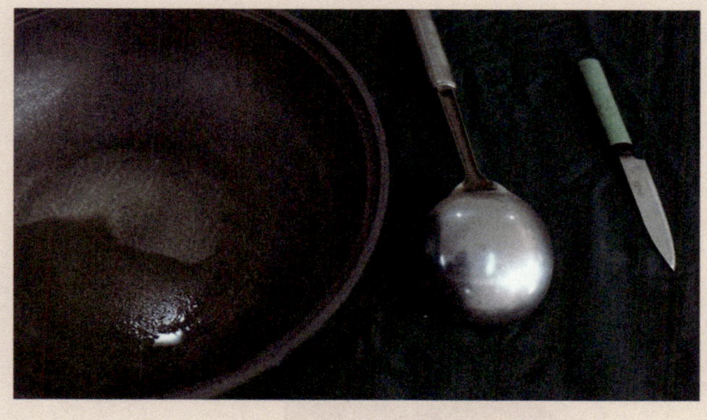

实验工具

不粘锅，水果刀，汤勺。

实验步骤

1

百合去头尾，洗净，剥成瓣，然后放入纯净水中浸泡。去皮绿豆洗净，装入无油容器中，加入适量水，上火煮，大火烧开，改小火煮至开花，加入白糖调味，关火，绿豆汤自然冷却，再放入冰箱冷藏。

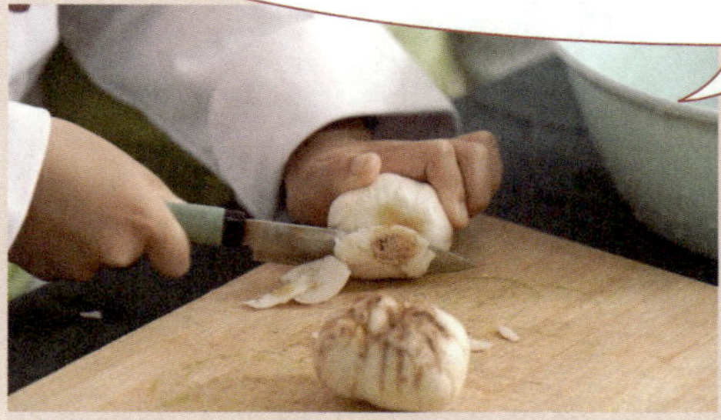

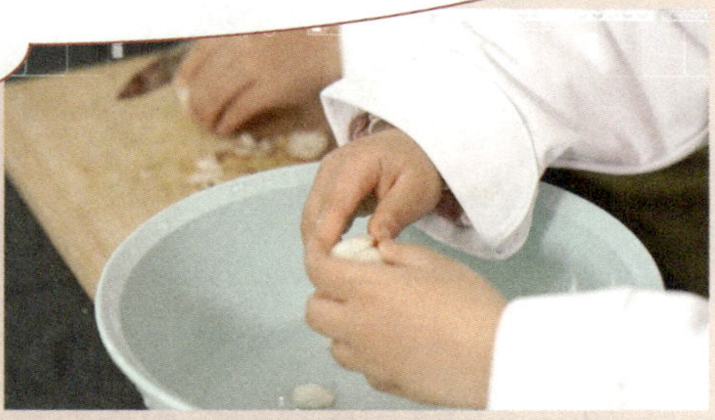

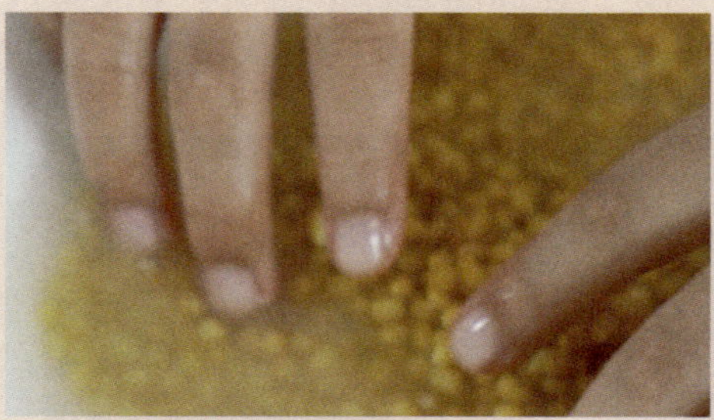

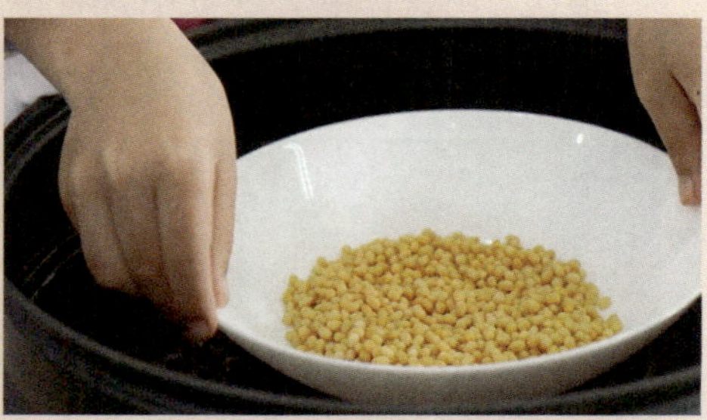

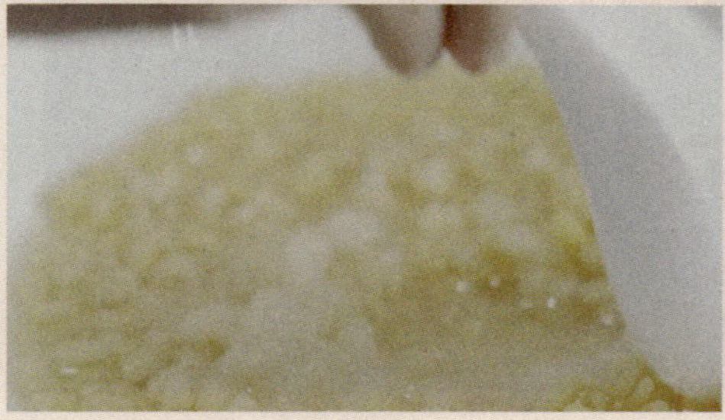

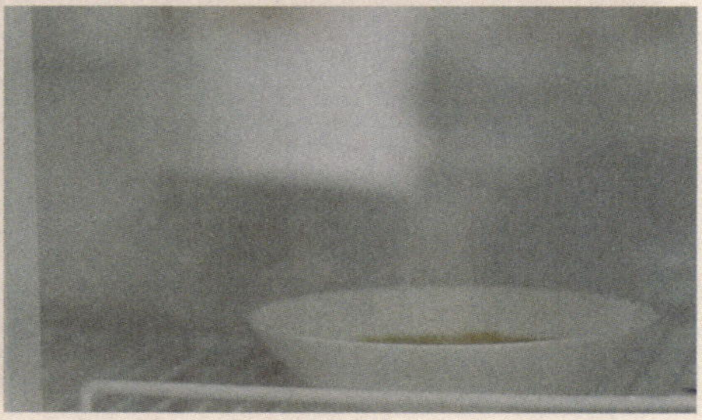

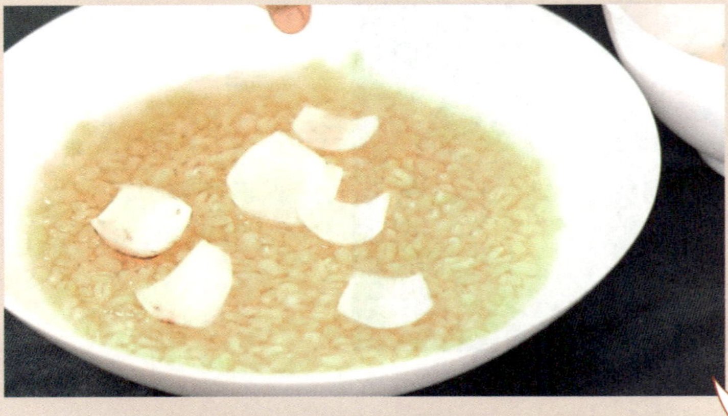

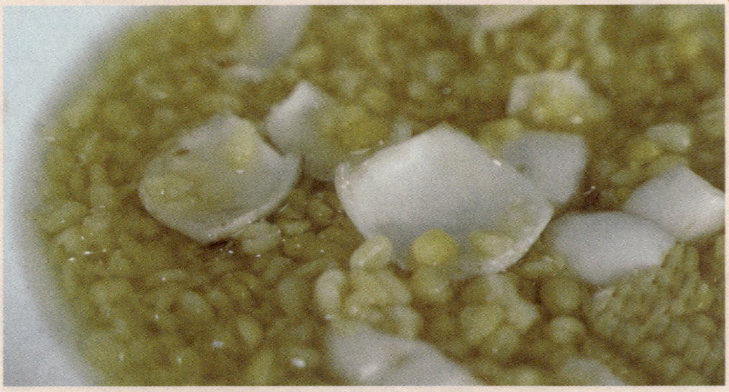

2

待冷却后装盘，放入洗净的百合即成。

安全提示和注意事项

绿豆忌用铁锅煮。绿豆中含有单宁物质，在高温条件下遇铁会生成黑色的单宁铁，喝了以后会对人体有害。

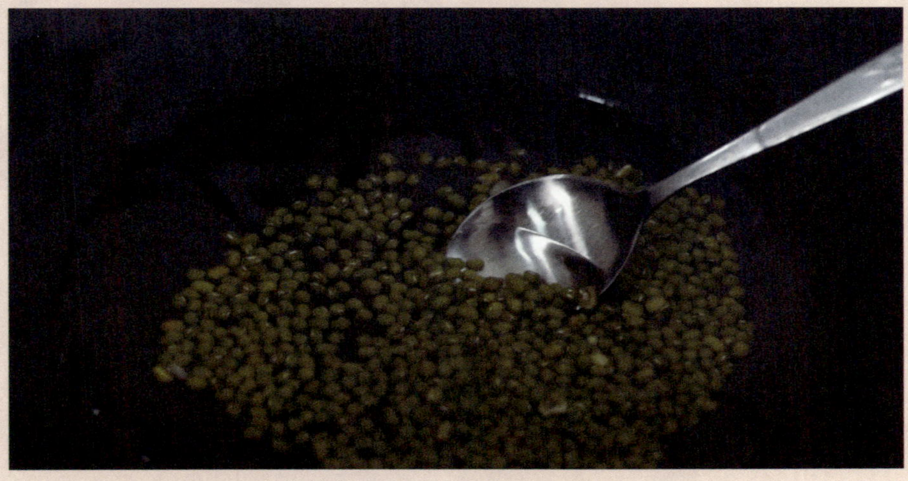

科学揭秘

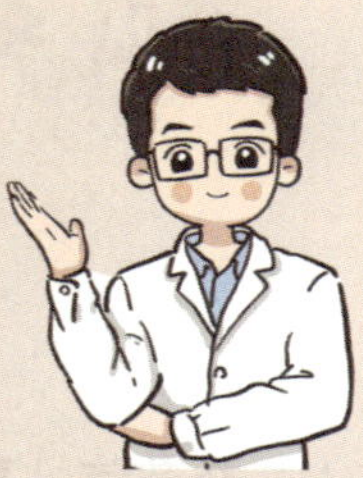

夏季小朋友喜欢吃很多冷饮来降暑，与其吃那些加了很多添加剂的饮料雪糕，不如做个美味健康的冰镇绿豆百合爽，也可以冻起来当雪糕吃。但是凉的东西，小朋友要少吃哦！

一直很好奇绿豆中沙沙的主要是什么物质，原来绿豆中含有很多的低聚糖，这类物质不为我们肠胃消化吸收，却是我们肠道菌群中有益菌的“食物”，也就是我们说的益生元，它让我们的肠道健健康康。

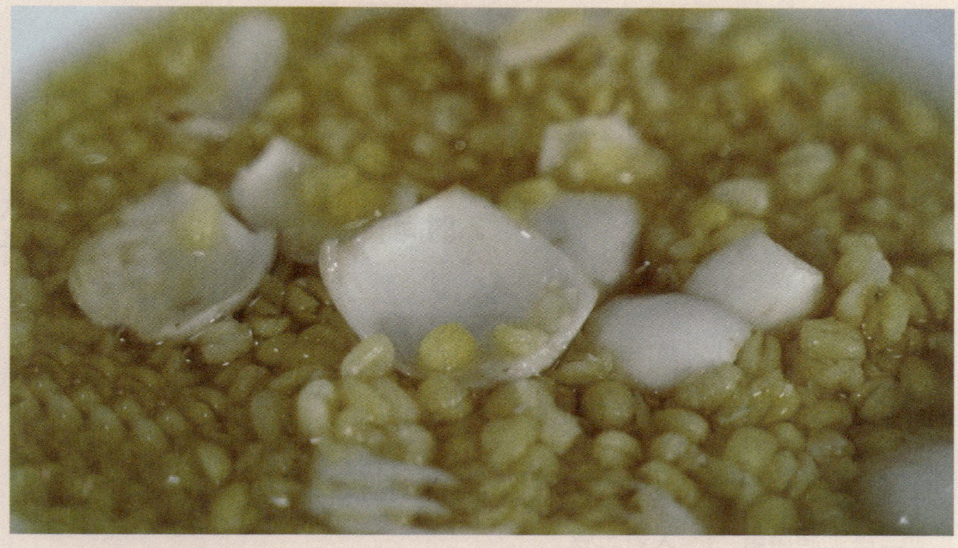

奇思妙想

红豆煮出来也有沙沙的感觉，是不是也都是低聚糖呢？

大暑

西瓜

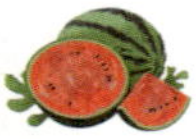

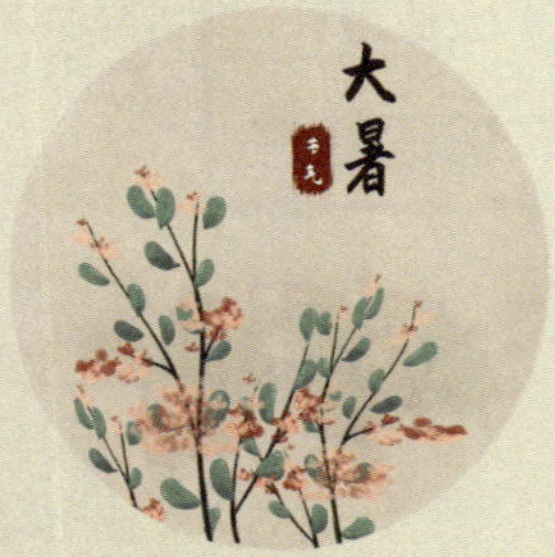

大暑

- 1.历史渊源
  - 第十二个节气，夏季最后一个节气
  - 标志着暑气最盛，炎热至极
  - 最早追溯至殷商时期
- 2.时间节点
  - 太阳到达黄经：120度
  - 公历日期7月22日至24日
- 3.气象特征
  - 阳光猛烈，高温潮湿
  - 多雨，是农作物生长最快的时期
  - 大暑三候
    - 一候腐草为萤
    - 二候土润溽暑
    - 三候大雨时行
- 4.习俗
  - 饮伏茶：清凉祛暑
  - 晒伏姜：温暖保健
  - 烧伏香：祈福风调雨顺
  - 吃暑羊：滋补身体
  - 吃仙草：消暑甜品
  - 送大暑船：祈求平安
  - 吃凤梨：象征吉祥

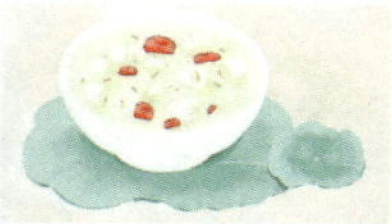

5.大暑美食

- 仙草：消暑甜品
- 米糟：滋补功效
- 暑羊：逼出湿热
- 童子鸡：补益作用
- 汤饼：以热制热
- 凤梨：补充维生素

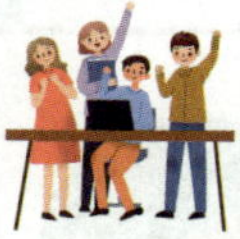

6.谚语智慧

- 伏天雨丰，粮丰棉丰
- 小暑大暑，有米不愿回家煮

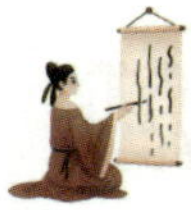

7.大暑诗词

- ［宋］曾几《大暑》
- ［宋］司马光《六月十八日夜大暑》
- ［宋］黄庭坚《大暑水阁听晋卿家昭华吹笛》

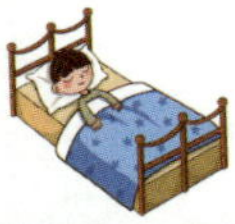

8.健康观念

- 睡眠充足
- 避免中暑
- 预防疾病

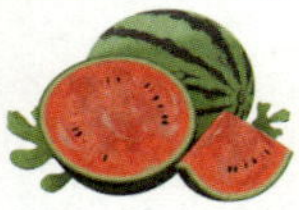

9.饮食观念

- 清淡饮食，多吃瓜果
- 补充优质蛋白，食用防暑食物
- 饮食卫生，适量饮水
- 吃苦味食物，避免过度贪凉

一、节气百科

大暑，二十四节气中的第十二个节气，也是夏季最后一个节气，标志着一年中最热的时刻，正值“三伏天”里的“中伏”前后。从殷商到清朝，大暑节气一直是中国历法中的重要部分。

大暑三候：

一候腐草为萤：萤火虫在腐草中孵化而出。

二候土润溽暑：大地潮湿，暑气蒸腾。

三候大雨时行：湿气积累，雷雨频繁。

二、食材百问

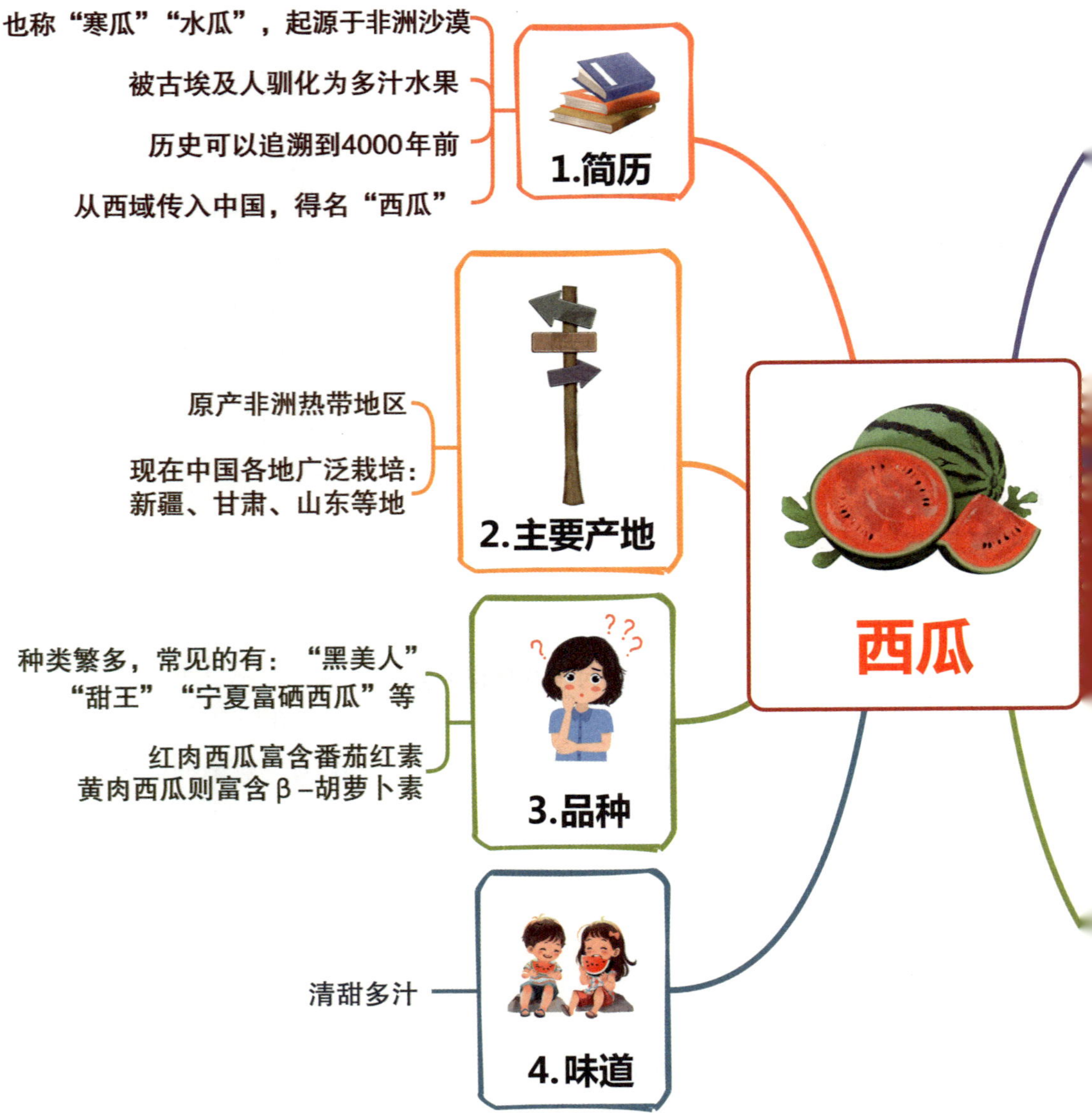
西瓜
1.简历
也称“寒瓜”“水瓜”，起源于非洲沙漠
被古埃及人驯化为多汁水果
历史可以追溯到4000年前
从西域传入中国，得名“西瓜”
2.主要产地
原产非洲热带地区
现在中国各地广泛栽培：新疆、甘肃、山东等地
3.品种
种类繁多，常见的有：“黑美人”“甜王”“宁夏富硒西瓜”等
红肉西瓜富含番茄红素 黄肉西瓜则富含β-胡萝卜素
4.味道
清甜多汁

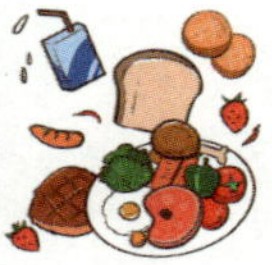

5.营养

- 含有葡萄糖、果糖、维生素C等
- 具有利尿、美白养颜等功效
- 有助降血压、预防动脉硬化等作用

6.食用时机

- 每年6月至8月

7.挑选

- 观察纹路、瓜蒂、瓜脐
- 检查瓜藤颜色
- 拍打听声音判断成熟度

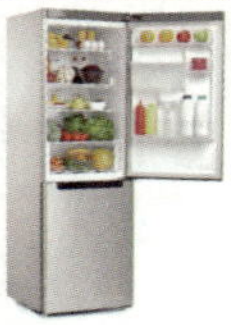

8.保鲜

- 冰箱冷藏保存
- 裹保鲜膜后放入凉水中

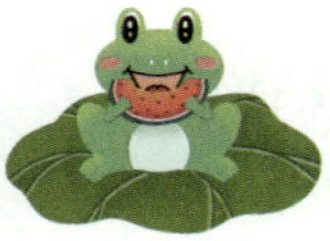

9.烹饪与搭配

- 生食或制作果汁、冰沙
- 烹饪成冰碗、西瓜酪等
- 好搭档：奶酪、海鲜、烧烤、寿司等

西瓜的简介：

西瓜，别名众多，有“寒瓜”“水瓜”“西瓜皮”“西瓜青”等，起源于非洲沙漠，最早的西瓜不仅苦而且有毒，有着白色的瓜瓤和大量大颗的种子。4000年前经过古埃及人的驯化，变成了今天我们所爱的甜蜜多汁的水果。在我国，西瓜因从西域（中国新疆和中亚一带）地区传入，因而得名“西瓜”。

三、厨艺工作坊

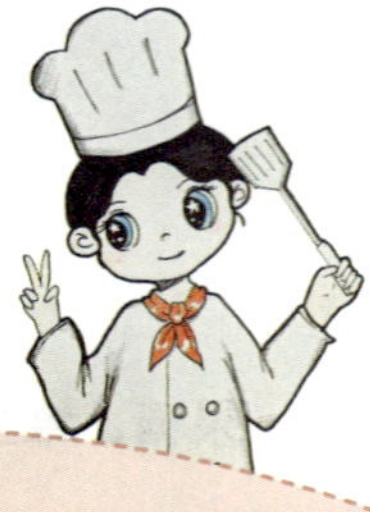

冷冻秘籍：

1. 快速冷冻，$-18°C$ 以下，锁住新鲜和美味。
2. 选对塑料冷冻袋、铝箔或蜡纸，密封包装，隔绝空气和水分。
3. 小份分装，标记名称和日期，方便取用。
4. 平整摆放，不堆叠，液体或半固体，先冷冻再转移。
5. 预处理食材，避免反复解冻。
6. 真空包装，生熟分开，定期检查冷冻室。
7. 了解食物的保质期限，常用食材放在易取位置。
8. 避免室温解冻，解冻后彻底加热。

四、营养加油站

维生素（身体里的超级小英雄）：

1. 维生素 A：夜视小能手，作为抗干眼病维生素，属于脂溶性家族。在鱼肝油、动物肝脏和绿色蔬菜中存在，能保护眼睛和皮肤，增强免疫力、防治夜盲症。

2. 维生素 B 族：能量转换的引擎，属于水溶性维生素，帮助身体将食物转化为能量，能促进神经系统、皮肤、头发和指甲的健康 。全谷物、肉类、豆类和坚果都是 B 族维生素丰富来源。

3. 维生素 C：免疫力的坚强后盾，也称为抗坏血酸，属于水溶性维生素，存在于新鲜蔬菜和水果中。具有增强免疫力、促进伤口愈合的作用。缺乏维生素 C 会引发坏血病。

4. 维生素D：阳光维生素，又名钙化醇或抗佝偻病维生素。帮助钙吸收，强化骨骼、保护牙齿。可以通过晒太阳自然产生维生素D，但食物来源也是很好的选择，如油性鱼类、鸡蛋和牛奶等。

5. 维生素E：细胞的忠诚卫士，又称为生育酚，属于脂溶性维生素。能增强免疫力，减轻炎症、促进皮肤健康的作用。植物油、鸡蛋、肝脏、坚果和种子是维生素E的宝库。

6. 维生素K：凝血的勇士，被称为凝血维生素。负责血液凝固，促进伤口愈合。绿叶蔬菜、某些动物内脏和发酵食品是维生素K的丰富来源。

每种维生素都有其独特的超能力，均衡饮食是确保我们身体获取所有必需营养素的关键。

五、厨房科学家

食物有奥秘，厨房有实验，厨房科学家解密

厨房小实验：

缤纷西瓜冰粉里的奥妙

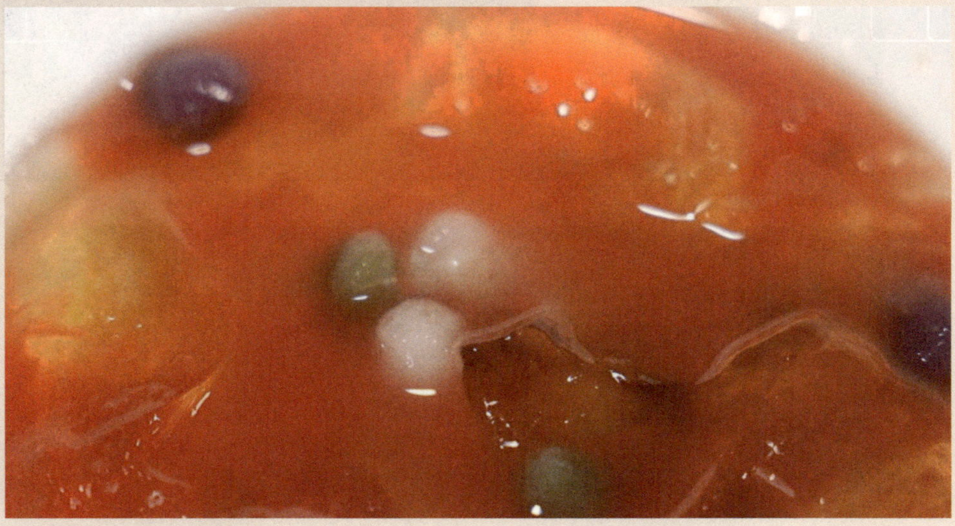

实验材料

西瓜半个，白凉粉50克，芋圆60克。

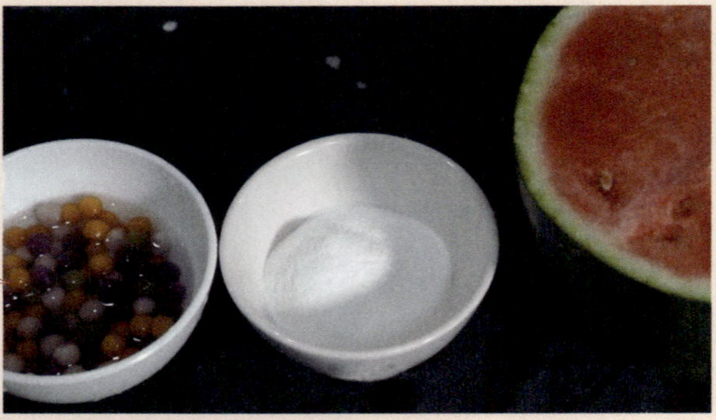

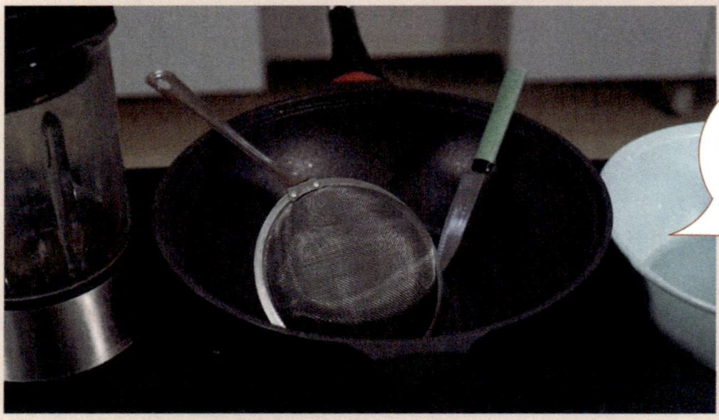

实验工具

破壁机，不粘锅，细漏筛，水果刀，盆。

实验步骤

1

芋圆，用水煮熟捞出，放入冷水激冷待用。西瓜去皮取肉，用破壁机榨汁，过筛，装入盛器中。

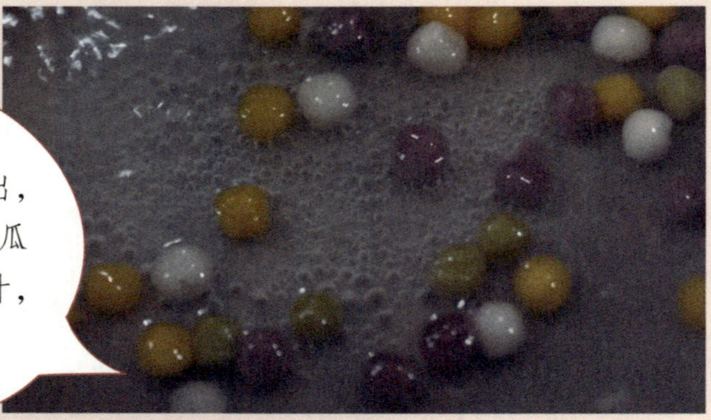

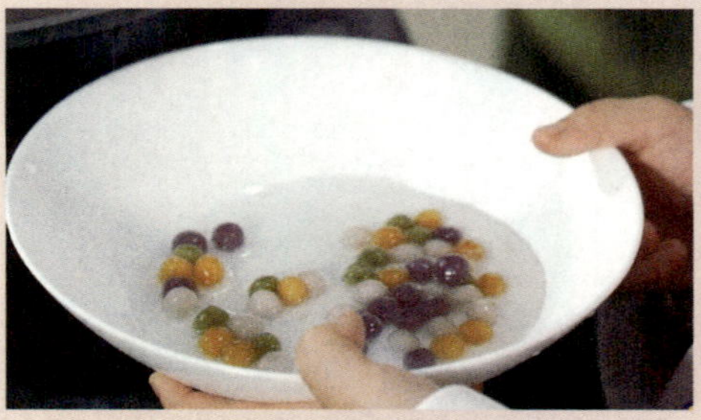

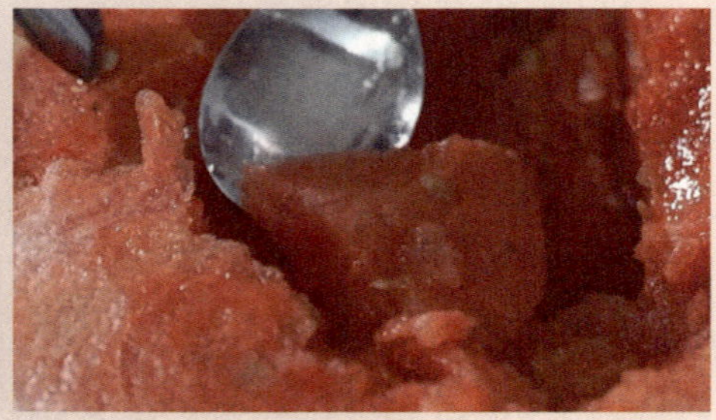

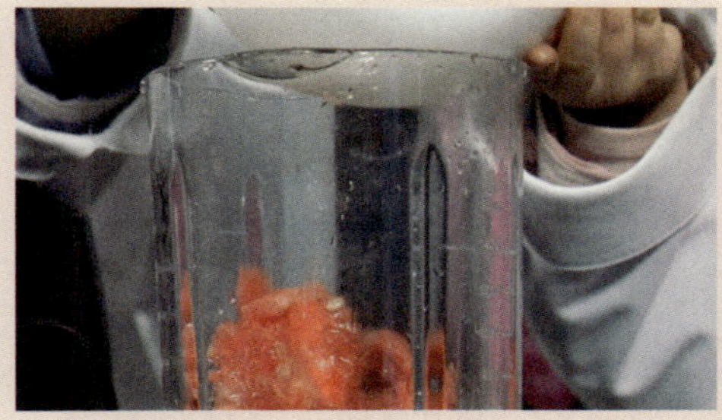

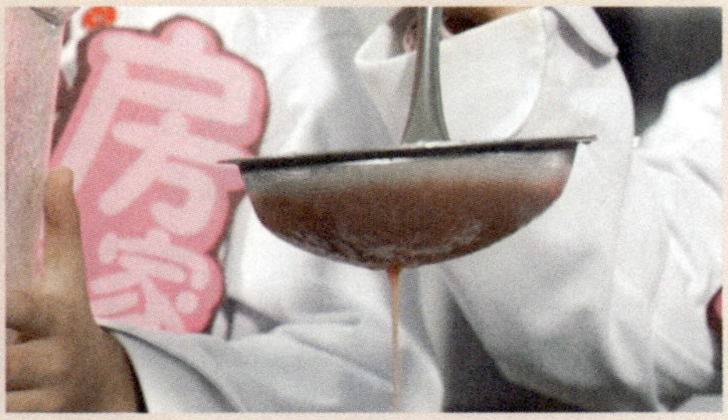

2

起锅烧适量开水，倒入白凉粉，烧开，倒入西瓜汁中搅匀，放冰箱冷藏，待凝固后取出，切块，放上芋圆，即可食用。

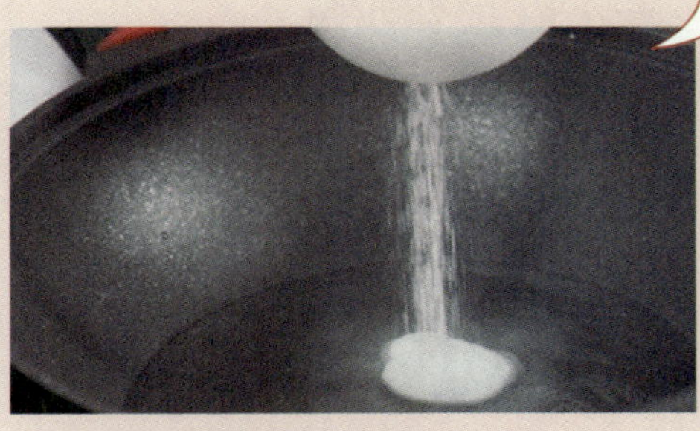

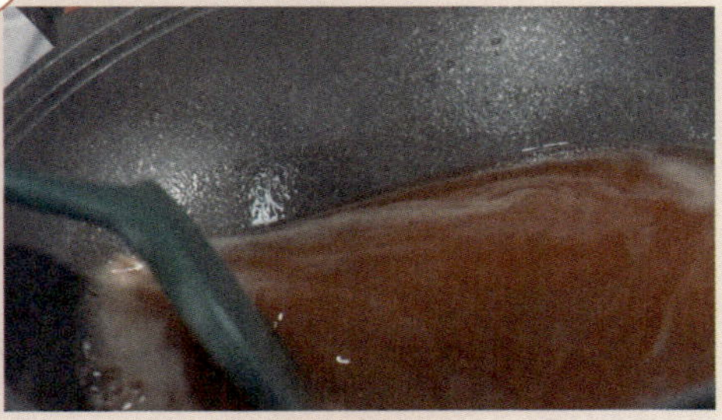

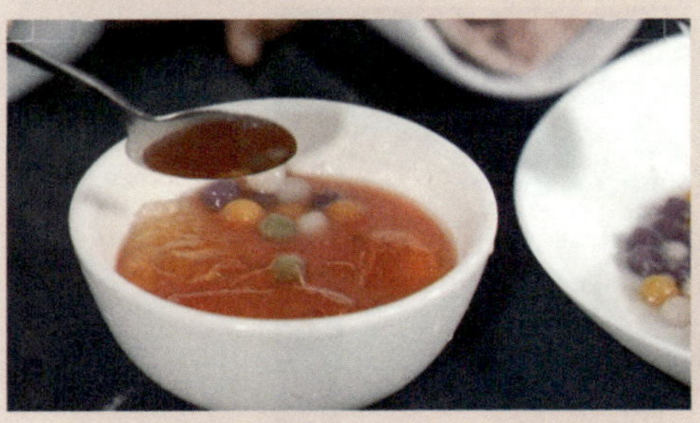

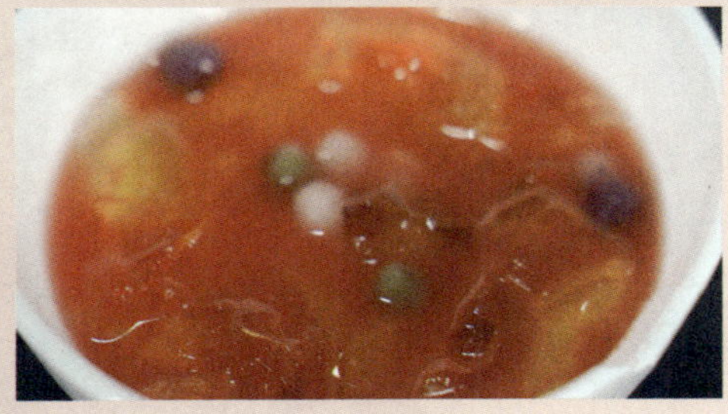

安全提示和注意事项

打开时间过久的西瓜不能吃：夏季气温高，适宜细菌繁殖，如果吃打开时间过久、已被细菌污染的西瓜，就会导致胃肠道疾病。

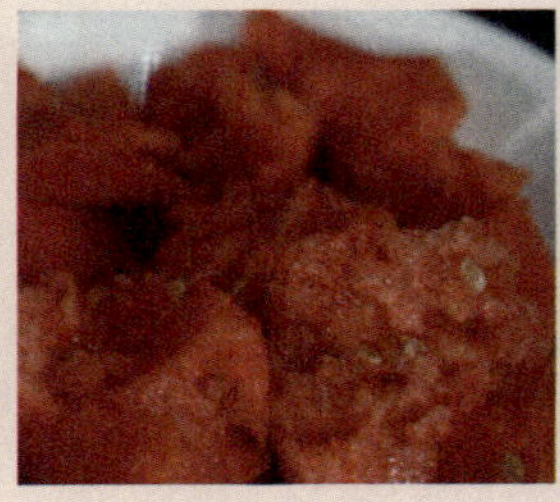

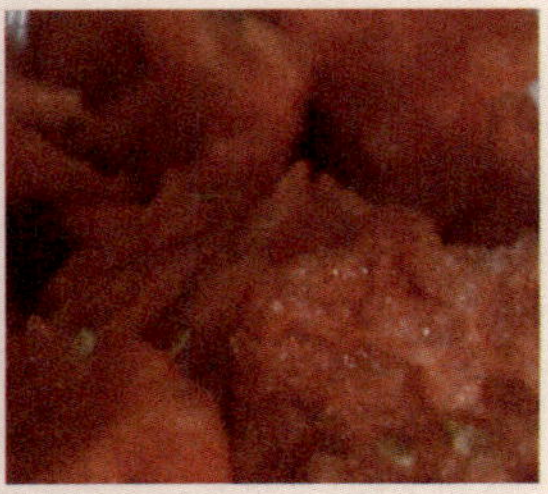

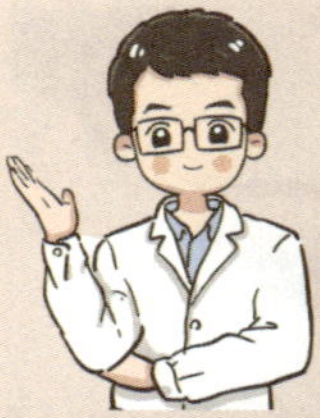

科学揭秘

小朋友都喜欢果冻 QQ 的口感，但你知道古代的“果冻”是什么？就是“冰粉”，用一种叫作假酸浆植物的籽做出来的，而且还是一种中药，有“消炎利尿、消暑解渴”的作用，健康美味两不误。（化学反应：假酸浆籽含有大量果胶，溶解在水中的果胶要想成为凝胶状，需要果胶分子间紧密地纠缠在一起。石灰水中含有的钙离子，可以吸引游离的羧基，让多条果胶链之间的紧密程度大大提高，进而可以形成固体沉淀）

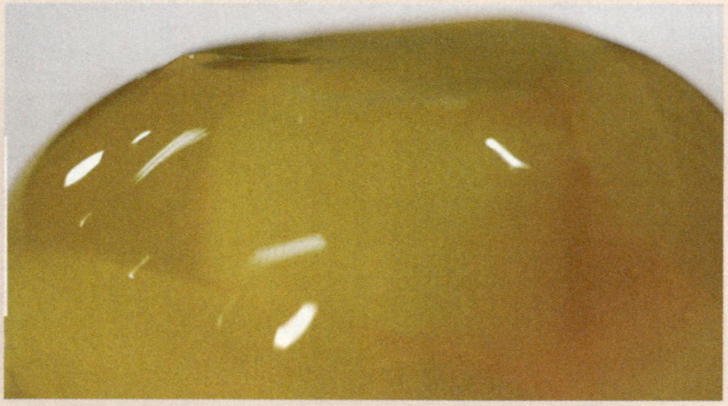

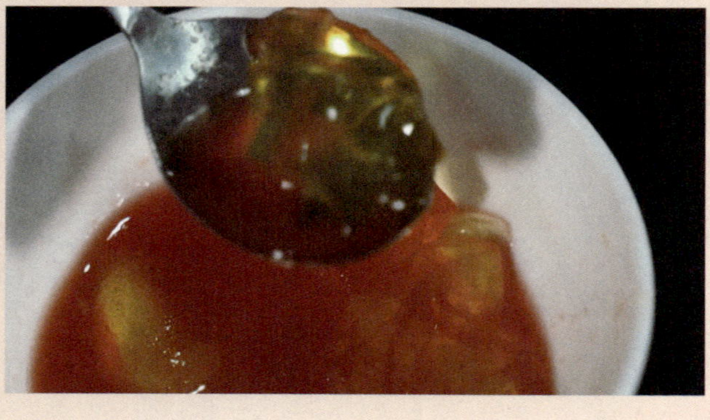

奇思妙想

拿到一个果冻，观察下后面的配料，哪种物质让果冻有这种 QQ 质感的呢？

鱼冻、皮冻和果冻有区别么？

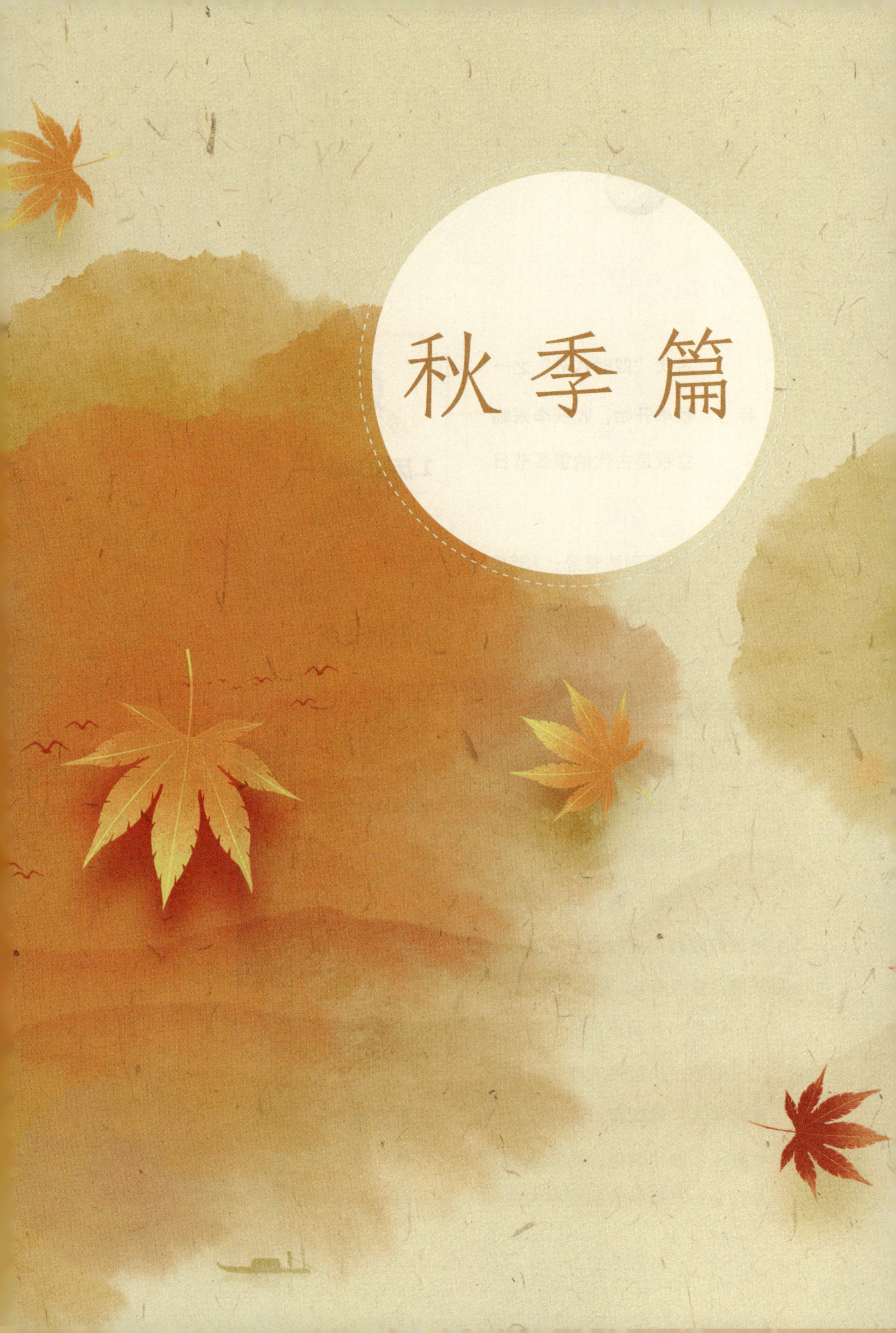

秋季篇

立秋

百合

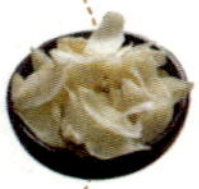

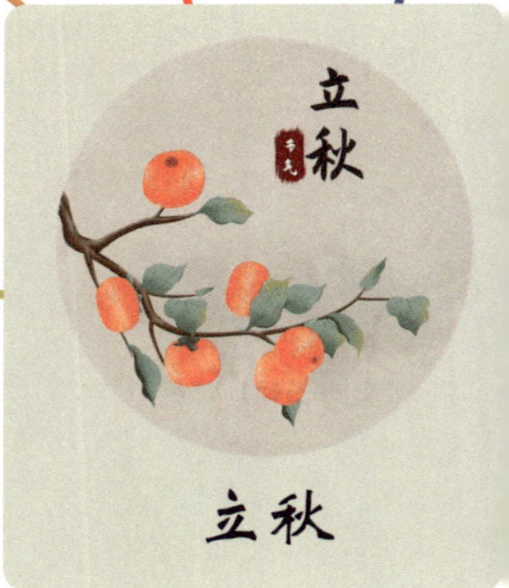

1.历史渊源

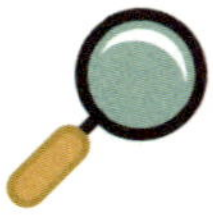

- 古代“四时八节”之一
- 标志：秋季开始，收获季来临
- 立秋是古代的重要节日

2.时间节点

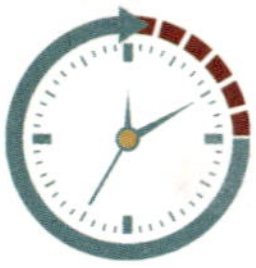

- 太阳到达黄经：135度
- 公历日期8月7日至9日

3.气象特征

- 不代表酷热结束，仍在暑热中
- 立秋三候
  - 一候凉风至
  - 二候白露生
  - 三候寒蝉鸣

4.习俗

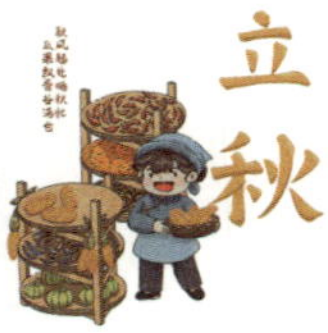

- 迎秋：古代祭祀仪式
- 啃秋或咬秋：立秋当日吃西瓜
- 贴秋膘：食用肉类，补偿夏季损失
- 秋社：答谢土地神的祭祀
- 晒秋：山区晒农作物习俗
- 悬秤称人：称体重，调整饮食
- 立秋水：四川习俗，消除积暑
- 秋忙会：准备秋收的贸易大会

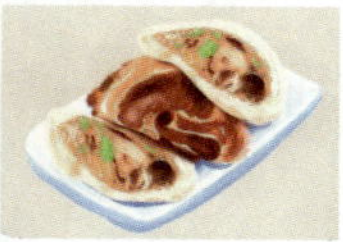

5. 立秋美食

- 秋桃：江南习俗，免瘟疫
- 茄子：立秋时令蔬菜
- 清凉糕：金华传统美食
- 饺子：北方习俗，贴秋膘
- 福圆：即龙眼，立秋盛产
- 梨：清肺润燥，消痰止咳

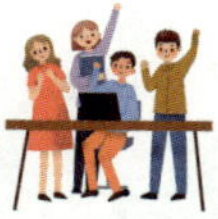

6. 谚语智慧

- 立了秋，便把扇子丢
- 立秋早晚凉，中午汗还淌

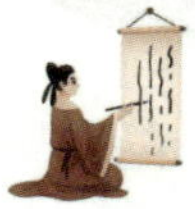

7. 立秋诗词

- [唐] 白居易《立秋日登乐游园》
- [宋] 范成大《立秋二绝》
- [宋] 杨万里《立秋后一日雨天欲暮小立问月亭》

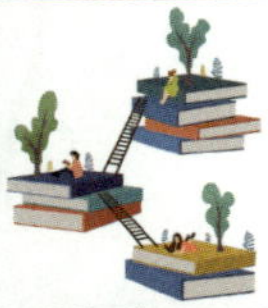

8.健康观念

- 调整作息，早睡早起
- 适度运动，预防感冒
- 注意温差，调节情绪

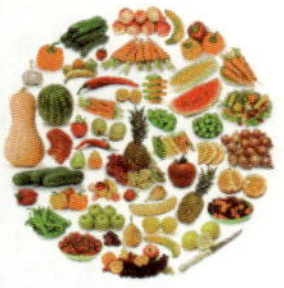

9.饮食观念

- 清淡有营养，食物多样
- 避免盲目“贴秋膘”，营养均衡

一、节气百科

立秋，二十四节气中的第十三个节气，不仅是一个重要的农业节气，也是我国古代“四时八节”之一，标志着秋季的序幕拉开，具有丰富的文化意义和民俗活动。立秋节气，周朝的天子会亲率三公九卿诸侯大夫到西郊迎秋祭祀，汉代继承了这一习俗，并增添杀兽祭祀的环节，以此彰显秋季到来时的勇武精神。

立秋三候：

一候凉风至：秋风送爽，气温逐渐下降。

二候白露生：昼夜温差大，夜晚露水凝结。

三候寒蝉鸣：寒蝉开始鸣叫，预示天气转凉。

二、食材百问

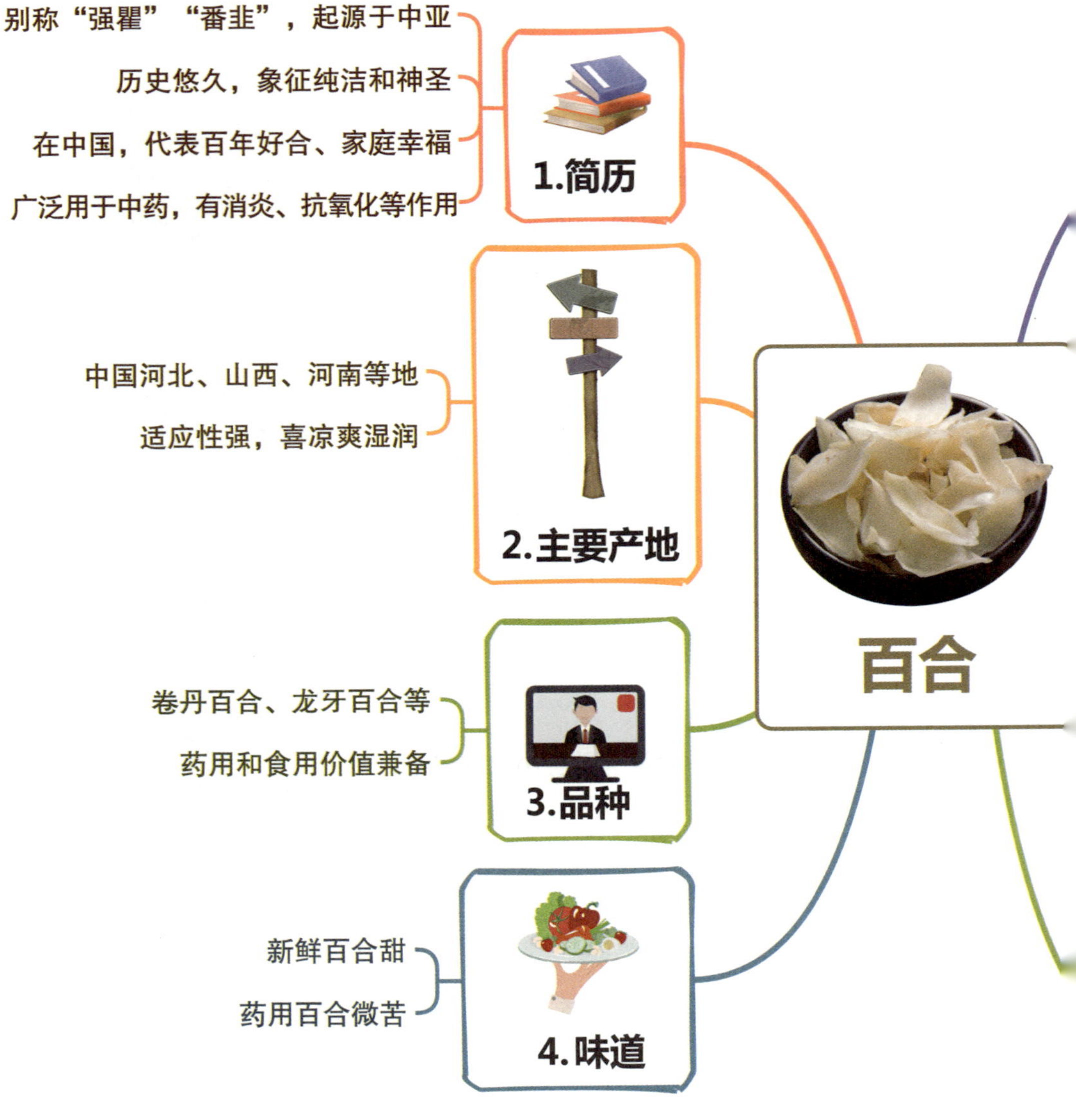
别称“强瞿”“番韭”，起源于中亚
历史悠久，象征纯洁和神圣
在中国，代表百年好合、家庭幸福
广泛用于中药，有消炎、抗氧化等作用
1.简历
中国河北、山西、河南等地
适应性强，喜凉爽湿润
2.主要产地
卷丹百合、龙牙百合等
药用和食用价值兼备
3.品种
新鲜百合甜
药用百合微苦
4.味道
百合

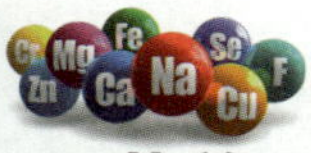

5.营养

- 富含蛋白质、还原糖、矿物质等
- 含秋水仙碱等多种生物碱
- 有良好的营养滋补功效

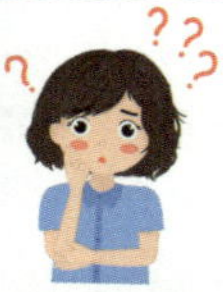

6.食用时机

- 每年6月至9月

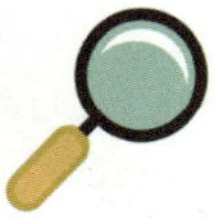

7.挑选

- 新鲜百合：选大个、瓣匀、肉质厚的
- 干百合：选干燥、无杂质的

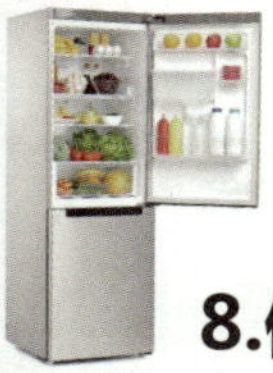

8.保鲜

- 通风、真空
- 冷藏、冷冻保存

9.烹饪与搭配

- 煲粥、煲汤、炒菜、泡茶
- 搭配：雪梨、银耳、莲子、南瓜等

百合的简介：

百合又名“强瞿”“番韭”，起源于6500年前的中新世晚期，原产于中亚地区，后来逐渐扩散到世界各地，象征着纯洁和神圣。在古希腊神话中，百合与女神紧密相关，在基督教和佛教中也有重要地位。在中国，百合寓意百年好合、家庭幸福。

三、厨艺工作坊

勾芡秘籍:

1. 选择淀粉，如玉米淀粉、土豆淀粉、绿豆淀粉。
2. 淀粉与水，1 ∶ 4 或 1 ∶ 5 的配比。
3. 加热汤汁，糊化淀粉。
4. 缓慢倒入，不停搅拌。
5. 控制火候，菜肴快出锅时勾芡。
6. 勾芡后尝一尝，盐糖调味。
7. 勾芡完成，快速出锅。
8. 清洁器具。

四、营养加油站

脂肪（体内不可或缺的“能量守护者”）:

脂肪并非敌人，而是我们身体的重要朋友。关键在于甄选健康的脂肪来源，并保持适度摄入。

脂肪的分类:

1. 饱和脂肪：存在于动物性食品，如黄油、奶酪及肉类。它们分子结构稳定，排列有序，像纪律严明的军队。

2. 不饱和脂肪：主要来自植物和鱼类，如橄榄油、葵花籽油和三文鱼。它们分子结构灵活，像一群自由的舞者。

脂肪的作用:

1. 能量供应：每克脂肪蕴含 9 千卡能量，远超碳水化合物与蛋白质，是身体的高效燃料。

2. 构建细胞：脂肪是构成细胞膜的关键成分，帮助细胞保持形状和功能。

3. 维生素吸收：脂溶性维生素（A、D、E、K）依赖脂肪才能被身体吸收利用。

4. 合成激素：脂肪组织参与激素制造，对身体多项功能产生重大影响。

脂肪的来源：

1. 肉类与乳制品：富含饱和脂肪，但需注意适量摄入，过量对心血管健康造成危害。

2. 鱼类和坚果：富含健康的不饱和脂肪，尤其是ω-3脂肪酸，对心脏和大脑都有益。

3. 植物油类：单不饱和和多不饱和脂肪酸的优质来源，如橄榄油和亚麻籽油。

五、厨房科学家

食物有奥秘，厨房有实验，厨房科学家解密

厨房小实验：

三色藜麦九年百合里的奥妙

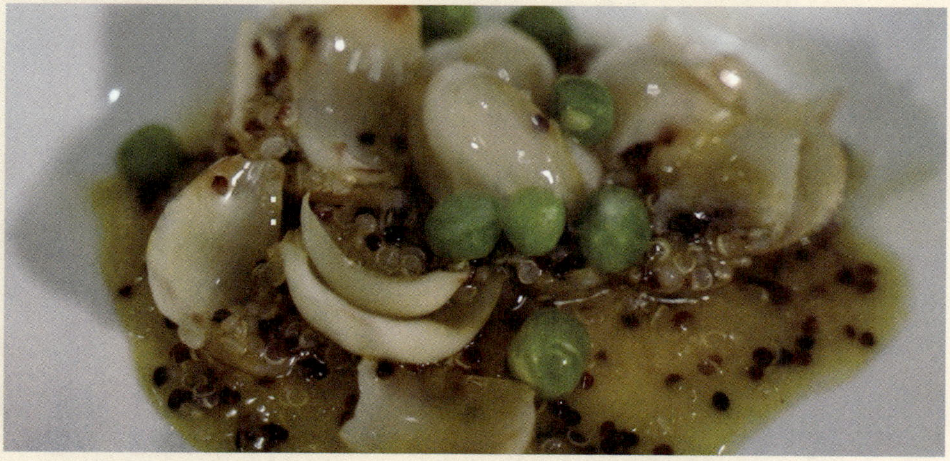

实验材料

三色藜麦 30 克，兰州九年百合 300 克，蜜豆 30 克。

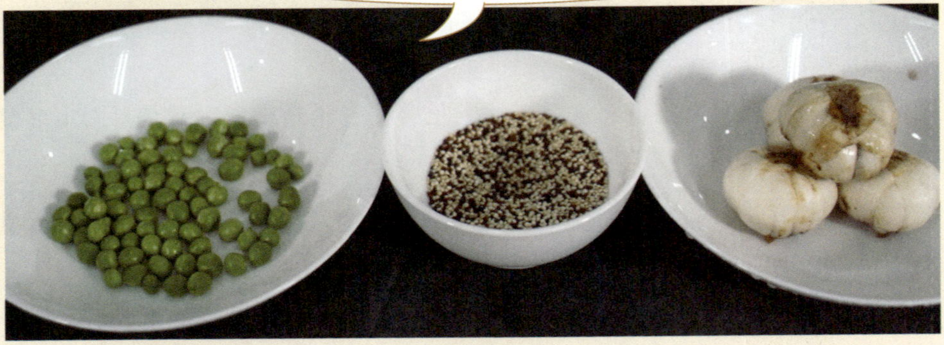

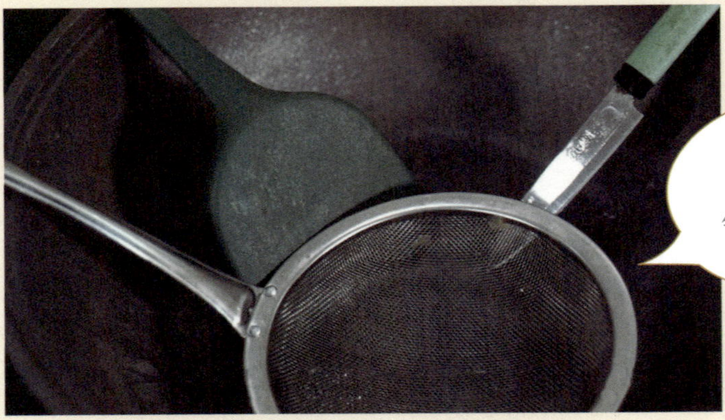

实验工具

水果刀，不粘锅，漏筛，锅铲。

实验步骤

1

藜麦洗净带水蒸 20 分钟，百合去头尾洗净泡水中，蜜豆取豆米。

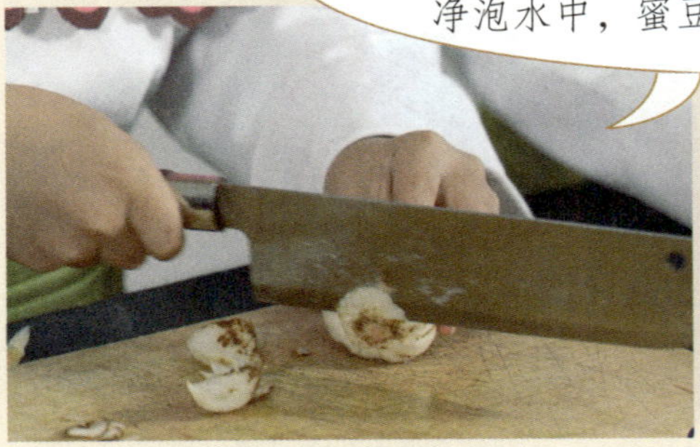

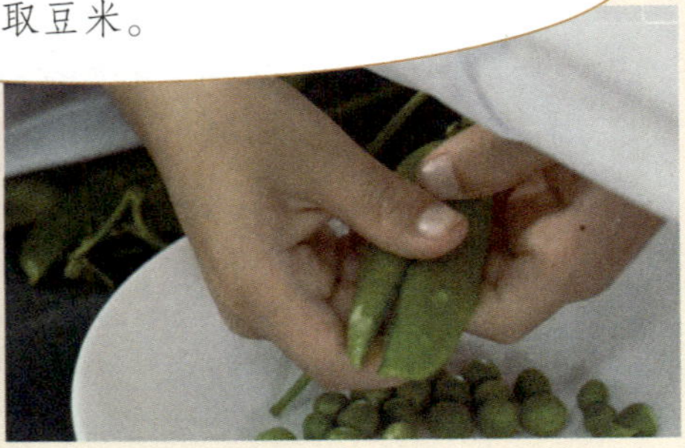

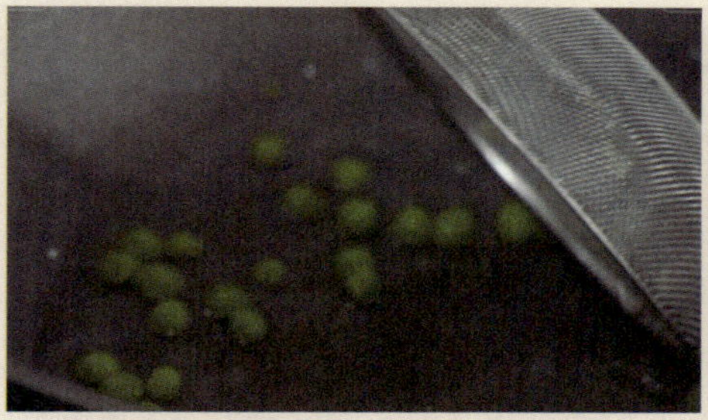

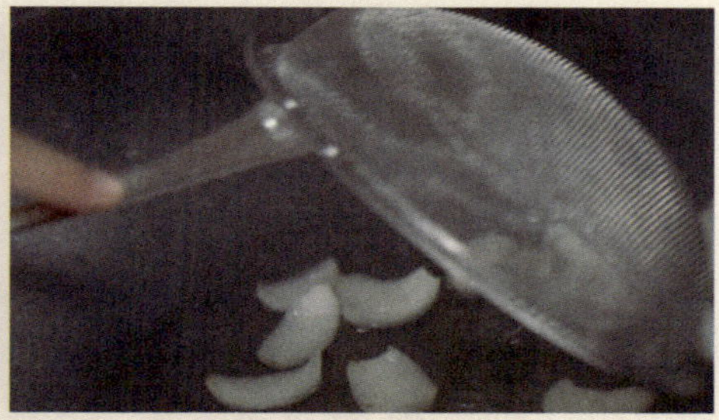

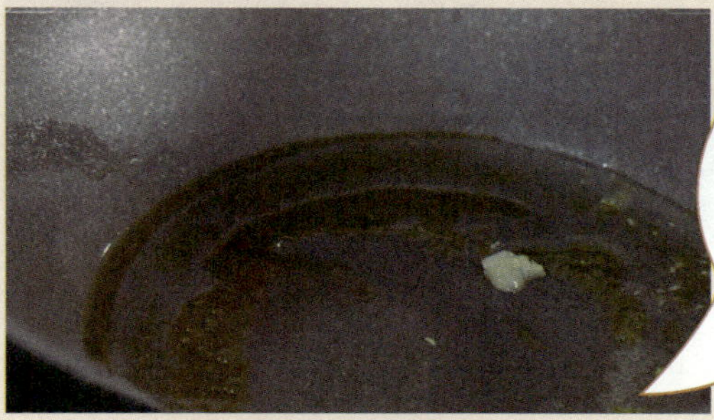

2

百合焯水待用，锅中放油，放入少量的水，盐、糖调味，勾芡，倒入百合，翻炒，撒入蒸好的藜麦，翻炒出锅装盘。

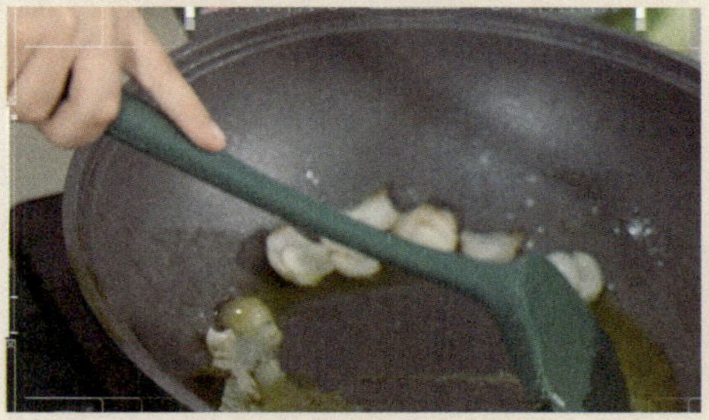

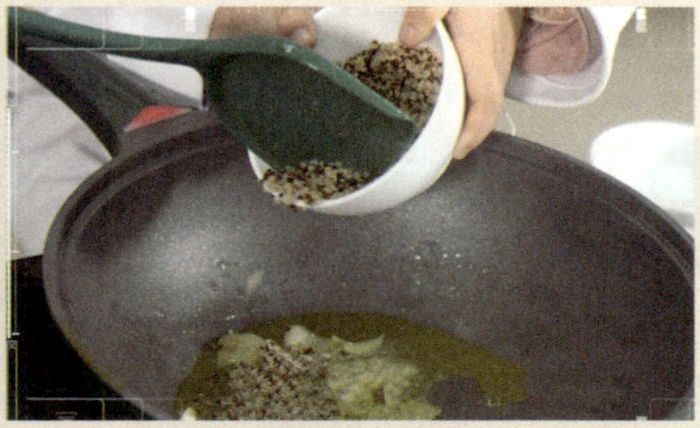

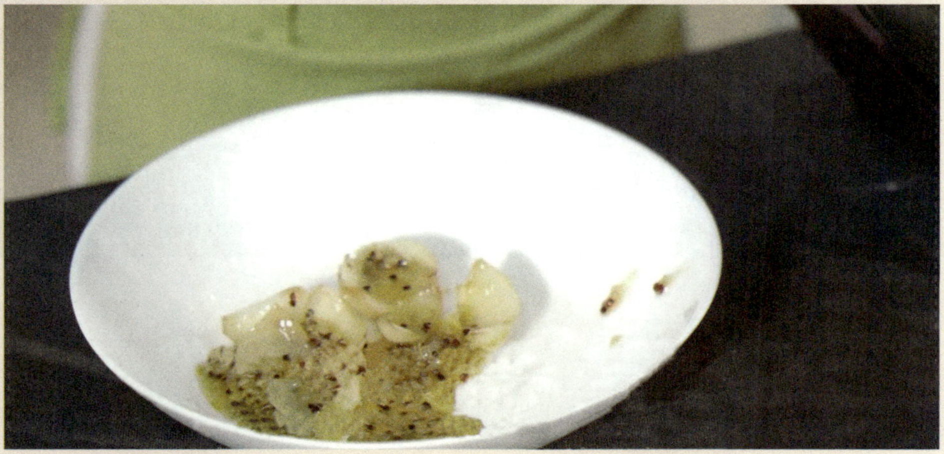

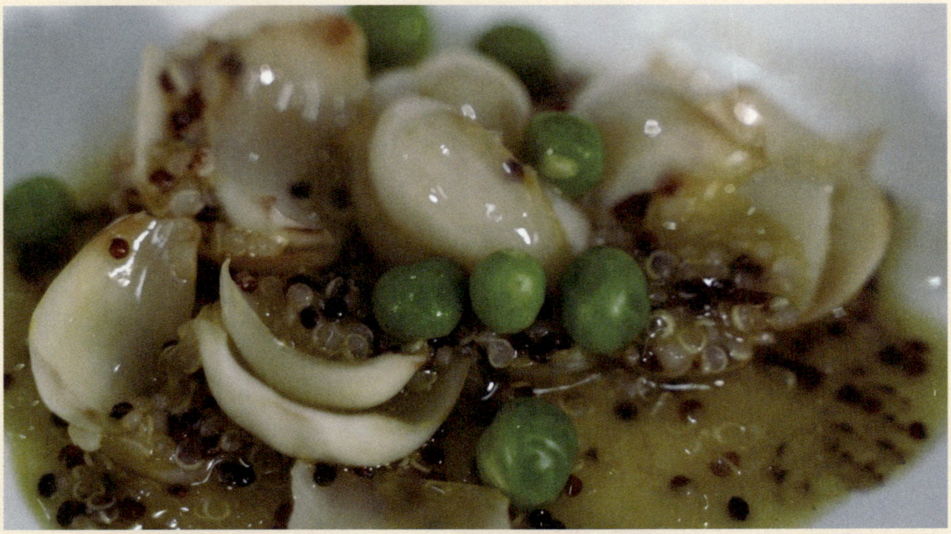

安全提示与注意事项

百合的焯水时间要短，注意工具使用。

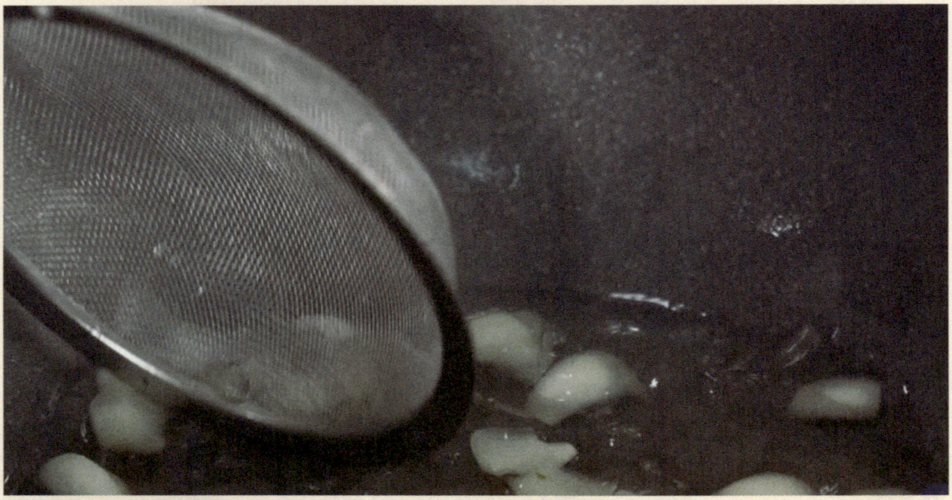

科学揭秘

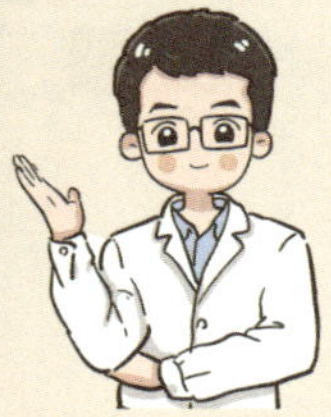

藜麦来头可不小，你知道吗？原产于美洲的藜麦，是宇航员的日常口粮，也是唯一一种单作物即可满足人类所需的全部营养的粮食，是一款全能粮食；三种颜色，三种不同的花青素，营养杠杠的。

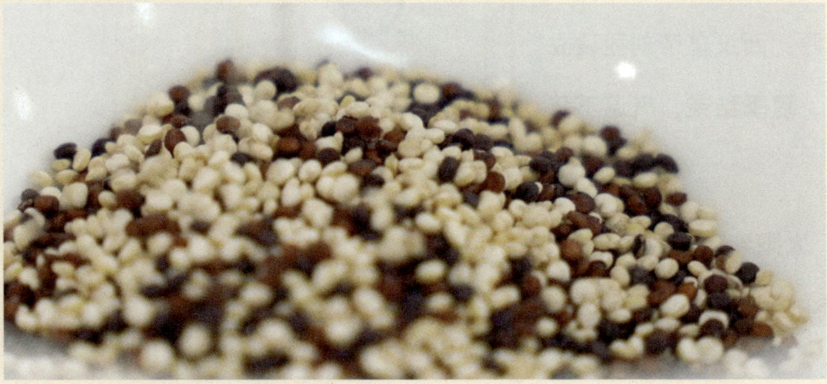

奇思妙想

我们可以用食物的颜色来画画、染布或者做食物色素吗？

处暑

红薯

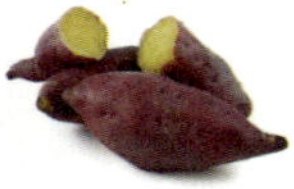

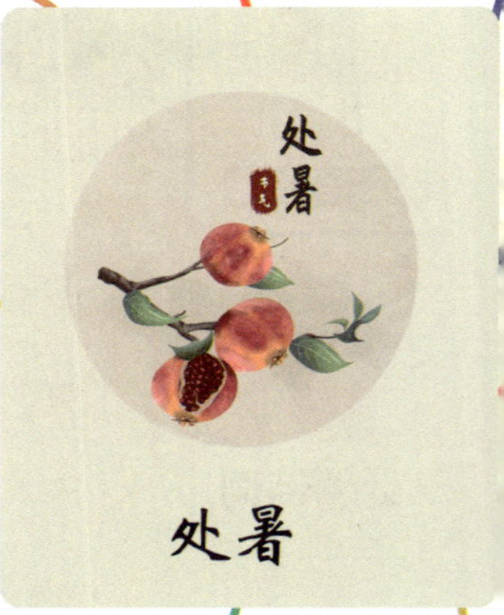

1.历史渊源

- 秋季第二个节气
- 起源：西汉皇帝刘盈设立
- 夏季结束，气温下降

2.时间节点

- 太阳到达黄经：150度
- 公历日期8月22日至24日

3.气象特征

- 出暑：高温逐渐退场
- 气温开始下降，日夜温差增大
- 处暑三候
  - 一候鹰乃祭鸟
  - 二候天地始肃
  - 三候禾乃登

4.习俗

- 祭祖迎秋：庆赞中元，缅怀祖先
- 吃龙眼配稀饭：福州等地习俗
- 拜土地爷：感恩土地，庆祝丰收
- 放河灯：表达悼念和祝福
- 开渔节：欢送渔民出海
- 煎药茶：清热去火
- 吃鸭子：缓解秋燥

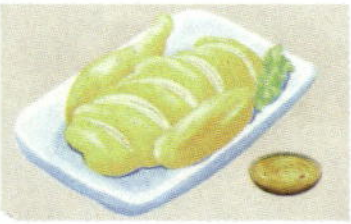

- **5.处暑美食**
  - 鸭子：滋阴养胃
  - 龙眼：补气血
  - 酸梅汤：消暑提神
  - 梨：润肺消痰
  - 苹果：对心血管有益
  - 葡萄：益气补血

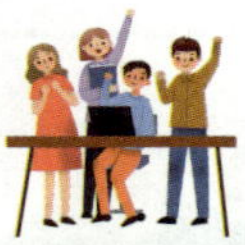

- **6.谚语智慧**
  - 处暑天还暑，好似秋老虎
  - 处暑栽，白露追，秋分放大水

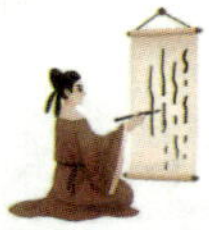

- **7.处暑诗词**
  - [宋]陆游《闲适》
  - [唐]陆龟蒙《题郊居》
  - [宋]吕本中《处暑》

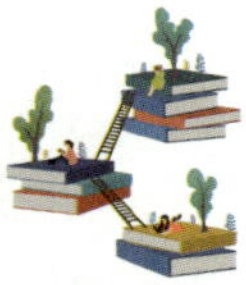

- **8.健康观念**
  - 早睡早起
  - 适度添衣
  - 勤开窗通风
  - 科学饮水

- **9.饮食观念**
  - 吃酸不吃辣
  - 少辛辣多清淡
  - 吃热不吃凉

一、节气百科

处暑，二十四节气中的第十四个节气，也是秋季的第二个节气，是高温酷热天气“三暑”之“末暑”，意味着酷热的天气到了尾声。处暑的历史最早追溯到西汉时期，皇帝刘盈设立处暑节气，纪念夏季结束。处暑还与中国古代著名的神话人物、农学家、蚕神伏羲有着密切的关系，伏羲将处暑作为一个时间节点来规划农耕活动。

处暑三候：

一候鹰乃祭鸟：老鹰捕猎忙，秋意浓，备食粮。

二候天地始肃：草木发黄，气温渐低。

三候禾乃登：农作物成熟，丰收喜悦。

二、食材百问

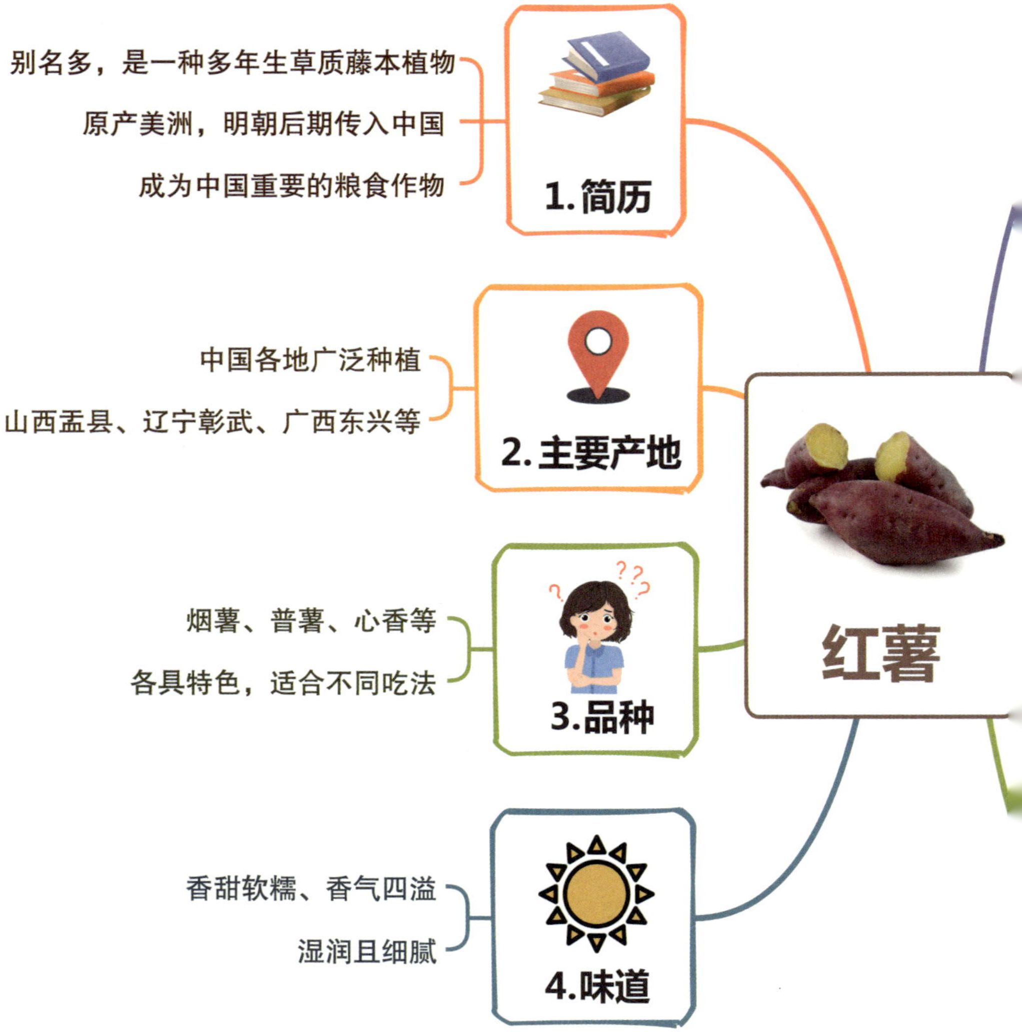
红薯
1. 简历
别名多，是一种多年生草质藤本植物
原产美洲，明朝后期传入中国
成为中国重要的粮食作物
2. 主要产地
中国各地广泛种植
山西盂县、辽宁彰武、广西东兴等
3. 品种
烟薯、普薯、心香等
各具特色，适合不同吃法
4. 味道
香甜软糯、香气四溢
湿润且细腻

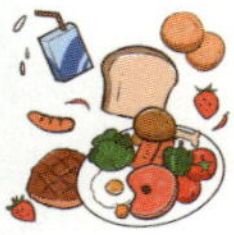

5.营养

- 含蛋白质、维生素、矿物质等
- 被誉为“减肥食品”“长寿食品”
- 提高免疫功能，延缓智力衰退等

6.食用时机

- 每年9月至11月

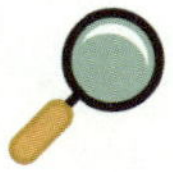

7.挑选

- 外表干净、光滑、坚硬和发亮
- 避免发芽的或有黑洞的

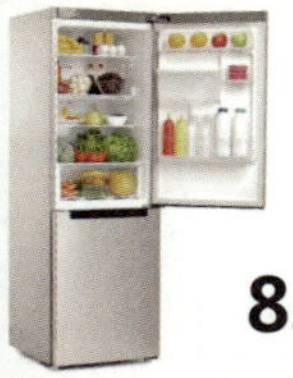

8.保鲜

- 窖藏、冷藏或干燥法
- 控制湿度和温度

9.烹饪与搭配

- 烤、蒸、煮，或制成红薯片、红薯脯等
- 烤前可盐水浸泡，蒸时选择红心品种
- 搭配：胡萝卜、青椒、糯米粉、豆沙等

红薯的简介：

红薯别称繁多，如“白薯”“红苕”“甜薯”“地瓜”“山芋”“朱薯”“甘薯”等，是一种多年生草质藤本植物。红薯原产美洲中部的墨西哥和哥伦比亚一带，明朝末年传入中国，最初在福建种植，后逐渐向全国各地推广，成为重要的粮食作物。红薯不仅供食用，还可以制糖和酿酒、制酒精。

三、厨艺工作坊

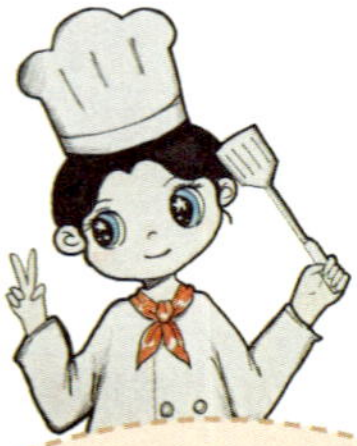

油炸秘籍：

1. 精选好油，如花生油、菜籽油或葵花籽油，高烟点，稳定性强。

2. 借助温度计使油温锁定在160~190℃。

3. 保持食材干燥，摆放不拥挤。

4. 调味裹料，利用油炸篮或筷子避免粘连。

5. 灵活翻动食材，确保受热均匀。

6. 选用长柄勺或筷子，保持安全距离。

7. 食材轻放入锅，减少油溅。

8. 密切关注食材颜色变化，判断熟度。

9. 使用油炸篮或漏勺捞出食材，沥干多余油脂。

10. 借助吸油纸，去除多余油脂，调味装盘。

油炸小贴士：

①保持油清洁，定期清除油中碎屑。

②避免烫伤火灾。

③油炸后，废油要妥善处理，不要重复使用。

④油炸前腌制。

⑤油炸时间不宜过长，避免油腻烧焦。

⑥油炸后稍冷却，食用安全。

四、营养加油站

矿物质（体内不可或缺的“微小英雄”）：

矿物质分为宏量元素和微量元素两种。

宏量元素：

1. 钙：构筑骨骼与牙齿的基石，参与肌肉收缩和神经传导。
2. 磷：携手钙质强健骨骼，参与能量代谢。
3. 镁：激活体内多种酶反应，守护心脏与神经系统的健康。

微量元素：

1. 铁：血红蛋白的核心成分，负责氧气运输。
2. 锌：参与免疫功能和细胞分裂，加速伤口愈合。
3. 碘：构成甲状腺激素，影响生长发育和新陈代谢。

矿物质的作用：

构建骨骼与牙齿，维持体内酸碱平衡与渗透压稳定，参与酶活化及辅助因子作用，调节神经肌肉活性与细胞膜通透性。

矿物质的食物宝库：

1. 钙：乳制品、绿叶蔬菜和豆制品。
2. 铁：红肉、家禽和豆类。
3. 锌和镁：坚果、种子和全谷物。
4. 碘：海产品，如海带和紫菜。

尽管矿物质需求量少，但对健康至关重要。均衡饮食，多样化食物，适量摄入。

五、厨房科学家

食物有奥秘，厨房有实验，厨房科学家解密

厨房小实验：

拔丝红薯里的奥妙

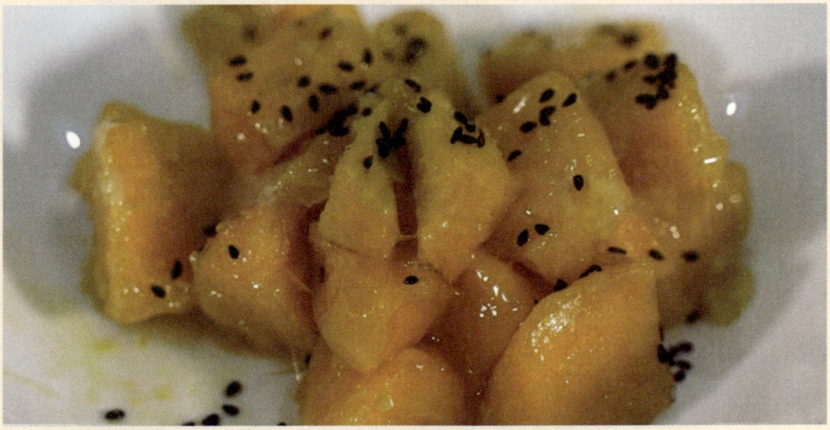

实验材料

红薯，白糖，水，黑芝麻，地瓜粉。

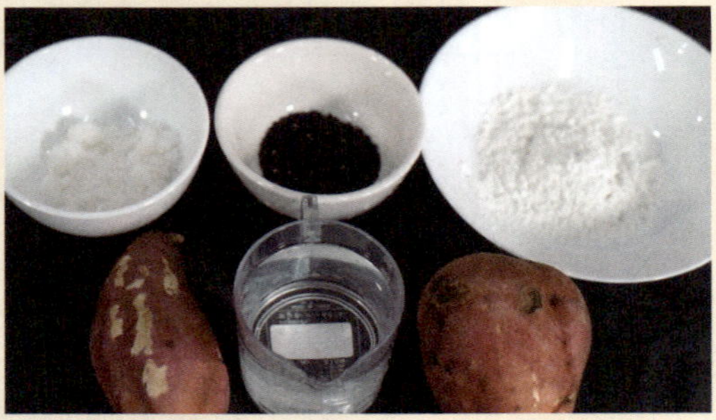

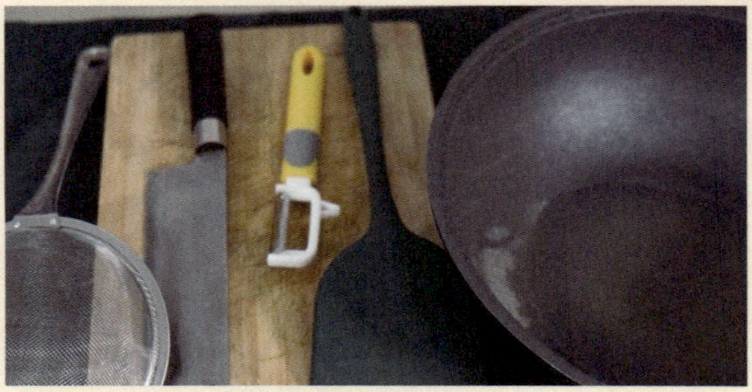

实验工具

不粘锅，锅铲，菜刀，刨皮刀，油筛。

实验步骤

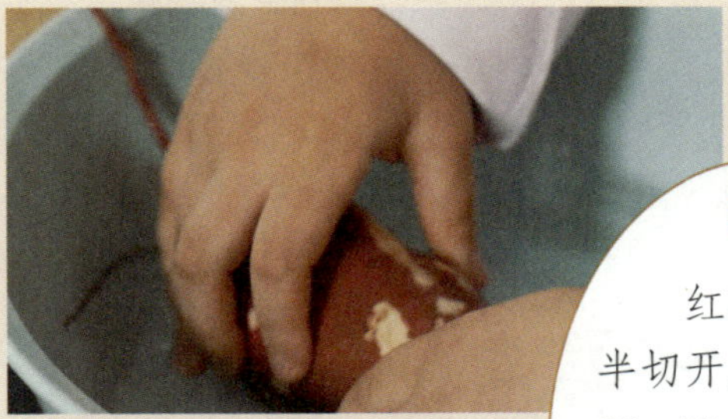
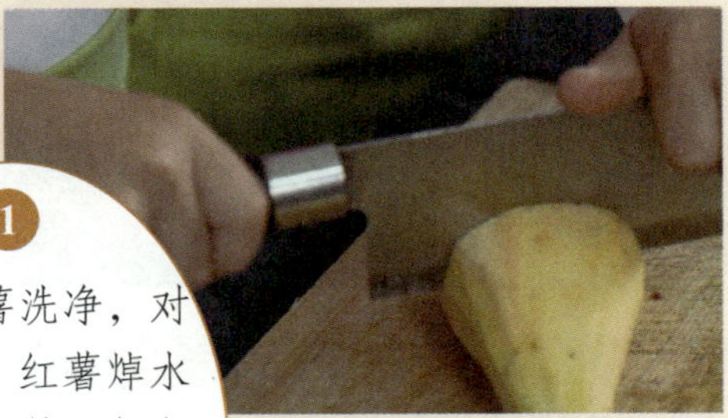

1

红薯洗净，对半切开。红薯焯水10~15分钟，颜色变黄，目的是使颜色更鲜艳，也可以不焯水。

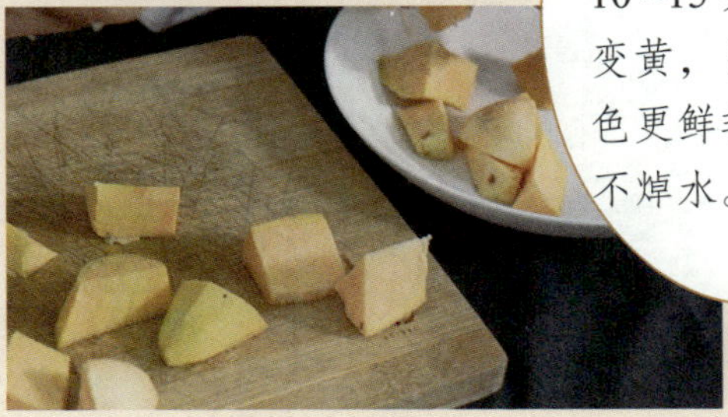
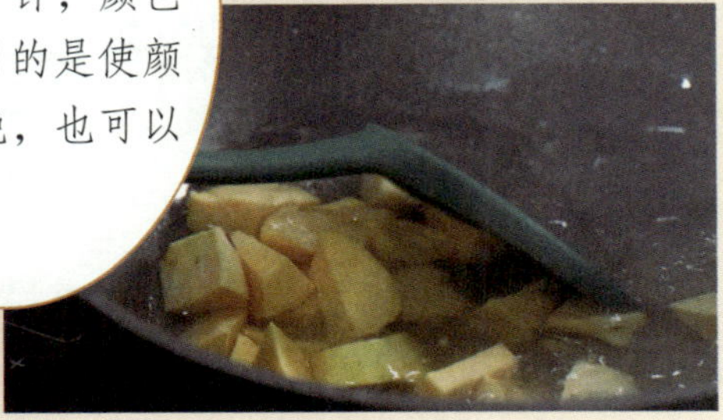

2

加入玉米淀粉，拌均匀，油温在六成热的时候，红薯放入油中炸，炸10秒定型后搅拌起炸。

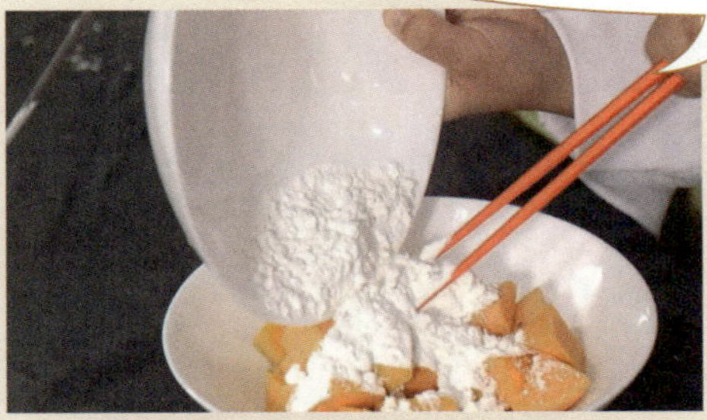
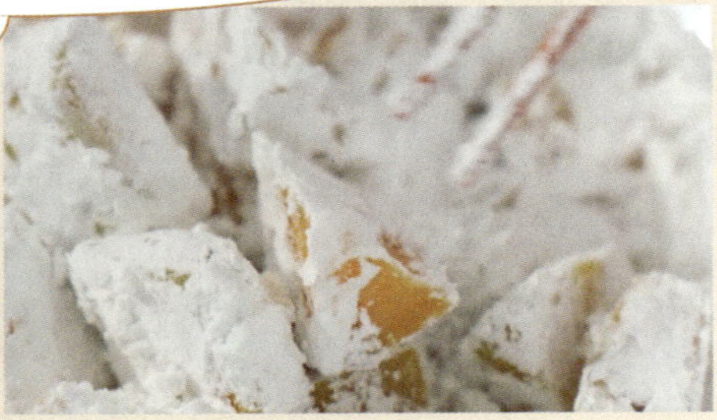
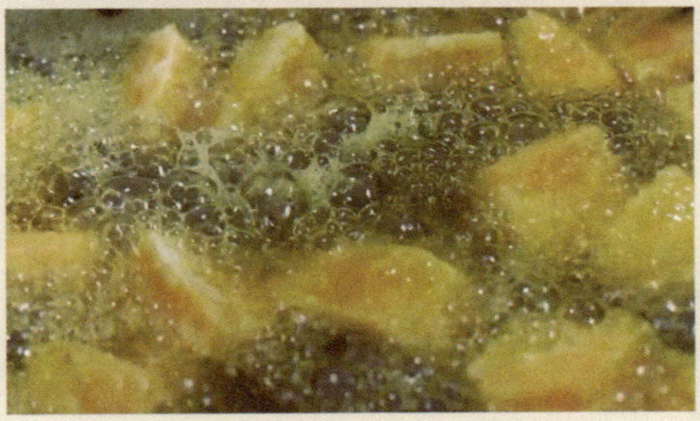
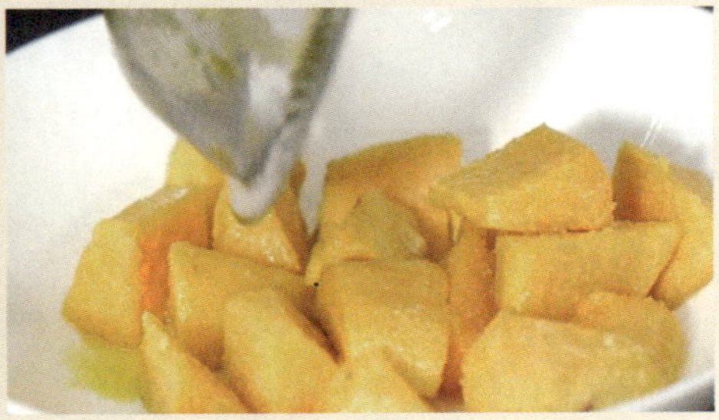

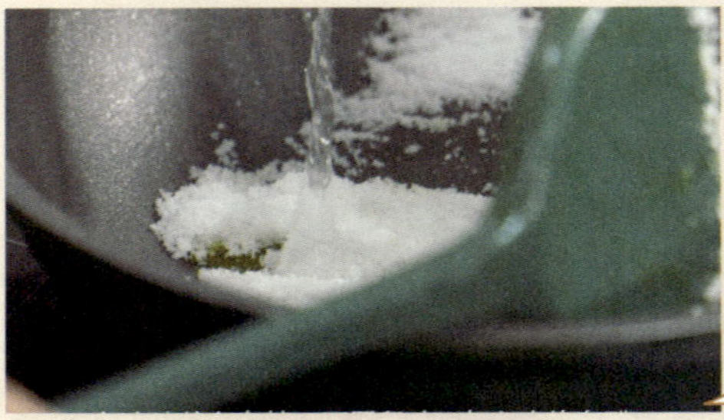

3

捞起一勺底油放入白糖，不要翻动，加入少许白醋，目的是让拔完的丝晶莹剔透，长而不断，便于出丝，继续熬制到琥珀色就可以了。

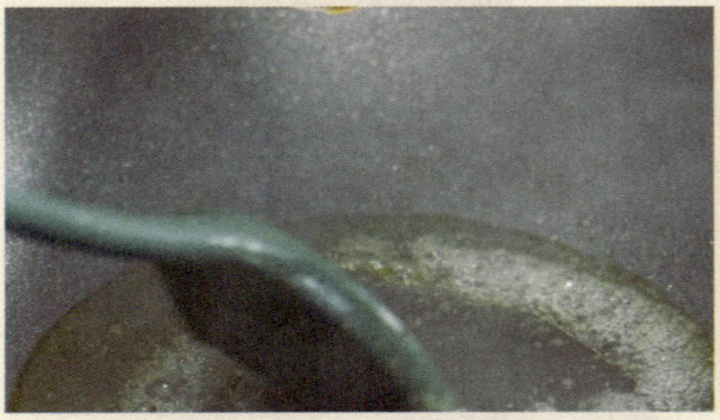

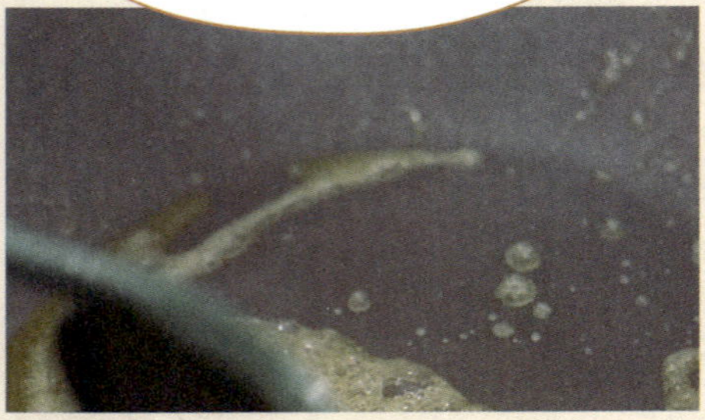

4

红薯倒入翻炒，把剩下的糖加热，用筷子拉丝到红薯上。

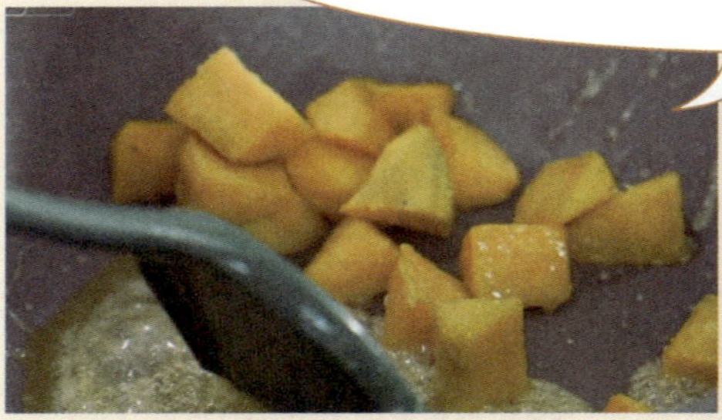

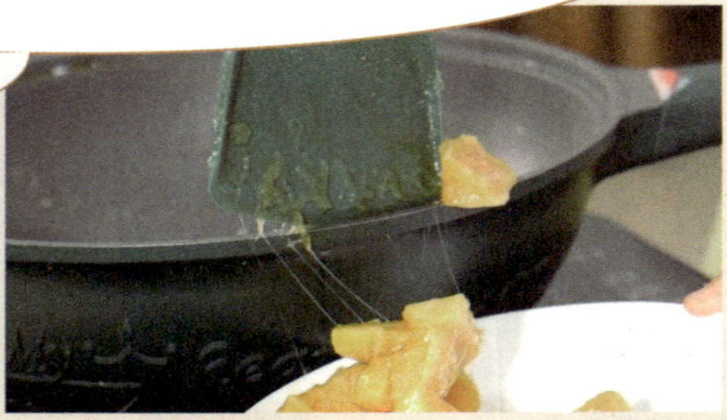

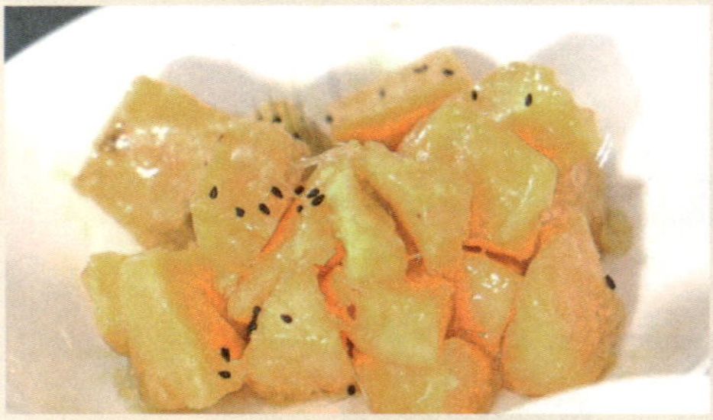

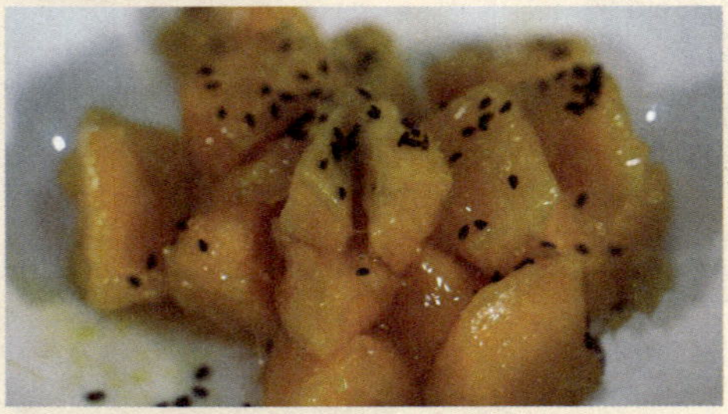

安全提示和注意事项

红薯含有“气化酶”，一次不要吃得过多，而且和米面搭配着吃，并配以咸菜或喝点菜汤即可避免烧心、吐酸水、肚胀排气等现象。

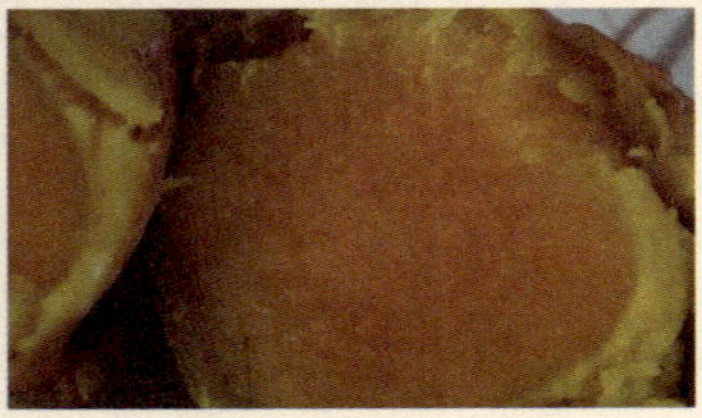

科学揭秘

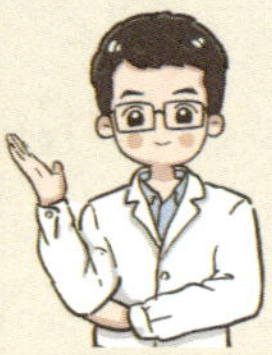

晶莹剔透的糖在熬制过程中会发生什么变化呢？

1. 白糖完全溶化后就是白色的糖汁，这时候的状态可以用来制作传统的蜜汁和蜜蜡菜品。

2. 继续加热，泡泡开始密集，大泡泡多起来。这就是炒糖的第二种状态了——挂霜。这个时候下入原料，离火裹匀，随着糖液温度的降低，白糖会在原料表面重新结晶，形成一层白霜。

3. 糖液变成浅黄色了，并且在表面泛起了密集的小泡，这个时候的糖液就处于拔丝状态了。

4. 如果再多加热那么几秒钟，糖液就会变成琥珀色，这个时候的状态称为琉璃态。如果裹匀糖稀放凉后，原料外面会形成一层琥珀色的糖壳，这时候就变成了琉璃菜，如琉璃丸子。

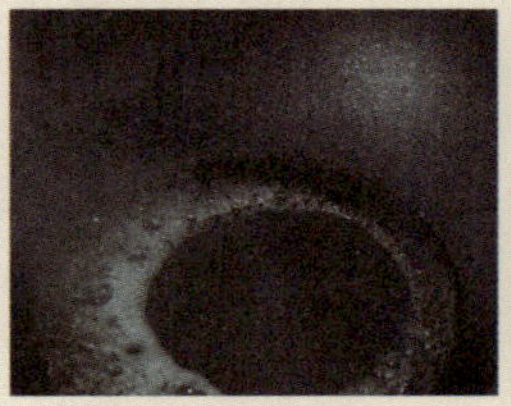
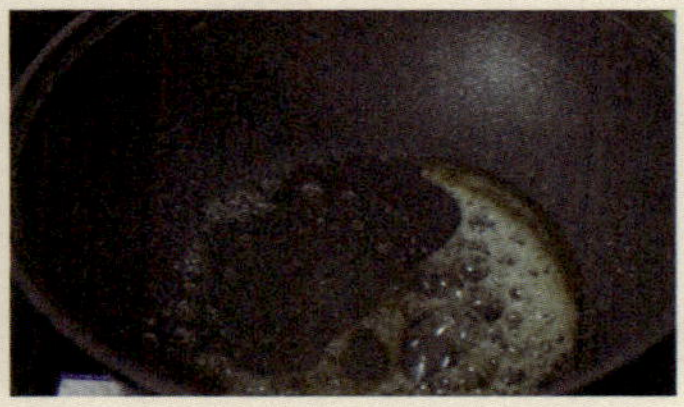
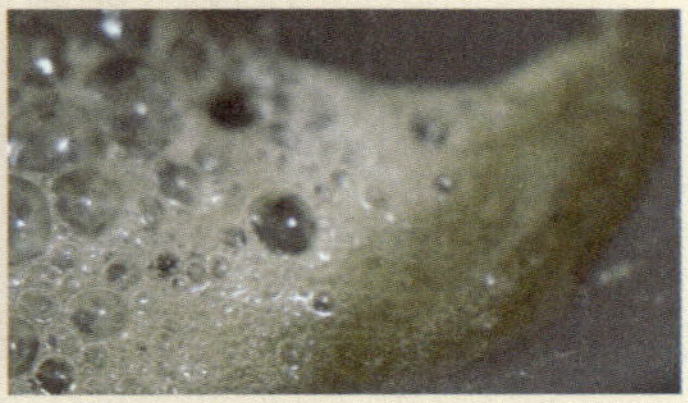
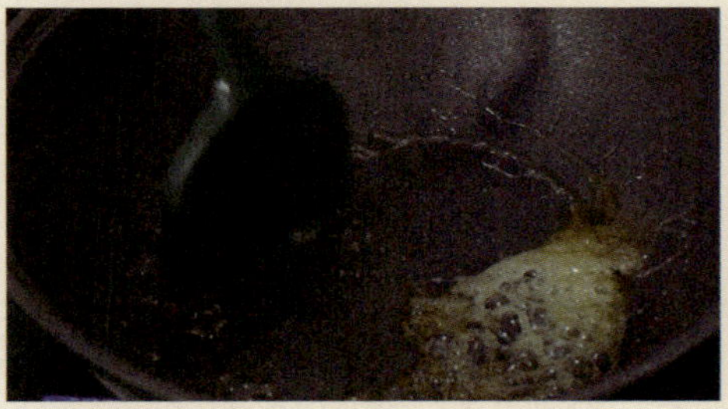
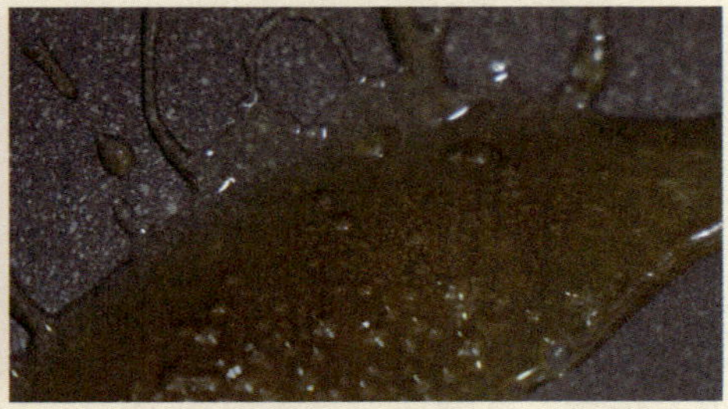

奇思妙想

红薯属于番薯，番薯还有其他的品种，比如紫薯、白薯等，它们的营养成分一样吗？不同的颜色和什么有关呢？

白露

南瓜

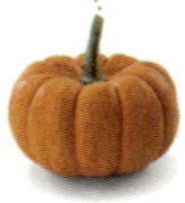

白露

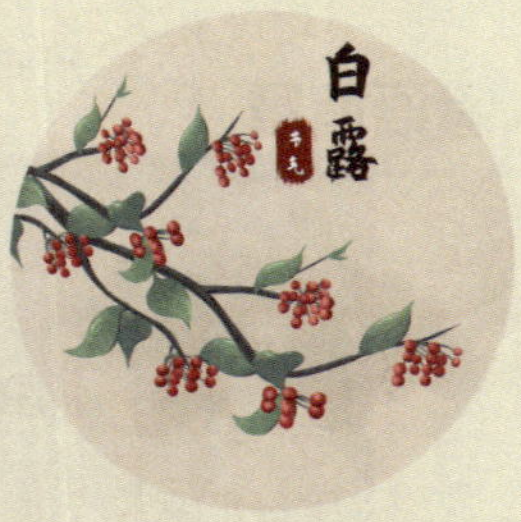

- **1.历史渊源**
  - 起源于西汉时期
  - 标志：秋天的开始，自然界寒气增长
  - 名称由来：地表的露水越来越白
- **2.时间节点**
  - 太阳到达黄经：165 度
  - 公历日期9月7日至9日
- **3.气象特征**
  - 冷空气频繁南下
  - 北半球日照变短，夜间降温快
  - 白露三候
    - 一候鸿雁来
    - 二候玄鸟归
    - 三候群鸟养羞
- **4.习俗**
  - 收清露：采集“十样白”草药
  - 秋社：古代祭祀土地神
  - 喝白露茶：口感平和醇厚
  - 贴秋膘：进补增加身体营养
  - 喝白露酒：桂圆肉、红枣酿造
  - 吃番薯：象征生活步步高升
  - 祭禹王：渔民祭拜大禹
  - 打枣：收获枣子
  - 酿五加酒：祛百病、延年益寿
  - 吃龙眼：福州传统

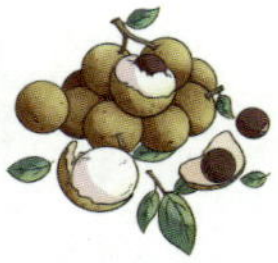

5.白露美食

- 煨乌骨白毛鸡（或鸭子）
- 白露米酒，白露茶
- 红薯，莲藕，鸭肉
- 龙眼、梨等

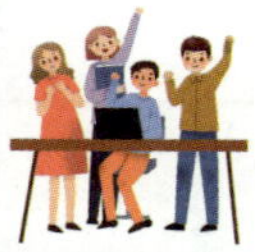

6.谚语智慧

- 白露身不露，寒露脚不露
- 白露种高山，寒露种平地

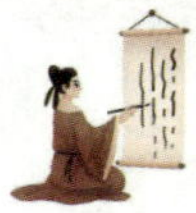

7.白露诗词

- [唐] 李白《初月》
- [唐] 韦应物《闲居寄诸弟》
- [唐] 白居易《凉夜有怀》

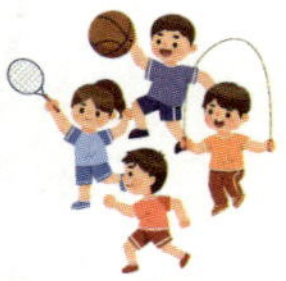

8.健康观念

- 防秋凉、调饮食、安神志
- 适当运动，保持室内湿度
- 热水泡脚，情志调摄

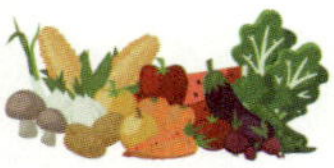

9.饮食观念

- 避免高油腻食物
- 注重营养均衡

一、节气百科

白露，二十四节气中的第十五个节气，最早可以追溯到西汉时期，古人发现了秋季开始的征兆：天空逐渐转凉，地表上的露水越来越白且多，于是将这种现象命名为“白露”，并作为秋季的一个重要节气来纪念和庆祝。“白露”反映了自然界寒气增长，标志着秋天的开始。

白露三候：

一候鸿雁来：鸿雁准备南迁。

二候玄鸟归：燕子开始回飞。

三候群鸟养羞：群鸟储食备冬。

二、食材百问

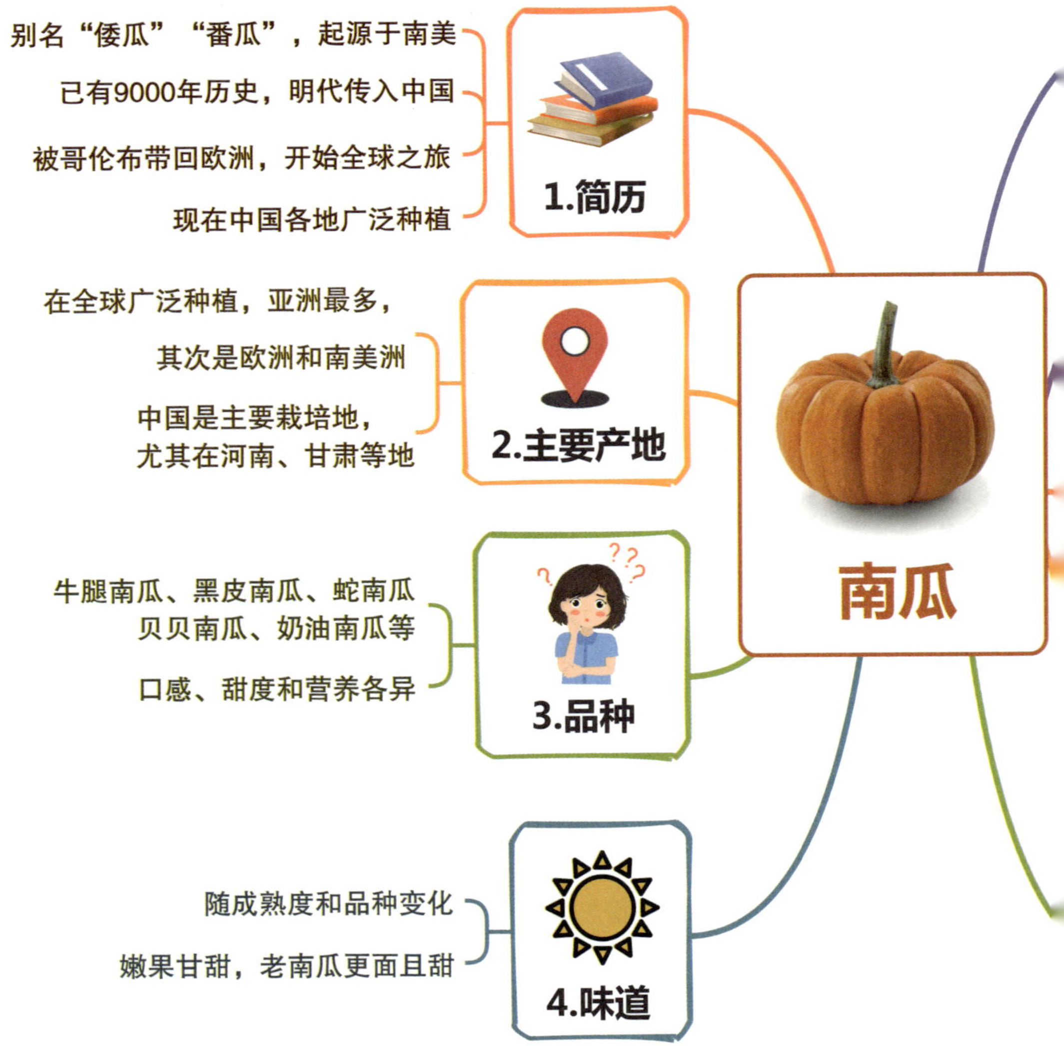
南瓜
1.简历
别名“倭瓜”“番瓜”，起源于南美
已有9000年历史，明代传入中国
被哥伦布带回欧洲，开始全球之旅
现在中国各地广泛种植
2.主要产地
在全球广泛种植，亚洲最多，
其次是欧洲和南美洲
中国是主要栽培地，
尤其在河南、甘肃等地
3.品种
牛腿南瓜、黑皮南瓜、蛇南瓜
贝贝南瓜、奶油南瓜等
口感、甜度和营养各异
4.味道
随成熟度和品种变化
嫩果甘甜，老南瓜更面且甜

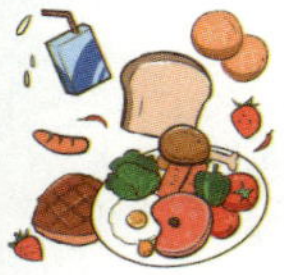

5.营养

- 含胡萝卜素、果胶、矿物质等
- 对视觉、骨骼、免疫力有益
- 有助血糖控制、降低胆固醇等

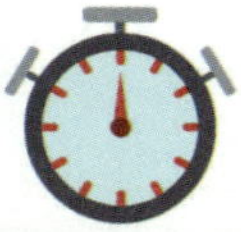

6.食用时机

- 每年9月至11月

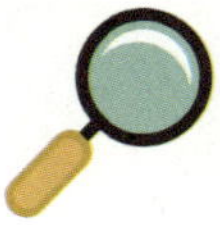

7.挑选

- 外观完整、无损伤和虫蛀的
- 老南瓜表皮粗糙
  嫩南瓜水分多，瓜肉薄脆

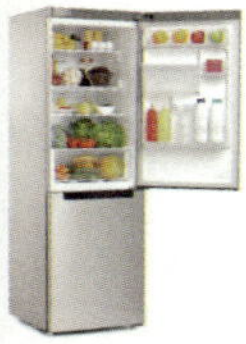

8.保鲜

- 阴凉处可存约1个月
- 冰箱冷藏可延至2—3个月

9.烹饪与搭配

- 可蒸、煮、炒、煎或做汤
- 老南瓜适合蒸煮，嫩南瓜适合炒菜
- 搭配：瘦肉、莲子、山药、蔬菜等

南瓜的简介：

南瓜，别名“倭瓜”“番瓜”，起源于南美大陆，已有9000年的栽培历史。哥伦布航海发现美洲大陆，将其从南美洲带回欧洲，从此南瓜开始了全球旅行的征程，从葡萄牙到日本、印尼、菲律宾等地，明代时期被传入中国并广泛种植。南瓜是农户种植比较普遍的经济作物，也曾在饥馑之年成为民众主要粮食之一。

三、厨艺工作坊

蒸的秘籍：

1. 选对容器，要有盖蒸锅或蒸笼。食物摆放，均匀不堆叠。

2. 水量充足，避免干烧。火候适中，根据食物大小种类，调整蒸制时间。

3. 在蒸笼上铺上一层蒸笼纸或蔬菜叶，防止水滴落在食物上，保护食物颜值和口感。在放入食物之前，先预热蒸锅。

4. 通过观察食物的颜色和体积变化，以及使用牙签进行测试，判断食物的熟度，避免食物蒸得过软过烂。

5. 蒸制前对食物进行调味，蒸制过程中尽量少开盖。蒸制完成后，撒上葱花并淋上热油，增添香气和风味。

6. 定期清洁蒸锅和蒸笼，选择新鲜的食材。

7. 不同的食材需要不同的蒸制技巧。如蒸鱼时，在鱼身下垫上筷子能让蒸汽流通更加顺畅，让鱼肉更加鲜嫩可口。

四、营养加油站

膳食纤维（低调而强大的健康守护者）：

膳食纤维是人体内的超级清洁工，它们其实是一种碳水化合物，由于我们身体里没有能消化它们的酶，所以没办法将它们变成能量。但在肠道中，它们就像肠道的保镖，保护我们免受各种消化问题的困扰。

膳食纤维分为两大类，各自具有不同的作用：

1. 可溶性膳食纤维：它们就像肠道内的湿润海绵，能吸收水分，让大便变柔软易排出，还能协助控制血糖和胆固醇水平。燕麦、豆类、水果和部分蔬菜是它们的丰富来源。

2. 不可溶性膳食纤维：它们的主要任务是增加大便的体积，促进肠道蠕动，预防便秘。全谷物、坚果、种子和一些蔬菜中富含不可溶性膳食纤维。

膳食纤维的超能力：

1. 缓解便秘：软化大便，更容易通过肠道。

2. 控制体重：增加饱腹感，有助于体重管理。

3. 稳定血糖：减缓食物中糖分的吸收速度，维持血糖水平。

4. 减少心脏病风险：降低胆固醇，保护心脏健康。

膳食纤维的食物来源：

1. 全谷物：如糙米、燕麦和全麦面包，是膳食纤维的宝库。

2. 蔬菜：特别是叶类蔬菜和根茎类蔬菜，如菠菜、胡萝卜和甜菜。

3. 水果：几乎所有的水果都含有纤维，尤其是连皮一起食用时，纤维含量更为丰富。

4. 豆类：如黑豆、红豆、鹰嘴豆和各种豆制品等。

5. 坚果和种子：杏仁、核桃、奇亚籽和亚麻籽等。

膳食纤维是饮食中不可或缺的一部分，请确保每天摄入足够的膳食纤维，让这些肠道中的小卫士为我们的身体保驾护航。

五、厨房科学家

食物有奥秘，厨房有实验，厨房科学家解密

厨房小实验：

蜜炼南瓜鸡头米里的奥妙

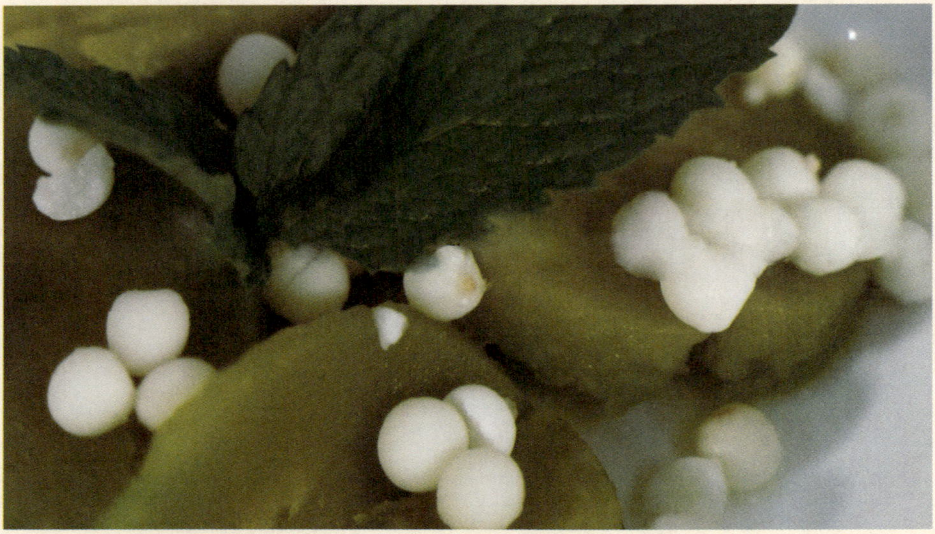

实验材料

鸡头米30克，南瓜500克，薄荷叶少许。

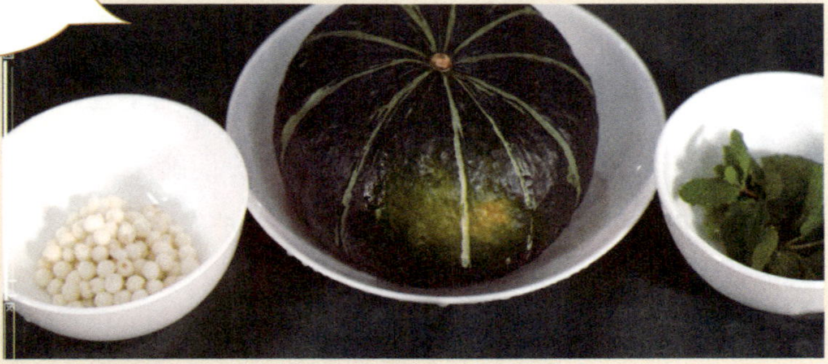

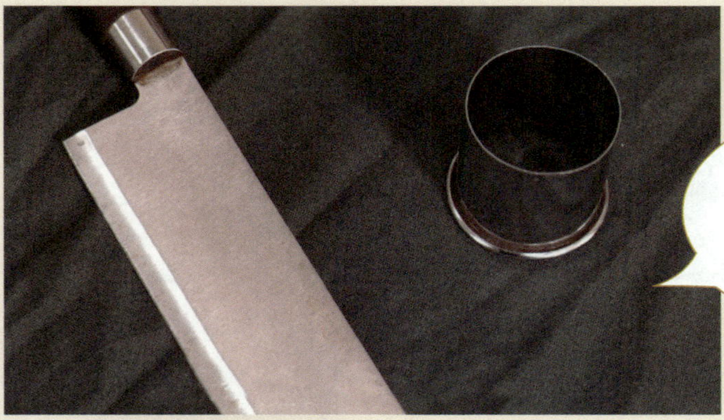

实验工具

圆形模具，菜刀。

实验步骤

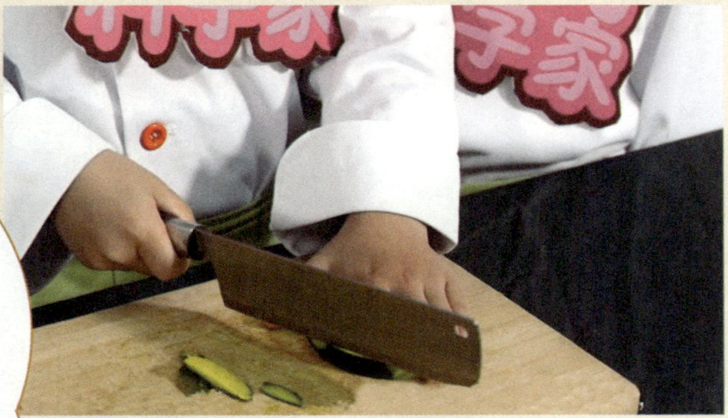

1

鸡头米带冰糖水蒸10分钟，南瓜去皮用模具刻好放入盘中，带几颗冰糖蒸6分钟。

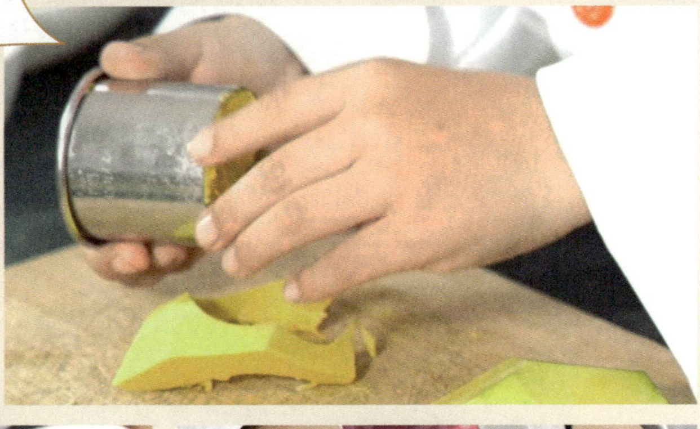

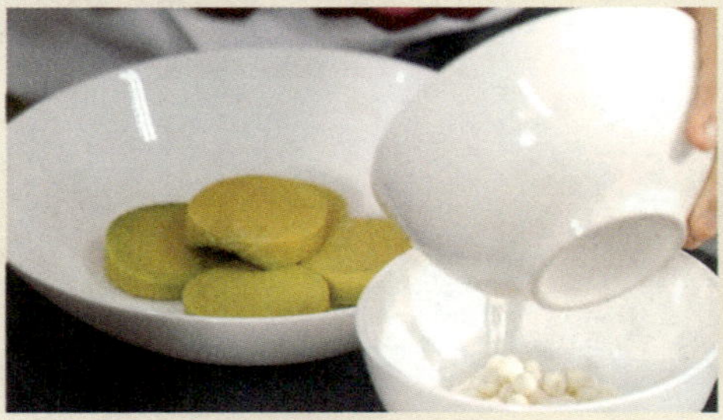

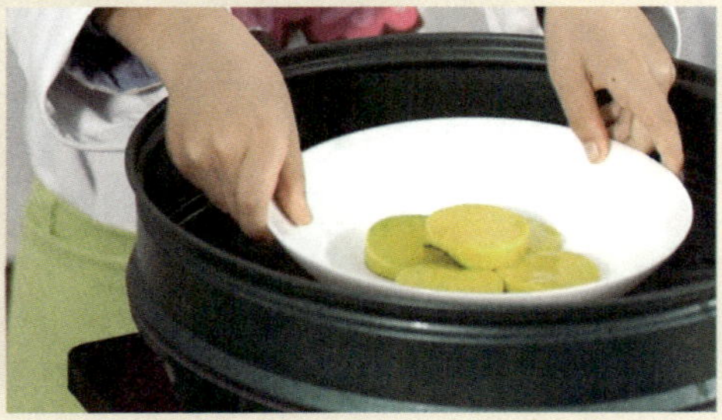

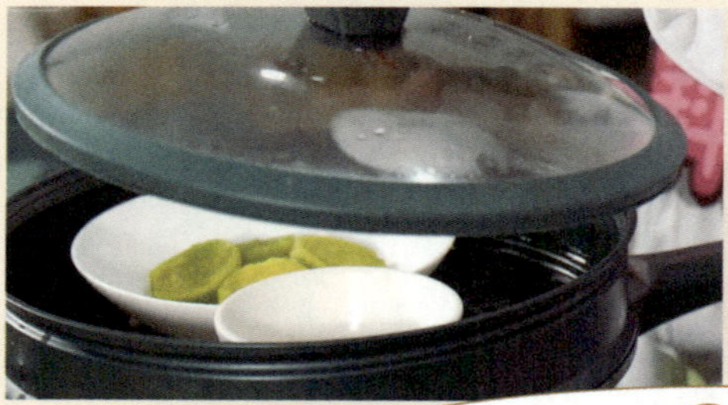

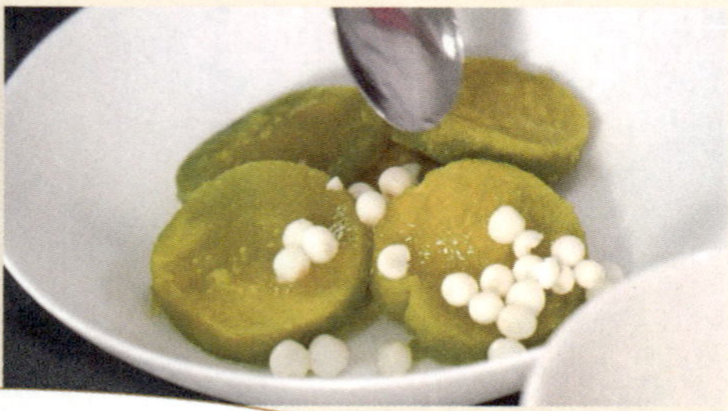

2

取出鸡头米和南瓜，放薄荷叶装盘即可。

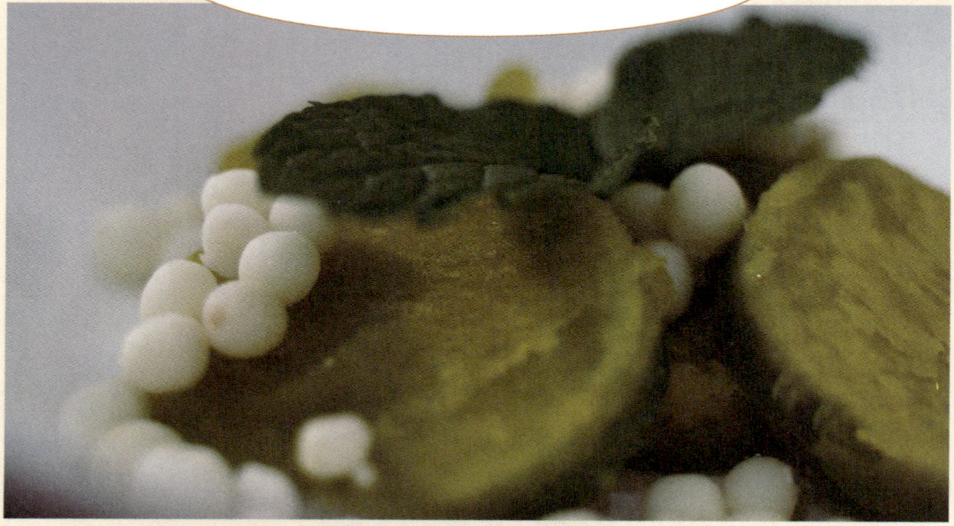

安全提示和注意事项

南瓜皮较硬，在削皮时一定要注意刀具使用的安全。

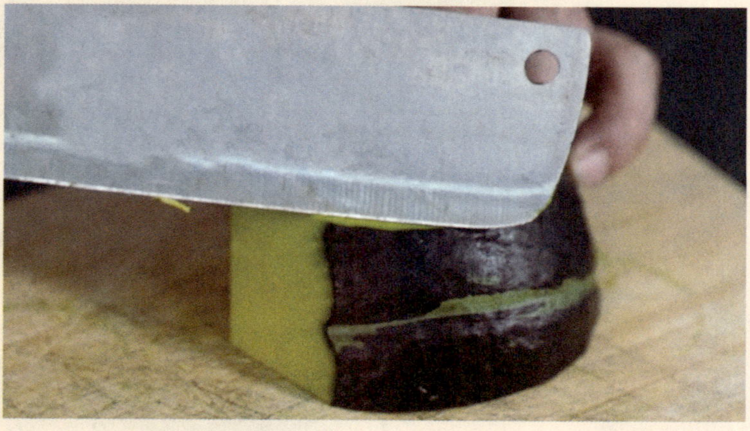

科学揭秘

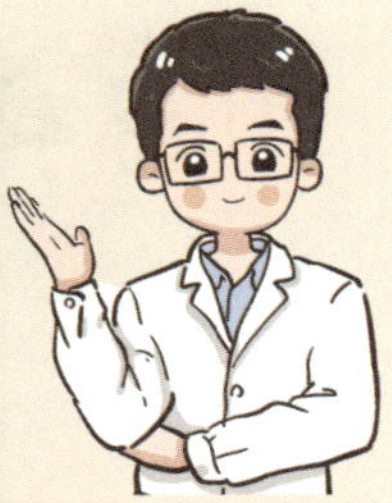

蒸，是一种非常健康的烹饪方法，它不像“煮”会让水溶性营养素流失，也不像“炸”那样高温会破坏营养。油炸会产生不好的物质，而且能量会提高，但是蒸不会有多余的能量。

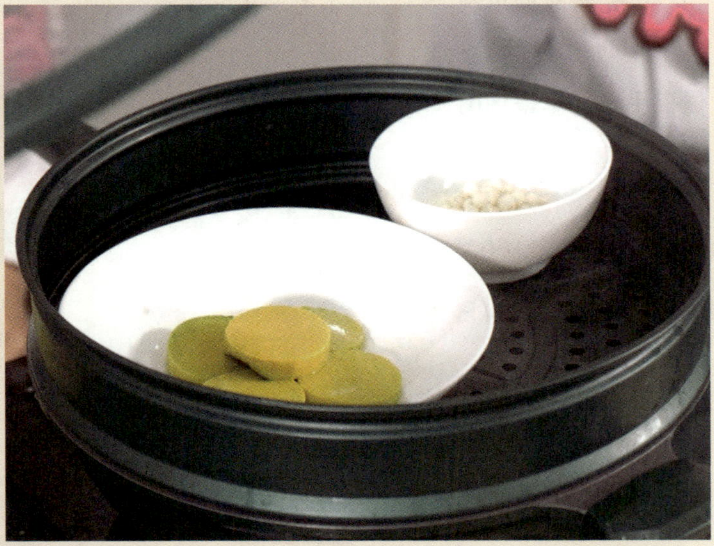

奇思妙想

煮通过水，炸通过油，而蒸是又通过什么把热量传导食物上的呢？

秋分

山药

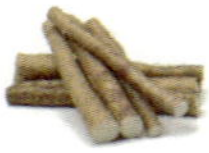

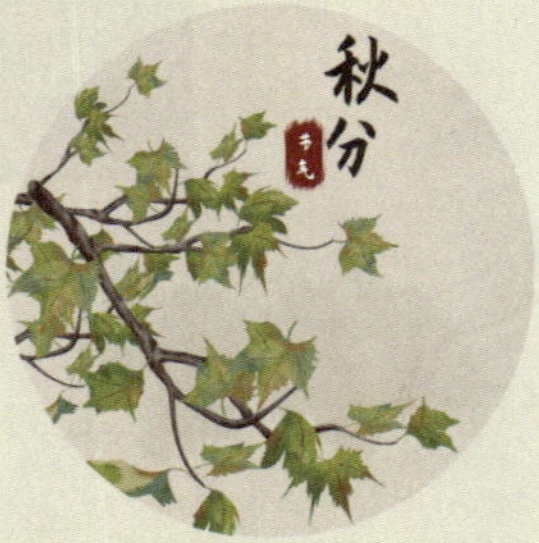

秋分

- 1.历史渊源
  - 先秦时期出现
  - 标志：秋季中点，昼夜平分，寒暑均衡
- 2.时间节点
  - 太阳到达黄经：180度
  - 公历日期9月22日至24日
- 3.气象特征
  - 北半球昼短夜长
  - 气温下降，昼夜温差加大
  - 秋分三候
    - 一候雷始收声
    - 二候蛰虫坯户
    - 三候水始涸
- 4.习俗
  - 秋祭月：祭拜月亮，祈求丰收
  - 竖蛋：庆祝秋天，祈求顺利
  - 吃秋菜：岭南习俗，寓意健康
  - 送秋牛：祝福秋耕顺利
  - 拜神：祈求神灵庇护
  - 粘雀子嘴：防止鸟雀破坏庄稼
  - 秋社：感恩自然，庆祝丰收
  - 观赏老人星：象征国泰民安

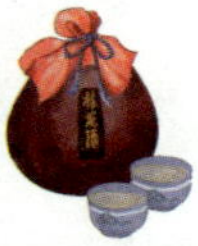

5. 秋分美食
- 秋菜、鸡蛋、田螺
- 汤圆、芋饼、石榴
- 桂花酒、桂花糕
- 红枣糯米粥

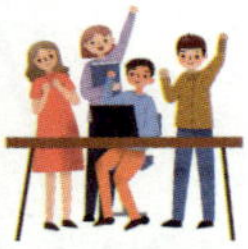

6. 谚语智慧
- 白露秋分夜，一夜凉一夜
- 秋分前后，种麦正好

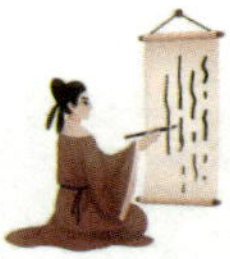

7. 秋分诗词
- [唐] 杜甫《晚晴》
- [唐] 贾岛《夜喜贺兰三见访》
- [唐] 元稹《咏廿四气诗·秋分八月中》

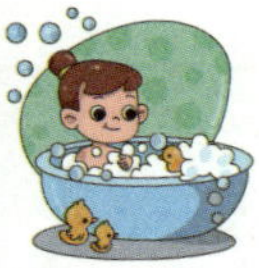

8. 健康观念
- 防凉燥，情志调摄
- 合理运动，起居有时
- 保持室内湿度
- 适度增减衣物
- 保持个人卫生

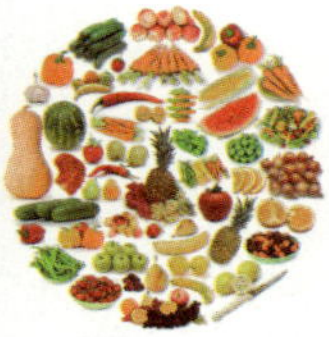

9. 饮食观念
- 平衡膳食，适量进补
- 避免油腻和重口味
- 多喝水，补充水分
- 避免暴饮暴食
- 注意食品卫生

一、节气百科

秋分，是二十四节气中的第十六个节气，先秦时期就存在了，是从立秋到霜降90天的一半，含有平分秋色的意思，标志着秋季的中点。它的另一个意思是昼夜均衡、寒暑平分，达到一种微妙的平衡。同“春分”一样，“秋分”时阳光直射赤道，南北半球昼夜平分。在古人心中秋分之日是“阴阳相半”的日子。2018年，我国将秋分日设立为“中国农民丰收节”，以庆祝农业的丰收和农民的辛勤付出。

秋分三候：

一候雷始收声：阴气旺盛，雷声渐息。

二候蛰虫坯户：小虫藏入穴中，准备过冬。

三候水始涸：天气干燥，水源渐少。

二、食材百问

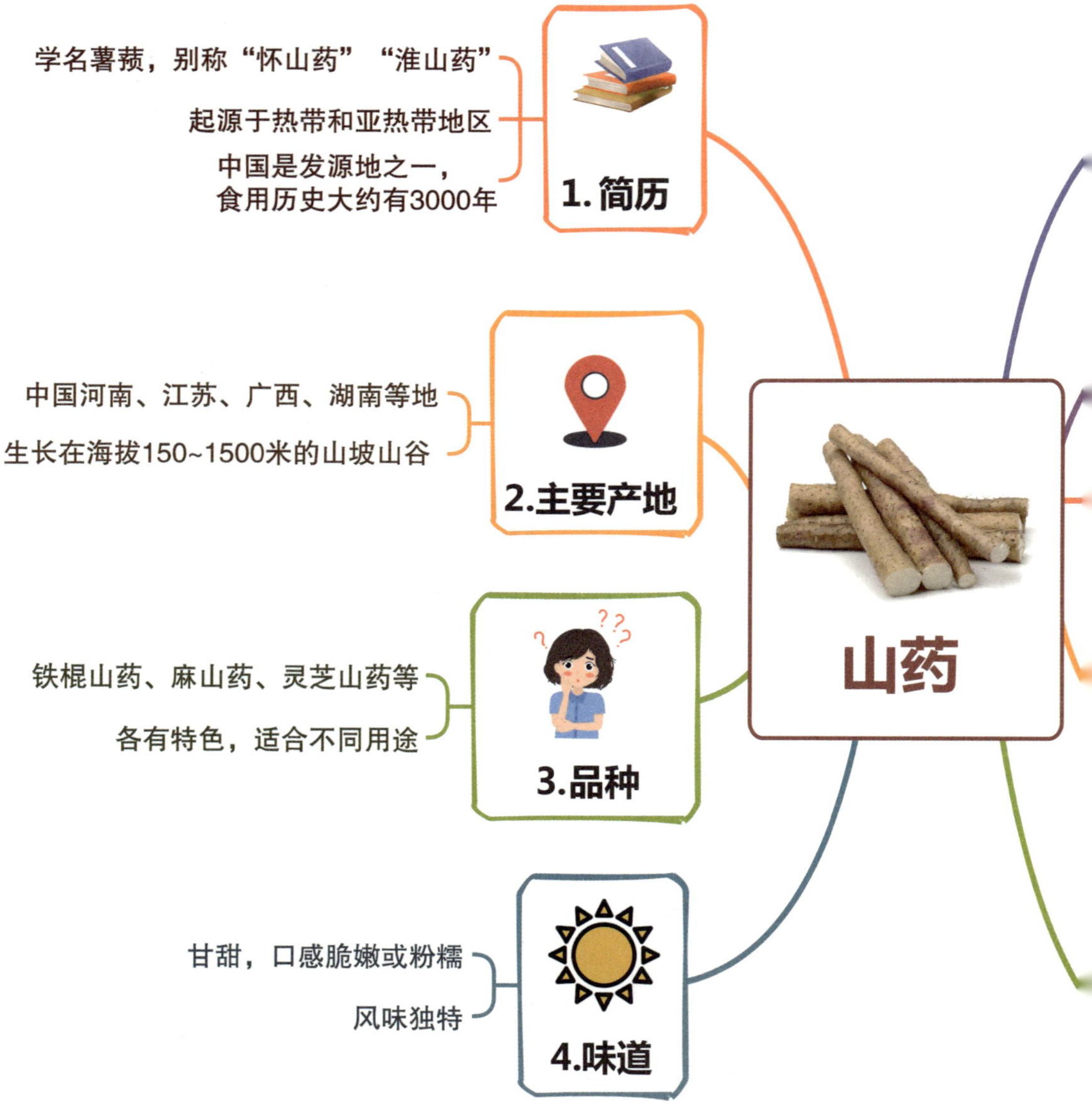
山药
1. 简历
学名薯蓣，别称“怀山药”“淮山药”
起源于热带和亚热带地区
中国是发源地之一，
食用历史大约有3000年
2.主要产地
中国河南、江苏、广西、湖南等地
生长在海拔150~1500米的山坡山谷
3.品种
铁棍山药、麻山药、灵芝山药等
各有特色，适合不同用途
4.味道
甘甜，口感脆嫩或粉糯
风味独特

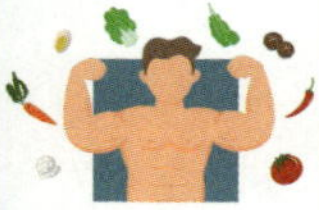

5.营养

- 富含水溶性膳食纤维、淀粉酶
- 含蛋白质、多种维生素和微量元素
- 有提高免疫力、助消化、抗氧化等作用

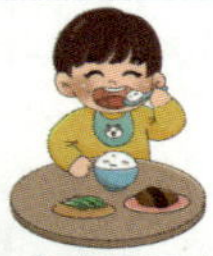

6.食用时机

- 每年10月至次年3月

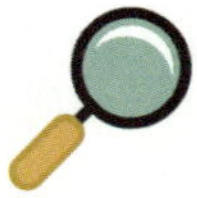

7.挑选

- 外皮光滑、无斑点、无虫蛀
- 颜色均匀，手感实重的

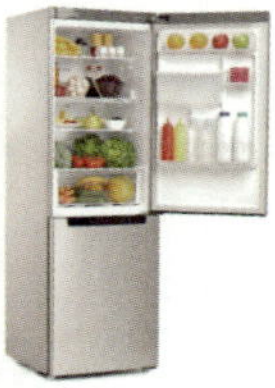

8.保鲜

- 用纸包好常温保存，或埋在锯屑中
- 纸包裹或去皮后冷藏，或处理后冷冻

9.烹饪与搭配

- 可生吃，也可蒸、炒、煮、炸、烧、熘、拔丝
- 搭配红枣、南瓜、枸杞等

山药的简介：

山药，学名薯蓣（shǔ yù），别名“怀山药”“淮山药”“土薯”“山薯”“玉延”“山芋”等，它起源于热带和亚热带地区，中国是山药的发源地之一，食用历史大约有3000年。《山海经》中将山药称为“薯蓣”，后因避讳历代皇帝的名字而多次更名，最终定名为山药。

三、厨艺工作坊

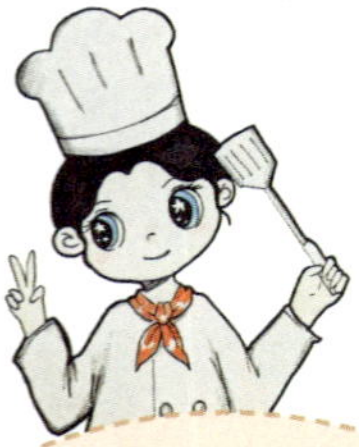

磨碎秘籍：

1. 甄选工具：磨刀、料理机、研钵。

2. 干燥助力：大蒜、姜等香料，干燥一下，预先干燥，磨制时更添风味。

3. 细腻均匀：精心研磨、均匀细腻，香味全开。

4. 恰到好处：按需磨碎，不多不少。

5. 清洁卫士：磨后即洗，工具干净，保持原味。

6. 保存达人：巧妙保存，防潮防氧化。

7. 安全第一：小心使用，远离割伤。

四、营养加油站

水（生命活力的神奇源泉）：

如果身体是一个超级英雄，那么水就是它的能量源泉。水占身体的 60% 左右，渗透在身体的每个角落，发挥着无穷的作用。

水的作用：

1. 体温调节：水是人体的“内置空调”。天气热时，出汗带走热量，帮助身体冷却下来；天气冷时，它帮助身体保持体温，抵御严寒。

2. 营养输送：水在身体里像一辆高效的物流车，把营养物质输送到细胞，把废物运往肾脏和肠道进行排泄。

3. 保护屏障：在大脑和脊髓周围，水构成了一道天然的保护屏障，提供缓冲作用，保护这些重要的神经组织免受外界冲击的影响。

4. 关节润滑：水是关节的润滑剂，让运动更加流畅自如，避免了机械般的僵硬感。

水的重要性：

1. 保持水分：就像手机需要充电一样，身体需要充足的水分来维持活力。

2. 辅助消化：水在消化过程中发挥着关键作用，帮助食物分解，促进营养吸收。

3. 促进代谢：水助力身体分解食物，释放能量，提供动力。

水的来源：

1. 饮品：白开水是最佳选择，但牛奶、果汁以及无糖的饮料也是不错的选择。

2. 食物：水果和蔬菜含有大量的水，如西瓜、草莓和黄瓜。

水是生命之源，是我们身体机能正常运作的关键，所以每天都要喝足够的水。

五、厨房科学家

食物有奥秘，厨房有实验，厨房科学家解密

厨房小实验：

桂花山药糕的奥妙

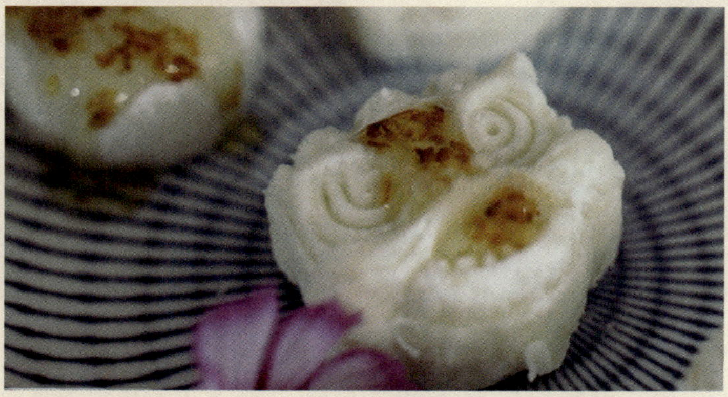

实验材料

铁棍山药 600 克，红豆沙 200 克，糯米粉 150 克，糖桂花 10 克 。

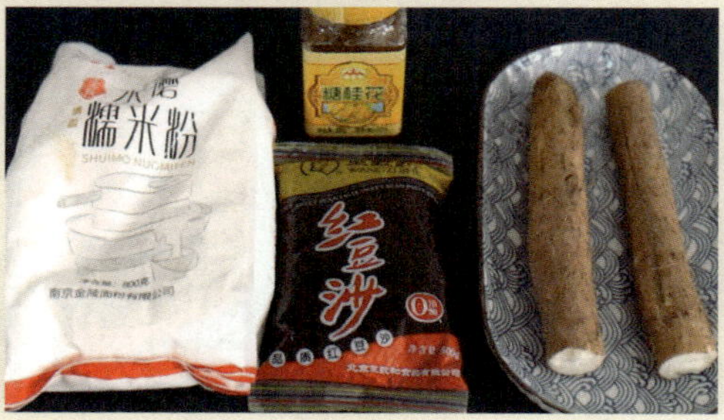

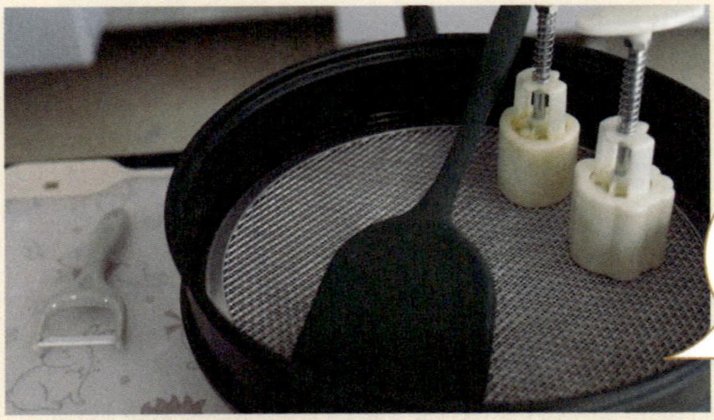

实验工具

蒸锅1个，硅胶铲1个，糕点模具1个，剥皮刀1把，切菜板1块。

实验步骤

1

铁棍山药剥皮，放蒸锅蒸熟压泥备用，糯米粉炒熟，加入山药泥揉成面团备用。

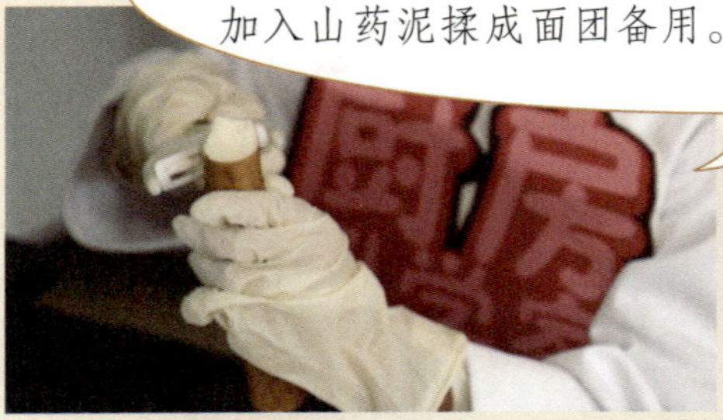

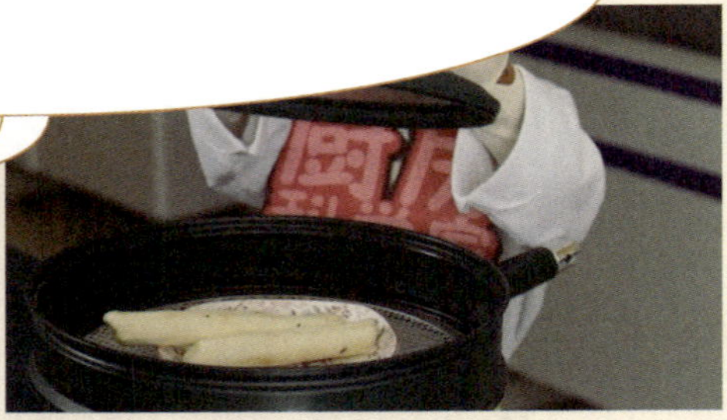

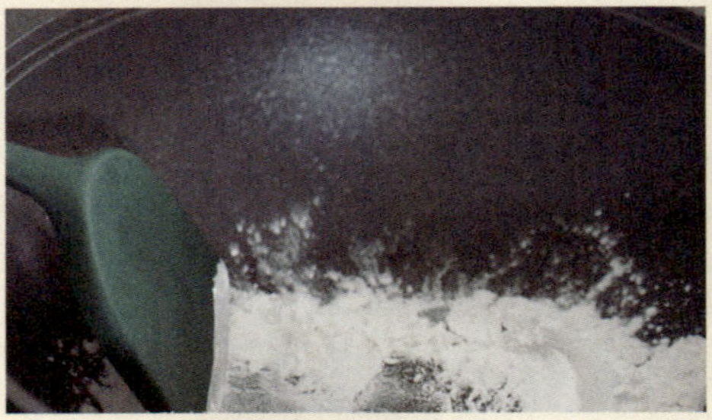

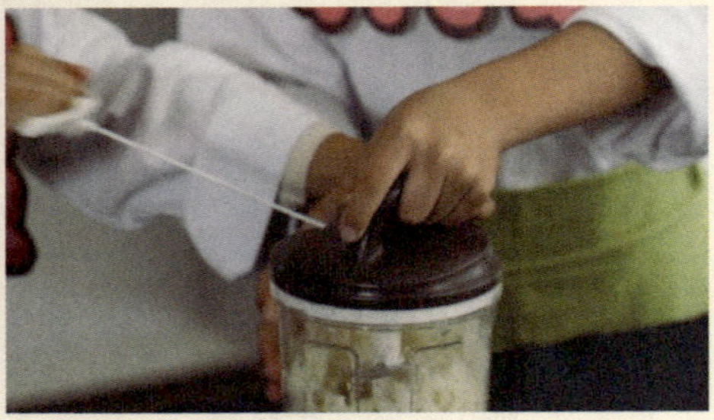

2

取30克山药面团，包入20克豆沙，用模具压制成型即可。

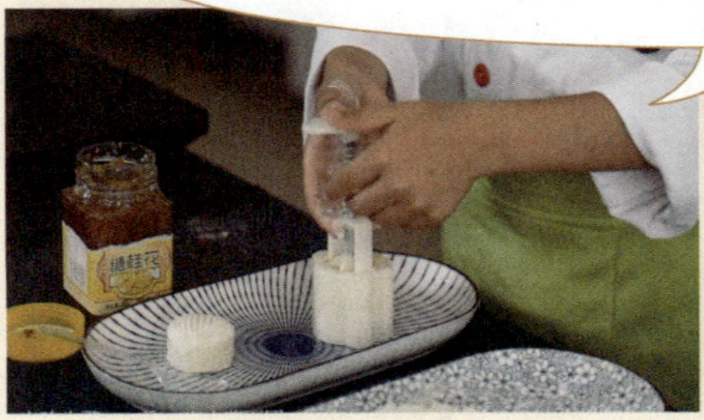

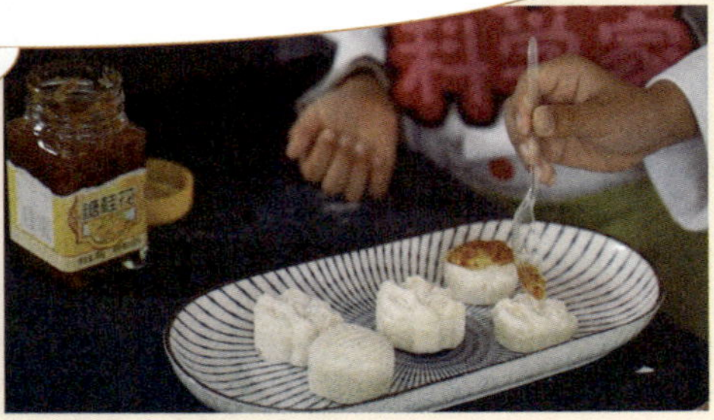

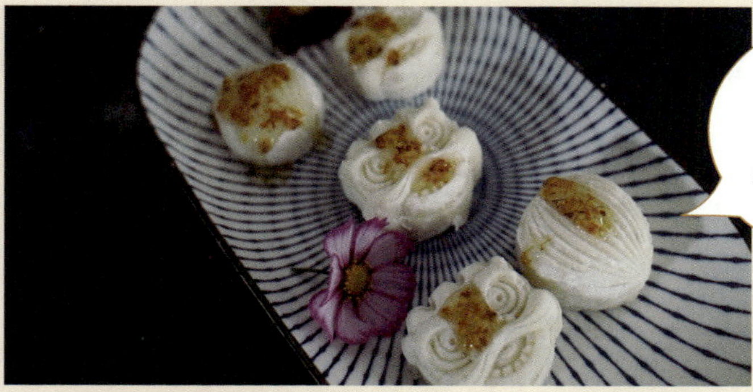

3

最后装盘点缀糖桂花即可。

安全提示与注意事项

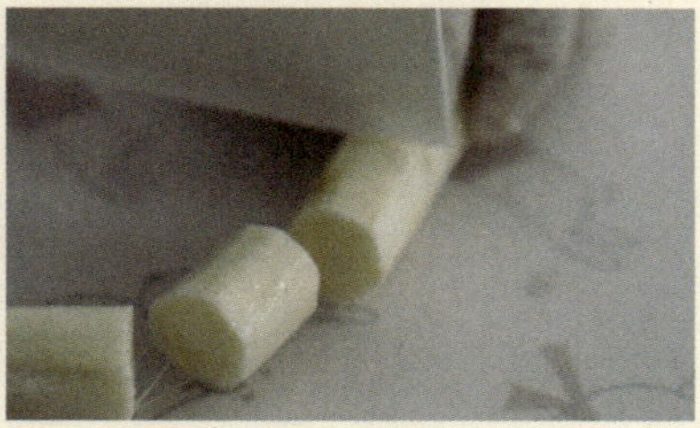

切山药时，山药容易氧化发黑，所以要尽量用不锈钢刀具。切好之后尽快转移到清水中或者低浓度的盐水中浸泡，需要制作的时候再捞出来，烹饪前最好将切好的山药用水焯一下。

科学揭秘

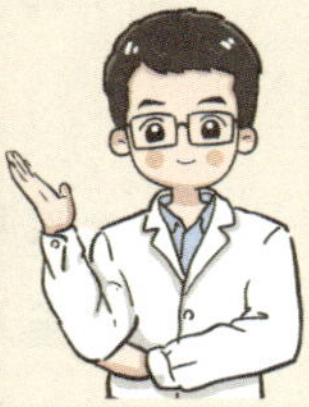

切山药会手痒是为什么呢？因为山药那层黏黏的东西——皂苷，一旦沾到了皮肤就会导致过敏，常见症状是感觉手很痒，严重的可能会出现红、肿、刺痛等症状。所以我们切山药要戴手套，如不小心沾了手，洗净烤烤火能缓解症状，因为皂苷怕热。

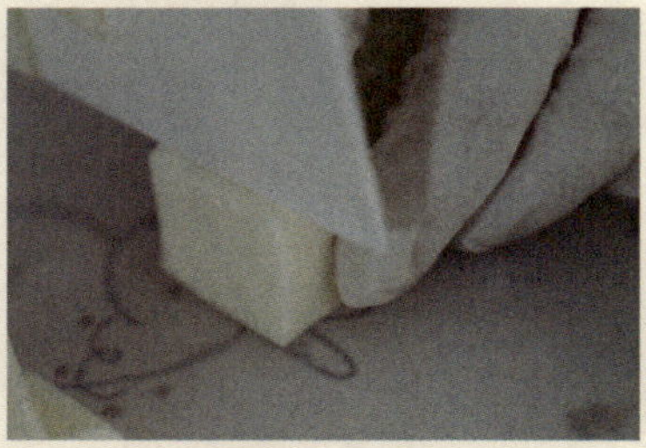

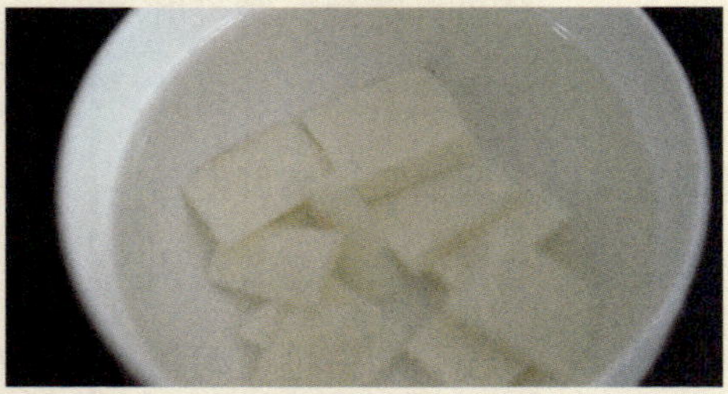

奇思妙想

切开的山药为什么会变黑呢？

寒露

芝麻

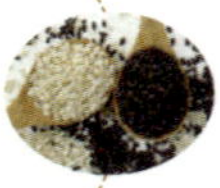

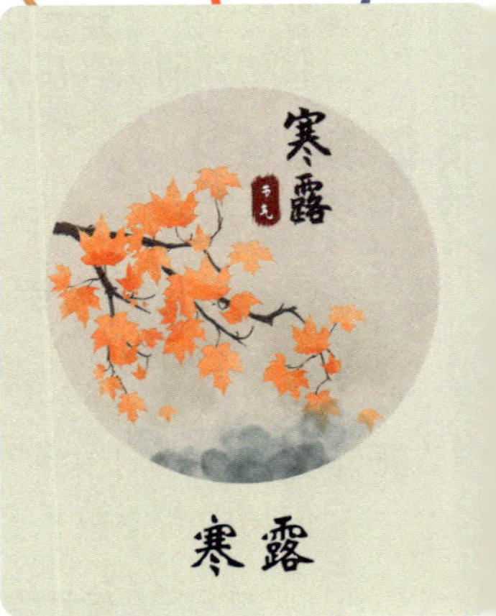

1.简介
- 秋季的第五个节气
- 是深秋的节令

2.时间节点
- 太阳到达黄经：195 度
- 公历日期10月7日至9日

3. 气象特征
- 冷空气南下，昼夜温差大
- 秋燥明显
- 寒露三候
  - 一候鸿雁来宾
  - 二候雀入水为蛤
  - 三候菊有黄华

4.习俗
- 登高：赏菊，赏红叶
- 吃黑芝麻：滋补身体
- 喝菊花茶：散风清热，清肝明目
- 吃鱼蟹：雌蟹卵满，适宜食用
- 赏红叶：香山、北方地区习俗
- 吃花糕：寓意步步高升
- 饮菊花酒：养肝明目
- 斗蟋蟀：老北京人的传统娱乐
- 觅秋茶：以正秋茶为最佳

一、节气百科

寒露，二十四节气中的第十七个节气，也是秋季的第五个节气，起源于先秦时期，逐渐发展成为具有丰富内涵的节气之一，是深秋的节令。进入寒露，时有冷空气南下，昼夜温差大，秋燥明显，标志着秋季进入后期，天气逐渐寒冷。

寒露三候：

一候鸿雁来宾：最后一批鸿雁也开始南迁。

二候雀入水为蛤：鸟雀开始冬眠，海边出现条纹色泽与雀鸟相似的蛤蜊。

三候菊有黄华：菊花普遍盛开。

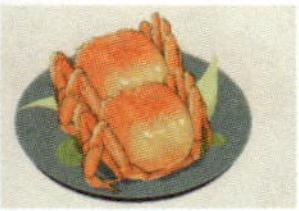

5.寒露美食

- 螃蟹：肉质细嫩，营养丰富
- 菊花酒：养肝明目，延缓衰老
- 芝麻：养阴防燥，润肺益胃
- 柿子：甜腻可口，清热润肺
- 寒露茶：温暖滋养身心
- 花糕：寓意吉祥
- 腊肉：“秋风起，食腊味”

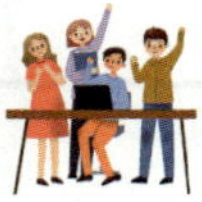

6.谚语智慧

- 寒露多雨，芒种少雨
- 寒露柿子红了皮

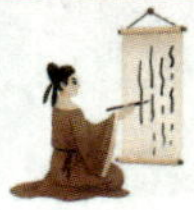

7.寒露诗词

- [唐] 白居易《池上》
- [唐] 元稹《咏廿四气诗·寒露九月节》
- [宋] 朱熹《夜坐有感》

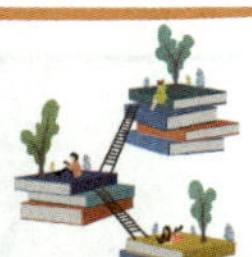

8.健康观念

- 保持室内湿度，适时添衣
- 作息调整，早睡早起
- 适量运动，情志调畅
- 避免秋冻，尤其特殊人群

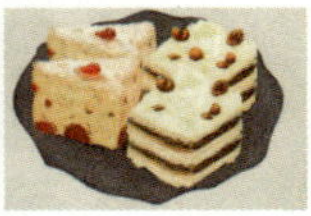

9. 饮食观念

- 平衡饮食，多食果蔬
- 保持水分，适量蛋白质
- 减少辛辣，避免过度油腻
- 避免盲目进补

二、食材百问

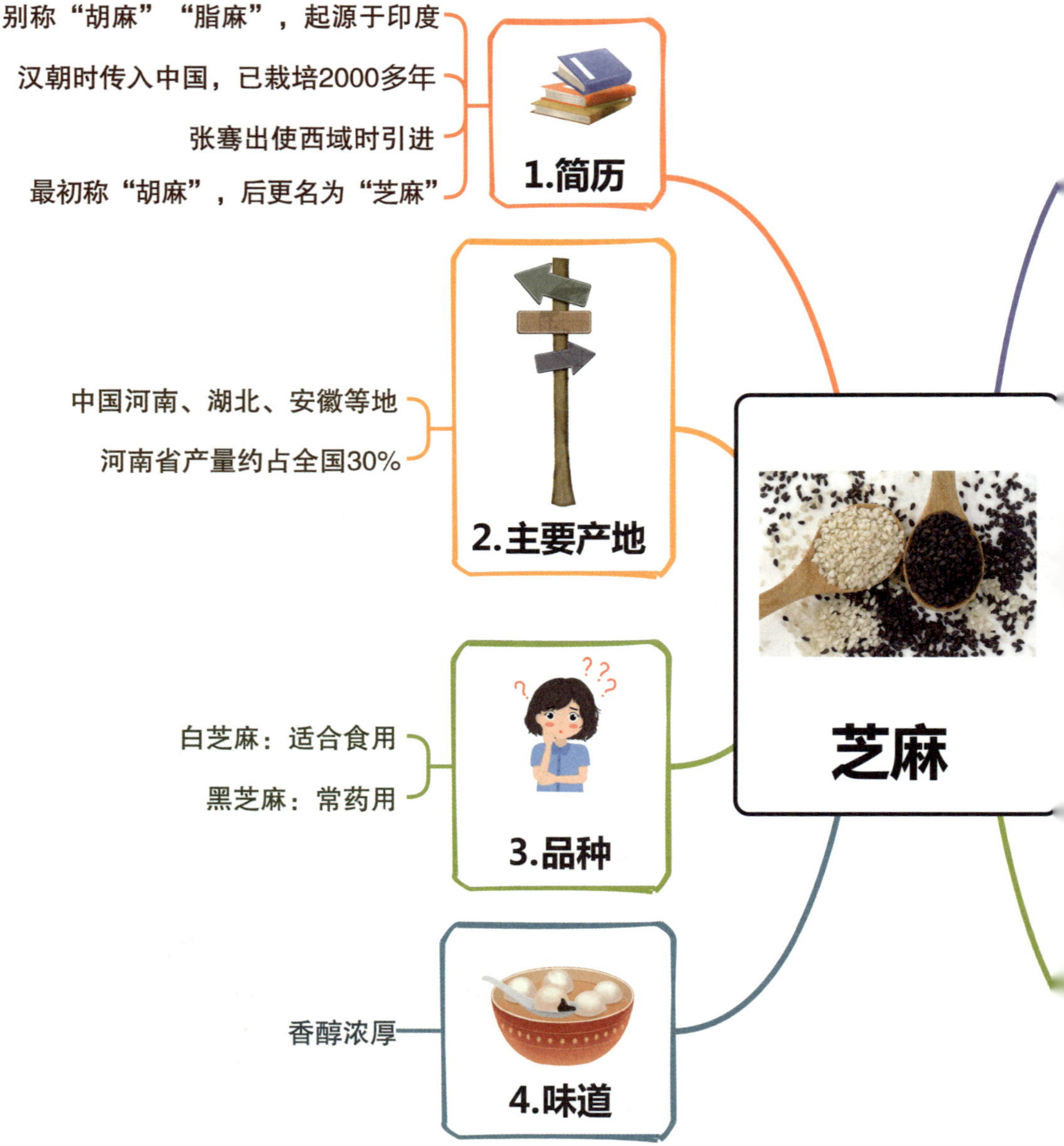
芝麻
1.简历
别称“胡麻”“脂麻”，起源于印度
汉朝时传入中国，已栽培2000多年
张骞出使西域时引进
最初称“胡麻”，后更名为“芝麻”
2.主要产地
中国河南、湖北、安徽等地
河南省产量约占全国30%
3.品种
白芝麻：适合食用
黑芝麻：常药用
4.味道
香醇浓厚

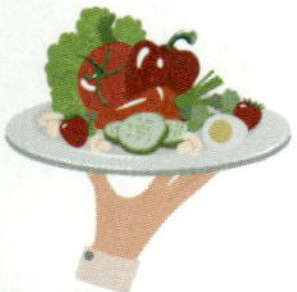

5.营养

- 富含脂肪、蛋白质、矿物质等
- 有助于延缓衰老、抑制胆固醇
- 有助于预防骨质疏松和癌症

6.食用时机

- 全年都可食用，最佳食用时机是9月至次年3月

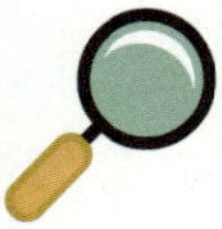

7.挑选

- 籽粒饱满、有光泽的
- 无霉变、无不良气味的

8.保鲜

- 保存在干燥、阴凉处
- 避免阳光直射和高温
- 开封后建议冷藏

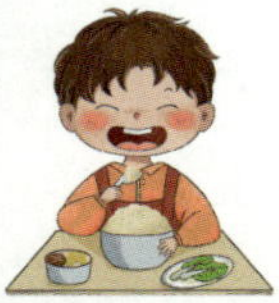

9.烹饪与搭配

- 炒熟后食用，释放香气和营养
- 可磨粉、泡茶或搭配其他食物
- 搭配：桑葚、黑豆、核桃、蜂蜜等

芝麻的简介：

芝麻，别称“胡麻”“脂麻”“油麻”，原产于印度，汉朝时，张骞出使西域时引进油麻种，在中国已有2000多年栽培历史。芝麻最初称为“胡麻”，后赵皇帝石勒忌讳“胡”字，将“胡麻”改为“芝麻”。芝麻被称为“八谷之冠”，更被视为延年益寿食品。如今芝麻是中国主要的油料作物之一，也是四大食用油料作物的佼佼者。芝麻独特的外形衍生出的“芝麻开花节节高”，是形容生活越来越美好的俗语。

三、厨艺工作坊

拍碎秘籍：

1. 选择工具：刀背、肉锤、拍子等。

2. 均匀施力：拍碎时，力量均匀分布。

3. 控制力度：根据食材的软硬程度和菜肴的需求控制力度。

4. 防止飞溅：使用保鲜膜或厨房纸作为缓冲。

5. 香味释放：大蒜、姜，一拍即香。

6. 调整形状：拍碎改变形状，食材更合适。

7. 注意安全：小心谨慎，安全第一，避免受伤。

8. 清洁工具：拍完后及时清洗工具。

9. 灵活应变：根据食材特性和菜肴需求，调整拍碎方式。

四、营养加油站

人体能源工厂：

身体就像一座神奇的能量工坊，有三种主要的能量来源：碳水化合物、脂肪和蛋白质，如同各式各样的电池，为日常活动提供电力。

能量消耗三大场景：

1. 基础代谢率（BMR）：即使躺着不动，身体也需要能量来维持呼吸、心跳等基本生命活动。
2. 日常活动：走路、跑步或打球，每一次动作都伴随着能量的消耗。
3. 食物的热效应：消化、吸收和储存食物中的营养需要能量的助力。

能量消耗的幕后英雄：

1. 肌肉：能量消耗大户，尤其是锻炼时。
2. 大脑：占体重 2%，消耗能量达 20%。
3. 心脏：持续跳动，输送血液，也是能量消耗大户。

能量消耗调节器：

1. 甲状腺激素：提升基础代谢率，加速能量消耗。
2. 生长激素：影响身体发育，调节能量消耗和脂肪分布。

人体能量消耗是一场复杂而精妙的交响乐，需要多个系统与激素的协同演奏。保持活力，合理利用你的“能量电池”，让身体始终保持最佳状态。

五、厨房科学家

食物有奥秘，厨房有实验，厨房科学家解密

厨房小实验：

芝麻团圆的奥妙

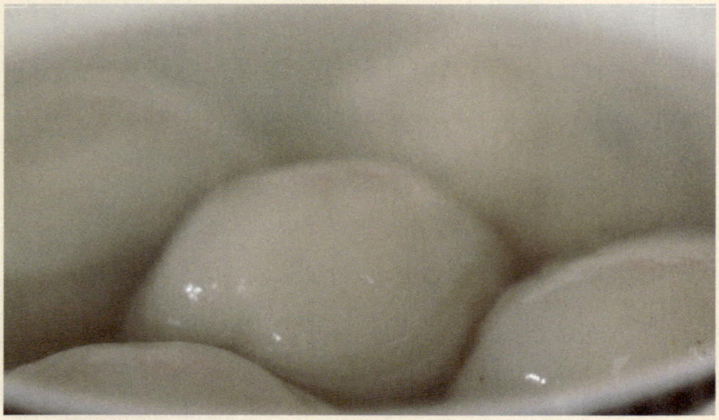

实验材料

黑芝麻120克，白芝麻20克，糯米粉280克，黄油60克，白糖50克。

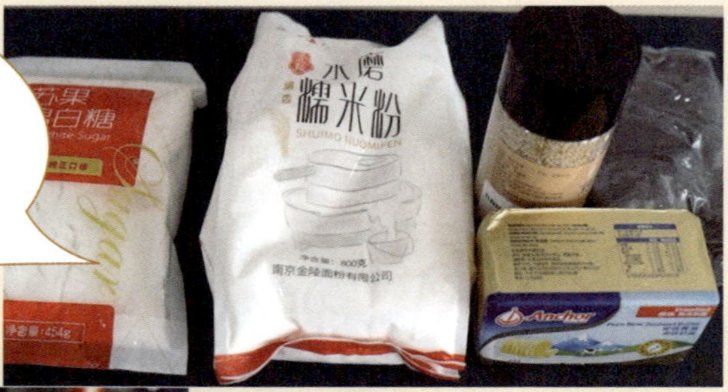

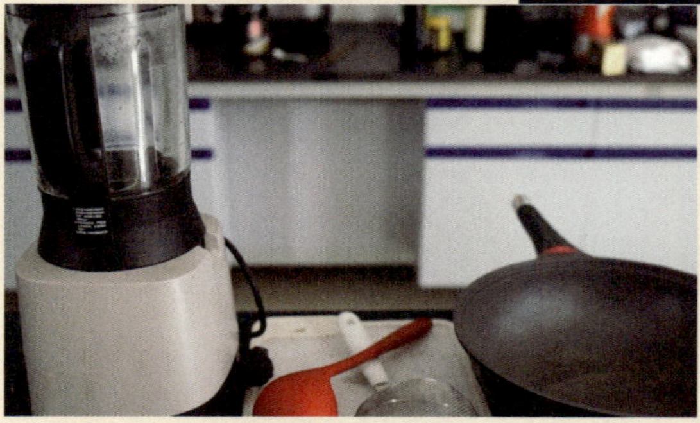

实验工具

料理机1个，蜜筛1个，汤锅1把，汤勺1个。

安全提示与注意事项

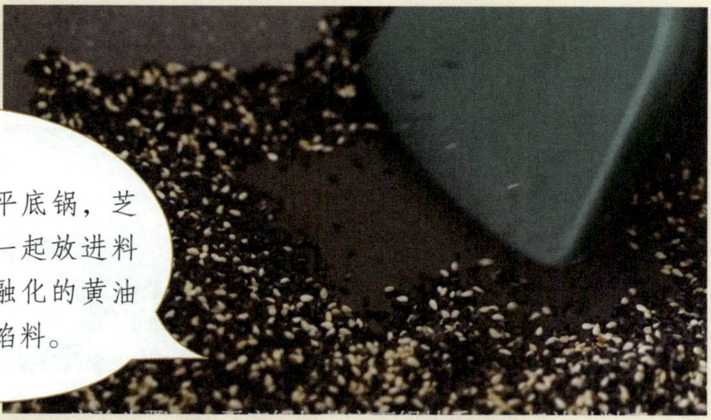

1

准备一口平底锅，芝麻下锅炒香，一起放进料理机打碎，加融化的黄油60克，制作成馅料。

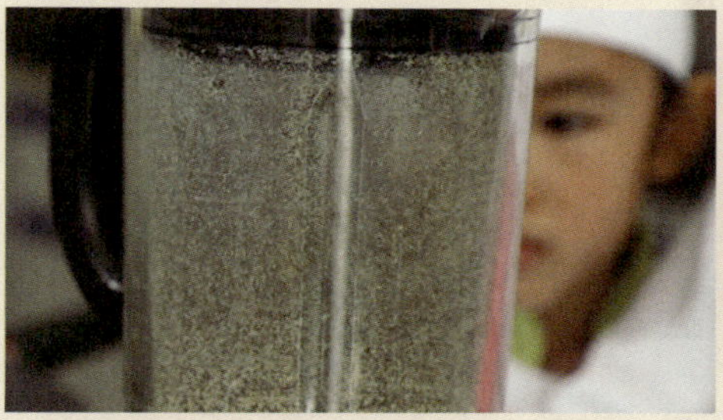

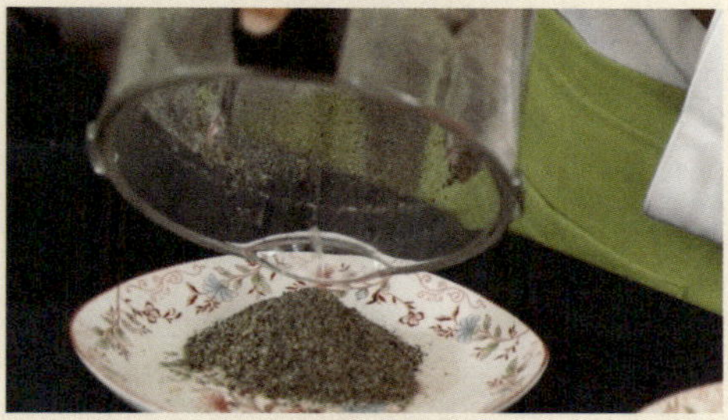

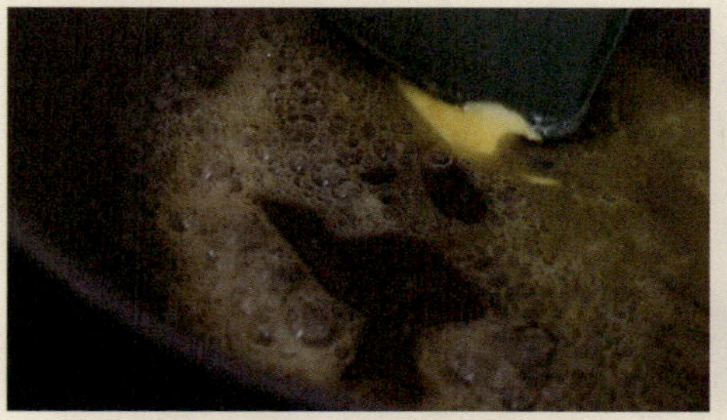

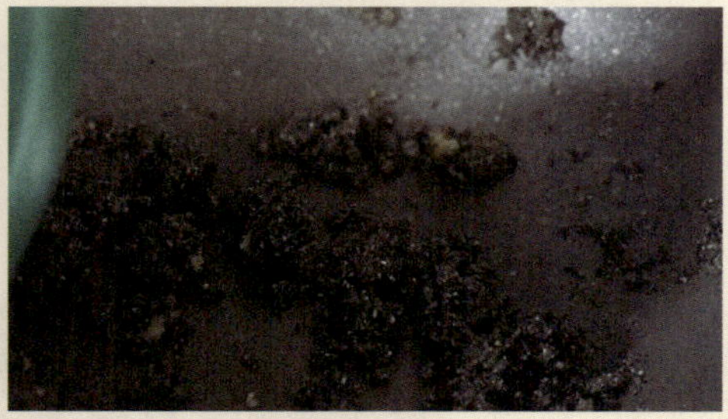

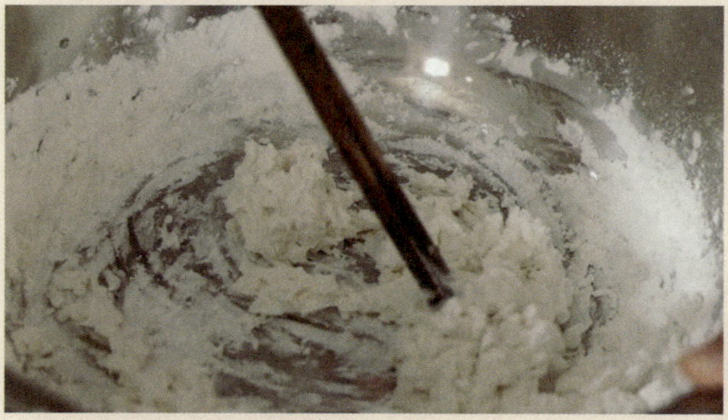

2

糯米粉加开水烫熟成面团，揉成光滑的面团即可。

3

取 25 克面团，包入 15 克的芝麻馅，收口揉搓成汤圆，汤锅加水煮开，下入汤圆煮 6 分钟即可出锅。

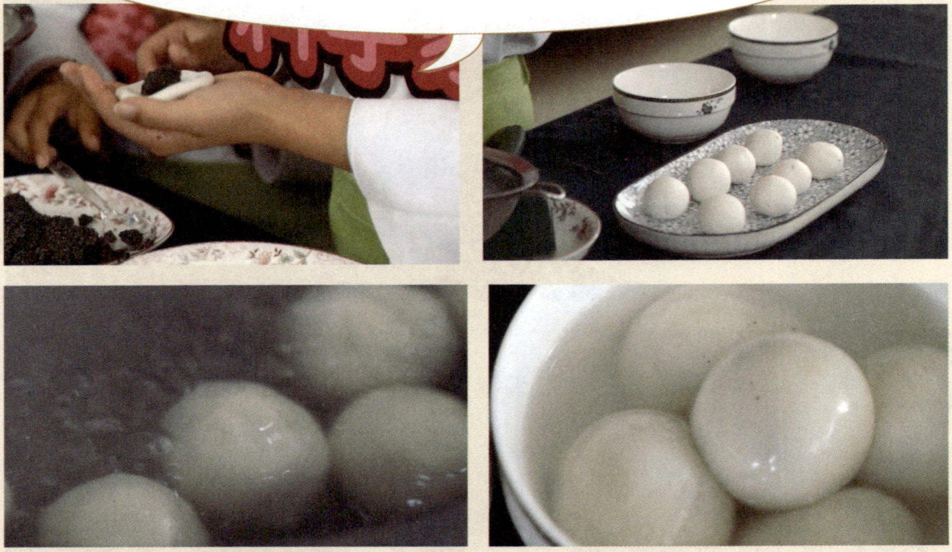

安全提示与注意事项

如何挑选芝麻呢？要看颜色，用水泡，如果水的颜色快速变深，那么就可能是陈年老芝麻或是染色芝麻。也可以尝一下，如果有哈喇味，就不要食用了！

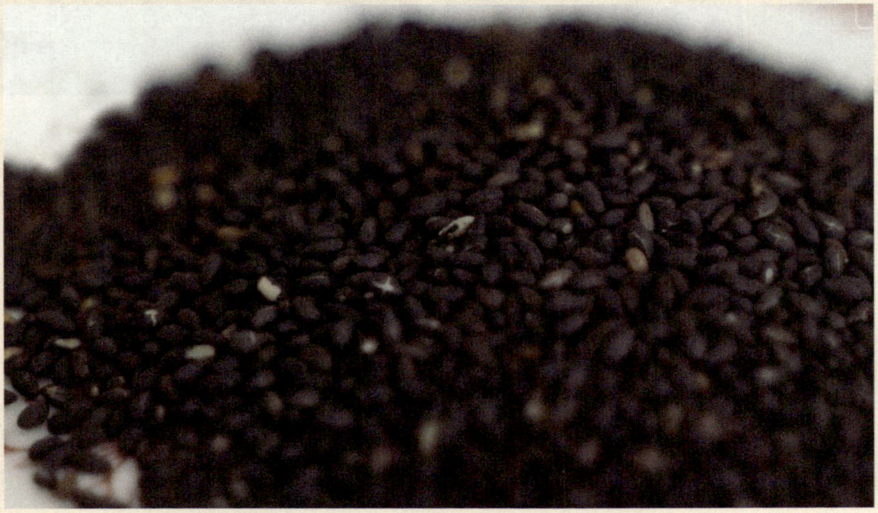

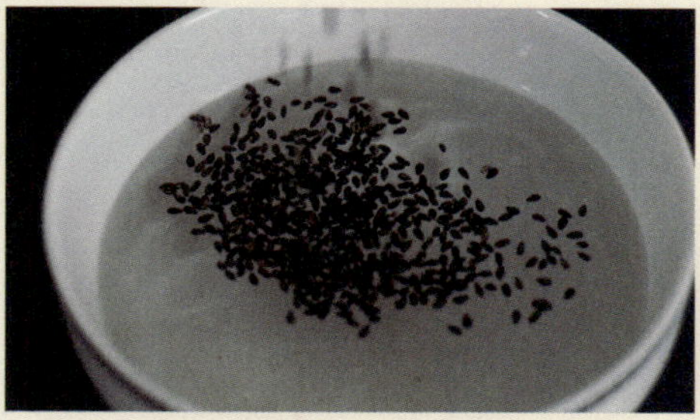

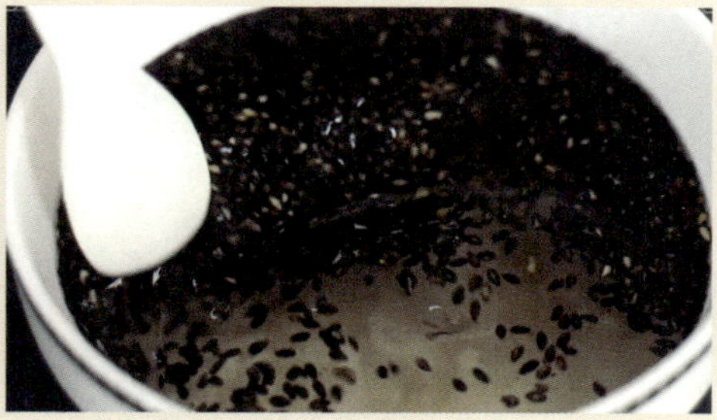

科学揭秘

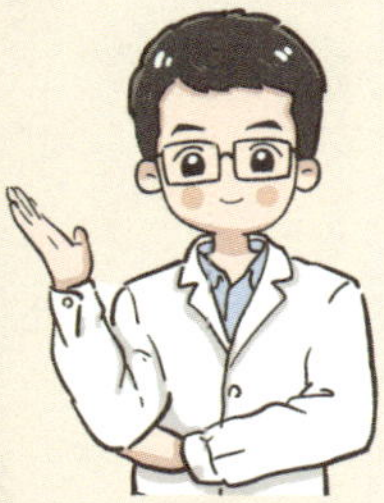

吃了黑芝麻头发会变黑吗？头发的黑是黑色素，而黑芝麻中含有的黑是一种结构复杂的多酚类色素。当我们吃下黑芝麻后，这些多酚类色素在肠道就被消化掉了，并不能直接转化成头发上的色素。黑芝麻的“黑”无法补到头发上去。

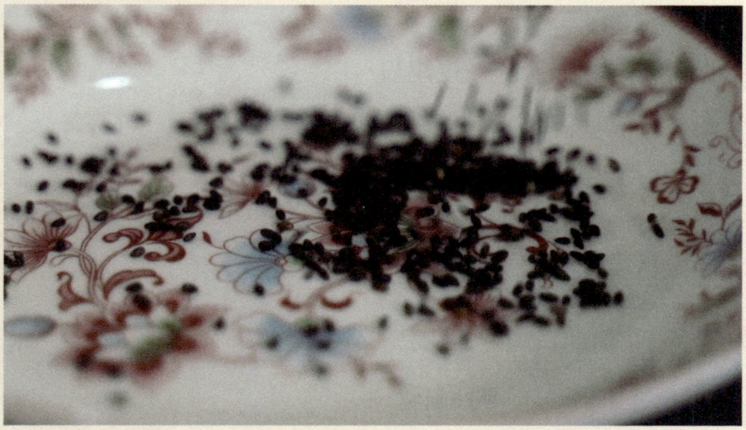

奇思妙想

白芝麻为什么是白色的？能不能美白皮肤？

霜降

柿子

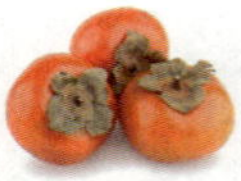

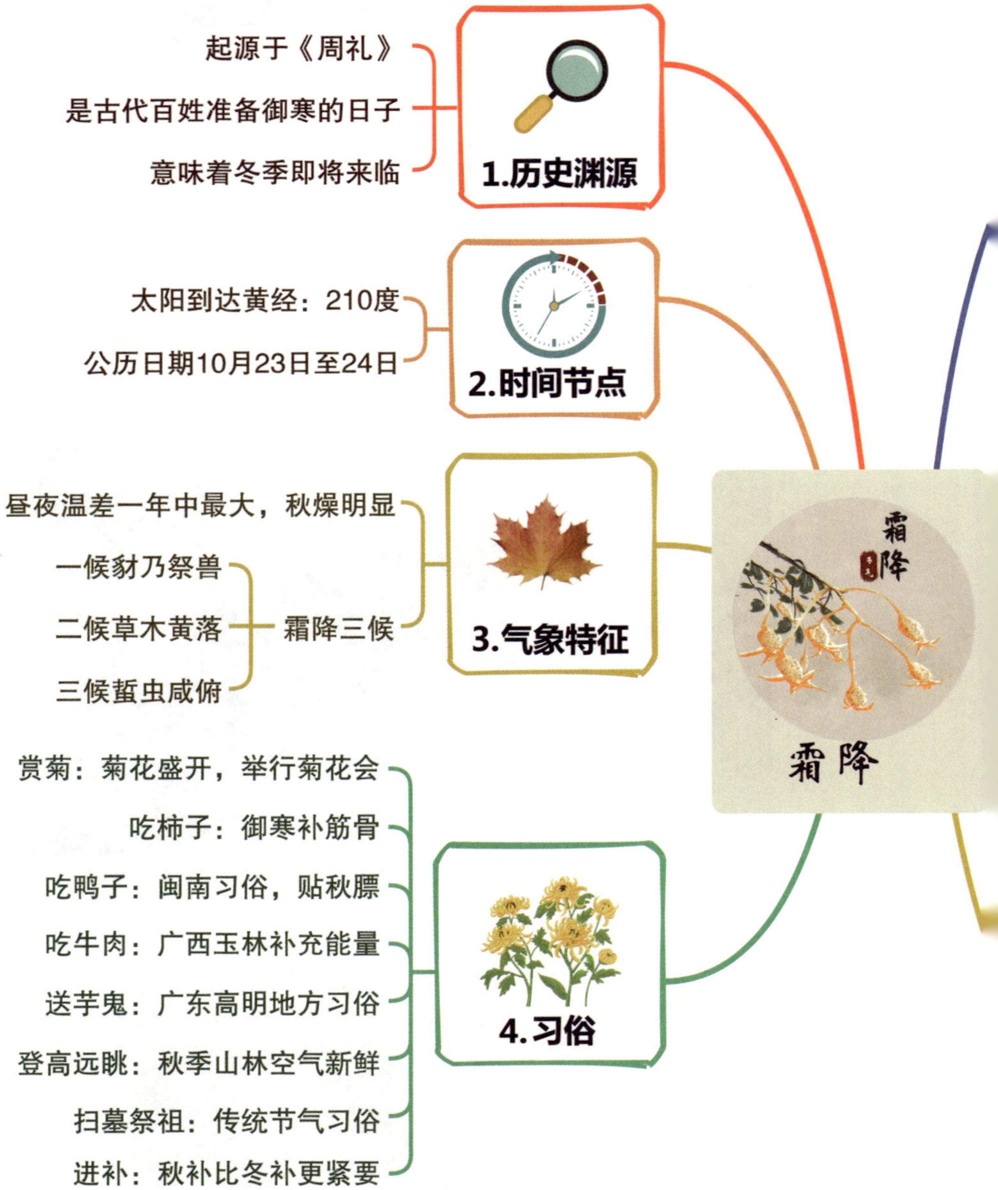

1.历史渊源
起源于《周礼》
是古代百姓准备御寒的日子
意味着冬季即将来临
2.时间节点
太阳到达黄经：210度
公历日期10月23日至24日
3.气象特征
昼夜温差一年中最大，秋燥明显
霜降三候
一候豺乃祭兽
二候草木黄落
三候蜇虫咸俯
4.习俗
赏菊：菊花盛开，举行菊花会
吃柿子：御寒补筋骨
吃鸭子：闽南习俗，贴秋膘
吃牛肉：广西玉林补充能量
送芋鬼：广东高明地方习俗
登高远眺：秋季山林空气新鲜
扫墓祭祖：传统节气习俗
进补：秋补比冬补更紧要
霜降
霜降

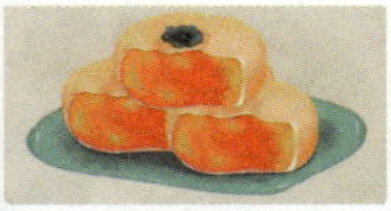

5. 霜降美食

- 羊肉、鸭肉、牛肉
- 萝卜、红薯、小米
- 柿子、柚子、栗子
- 蜂蜜、芡实、老鸭汤

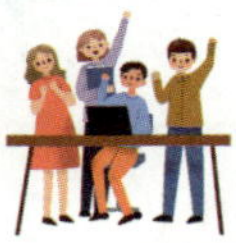

6. 谚语智慧

- 霜降种麦，不消问得
- 秋雨透地，降霜来迟

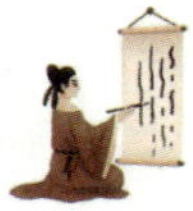

7. 霜降诗词

- [宋] 苏轼《梨》
- [唐] 元稹《咏廿四气诗·霜降九月中》
- [明] 郑茂《都门霜降日作》

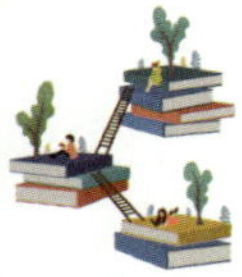

8. 健康观念

- 防寒保暖
- 调整心情
- 起居调节
- 适量运动
- 注意防病

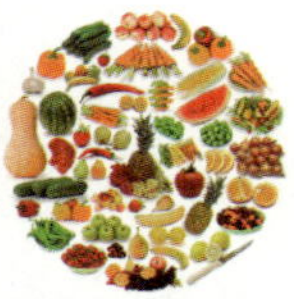

9. 饮食观念

- 平补为主，避免盲目
- 食用应季食物

一、节气百科

霜降，二十四节气中的第十八个节气，秋季的最后一个节气。早在黄帝时期，霜降已被纳入二十四节气，人们会举行祭祀，祈求来年风调雨顺，五谷丰登。霜降一词最早出现在《周礼》中，古人将霜降称之为“庸日”，意味着冬季即将来临，要做好御寒的准备。

霜降三候：

一候豺乃祭兽：豺狼捕猎以备冬。

二候草木黄落：草木枯黄凋零。

三候蛰虫咸俯：昆虫进入冬眠状态。

二、食材百问

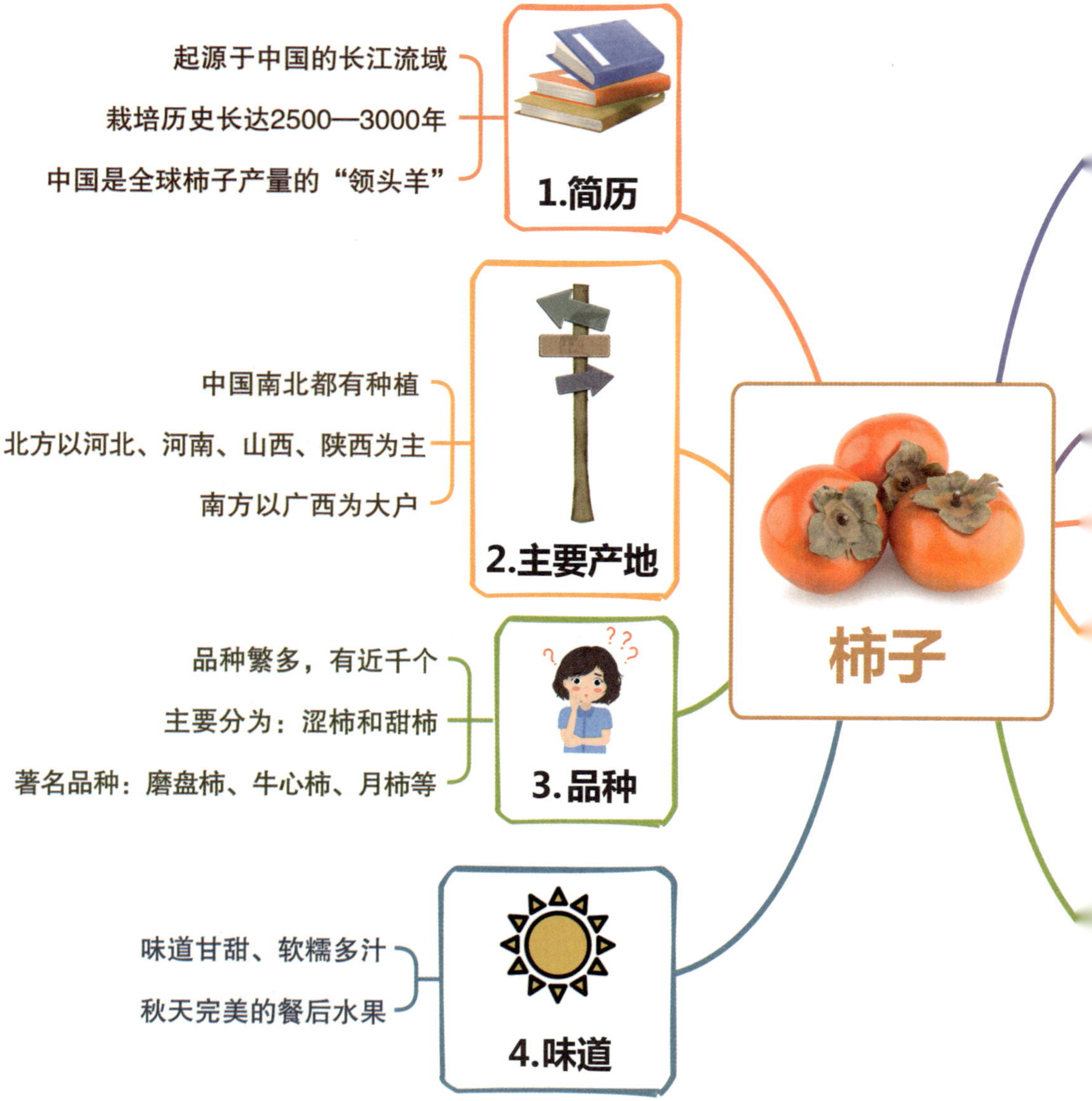

柿子
1.简历
起源于中国的长江流域
栽培历史长达2500—3000年
中国是全球柿子产量的“领头羊”
2.主要产地
中国南北都有种植
北方以河北、河南、山西、陕西为主
南方以广西为大户
3.品种
品种繁多，有近千个
主要分为：涩柿和甜柿
著名品种：磨盘柿、牛心柿、月柿等
4.味道
味道甘甜、软糯多汁
秋天完美的餐后水果

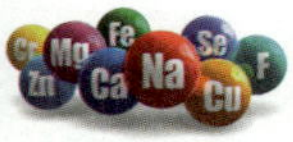

5.营养

- 富含维生素C、维生素A、叶酸等
- 矿物质含量超过苹果、梨、桃
- 有助预防癌症、延缓衰老等

6.食用时机

- 每年10月至12月

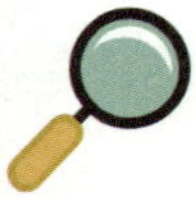

7.挑选

- 外形大、颜色鲜艳
- 无斑点和伤疤

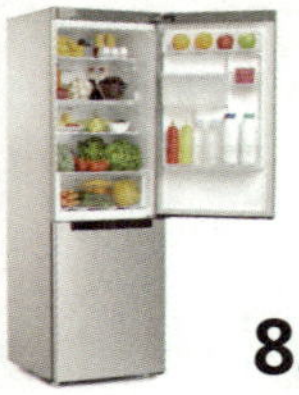

8.保鲜

- 阴凉处存放
- 冰箱冷藏或冷冻

9.烹饪与搭配

- 可生食或制作成柿饼、甜点
- 含鞣酸，不宜与高钙食物同食
- 糖尿病患者应慎食
- 与豆沙馅、柠檬等搭配

柿子的简介：

柿子原产于我国的长江流域，其栽培历史长达2500—3000年，柿子最早记载见于《礼记》。元明清时期，柿子有代粮救荒作用。目前我国是世界柿子产量最大的国家，其次是韩国、西班牙和日本。

三、厨艺工作坊

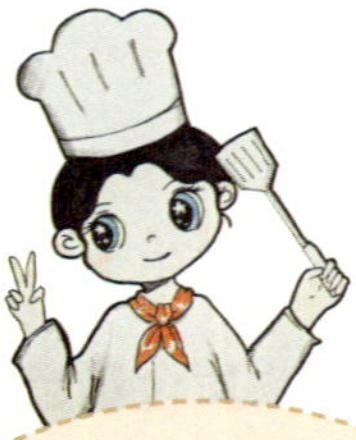

切割秘籍：

1. 刀具选择：根据食材特性选刀。

2. 刀刃保养：保持锋利刀刃。

3. 握刀要领：轻触刀面，稳定握柄，精准切割。

4. 稳固平台：稳固切割板，确保切割安全。

5. 均匀切割：追求食材大小厚度一致。

6. 了解结构：顺应食材纹理切割，逆切或顺切都可以。

7. 切割顺序：从一端开始，逐步推进。

8. 推拉技巧：硬食材需要推拉结合，轻松省力。

9. 稳定操作：食材稳固不滑动，切割安全可靠。

10. 切割技巧：掌握切丁、切丝、切片、切块等技巧。

11. 保持冷静：切割时冷静专注，避免分心。

12. 安全第一：时刻注意手部与刀刃的距离。

13. 清洁工作区：切割前后清洁工作区。

14. 食材预处理：去皮去籽去骨等预处理，让切割更顺畅。

四、营养加油站

《中国学龄儿童平衡膳食宝塔（2022）》是引领青少年健康成长的明灯。通过均衡膳食与适量运动，不仅能塑造强健体魄，更能成为充满活力、健康的超级英雄。下面简单介绍11—13岁学龄儿童平衡膳食宝塔，其他年龄段的平衡膳食宝塔可查询中国营养学会网站。

第一层：谷薯类——能量的源泉

每天摄入225~250克谷类，包括30~70克全谷物和杂豆，辅以25~50克薯类，如土豆、红薯，为我们提供无限活力。

第二层：蔬菜水果——营养的彩虹

每天摄入400~500克蔬菜与200~300克水果，缤纷色彩中蕴含丰富维生素及矿物质，保护我们免受疾病侵害。

第三层：畜禽鱼蛋——蛋白质的宝库

每天摄入50克畜禽肉、50克水产品，搭配40~50克蛋类，构建强壮肌肉和骨骼。

第四层：奶类、大豆和坚果——钙和蛋白质的加油站

每天摄入相当于鲜奶300克的奶及奶制品，每周摄入105克大豆与50~70克坚果，提供钙和蛋白质，助力成长。

第五层：烹调油和盐——调味要适度

每天烹调油摄入量为25~30克，食盐摄入量不超过5克，确保美食与健康并重。

身体活动和饮水——活力的源泉

每天至少60分钟中高强度身体活动，以全身有氧活动为主，其中每周至少3天的高强度身体活动。充足水分摄入，男童每天至少饮水1300毫升，女童至少饮水1100毫升，保持身体最佳状态。

五、厨房科学家

食物有奥秘，厨房有实验，厨房科学家解密

厨房小实验：

坚果夹心柿饼的奥妙

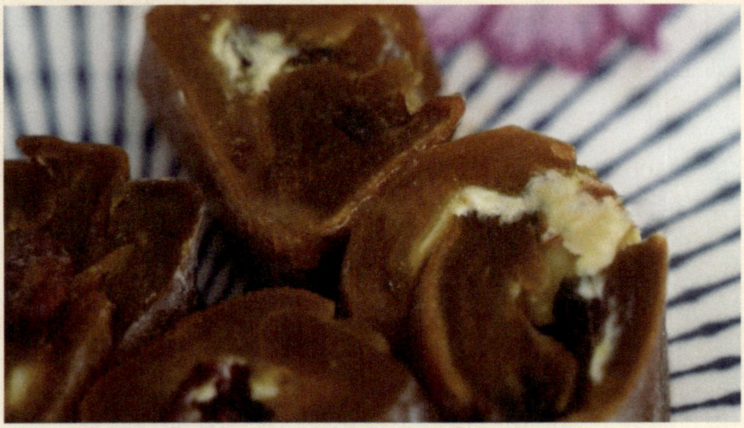

实验材料

柿子饼8个，即食黄油60克，零食混合坚果80克。

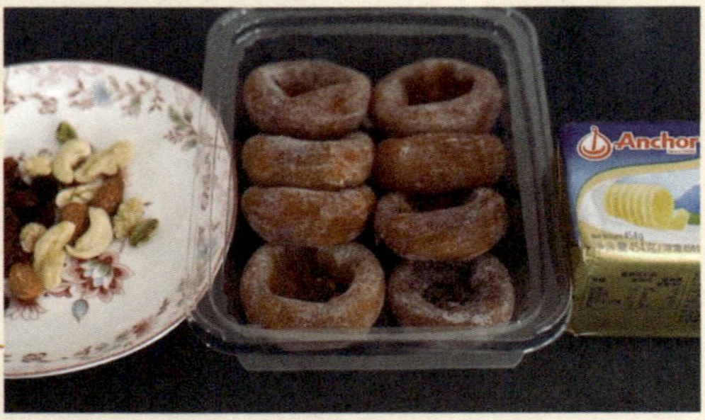

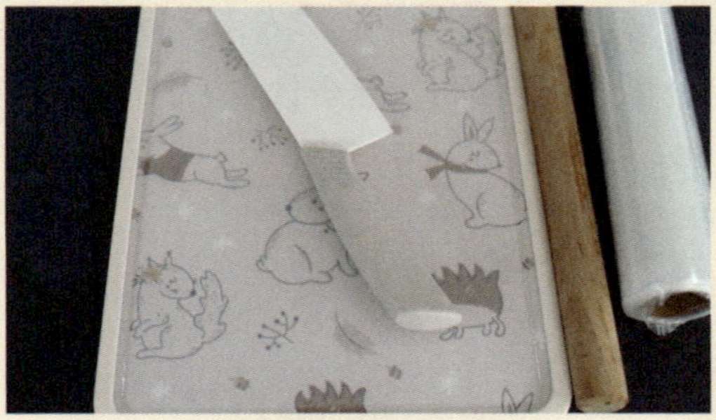

实验工具

保鲜膜1卷，菜刀1把，案板1块，擀面杖1个。

实验步骤

1

柿子饼切去头尾，再从中间切开，案板铺上保鲜膜把柿肉压平。

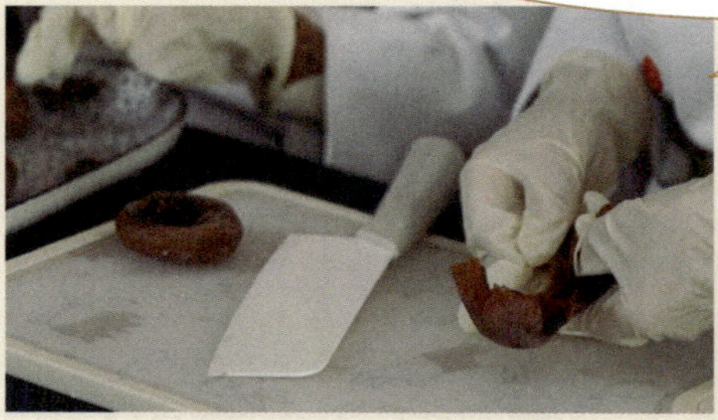

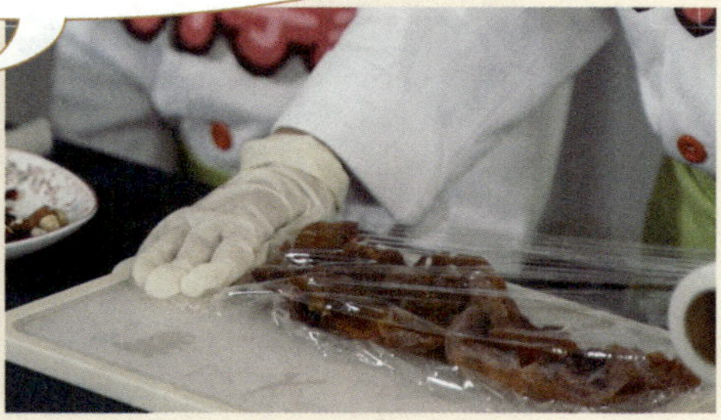

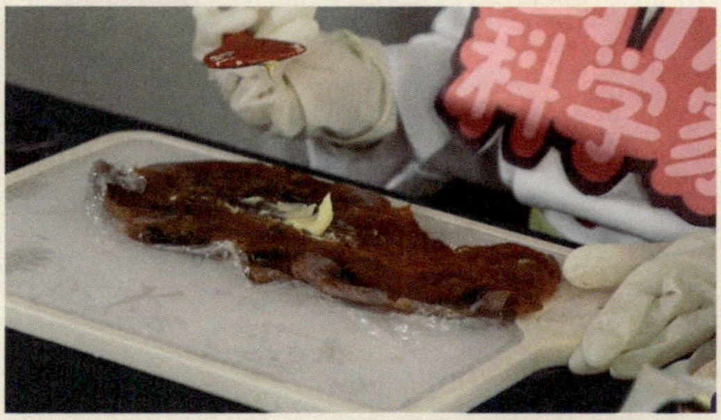

2

压平的柿子肉，涂上即食黄油，撒上坚果碎卷成柿子饼，切成圆形装盘点缀薄荷叶即可。

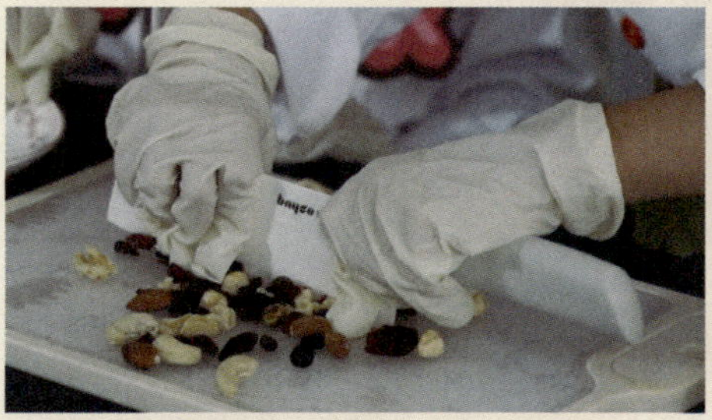

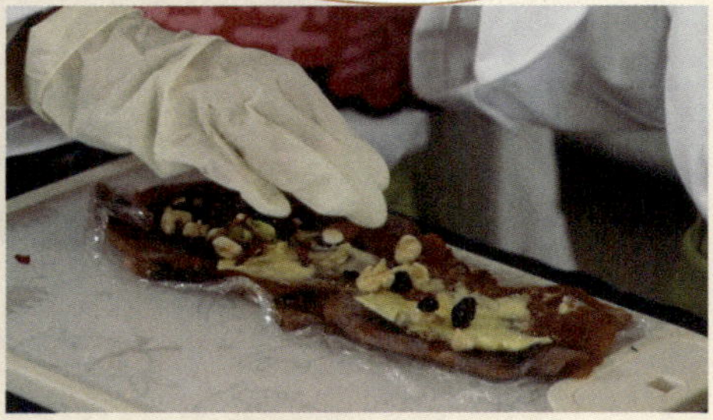

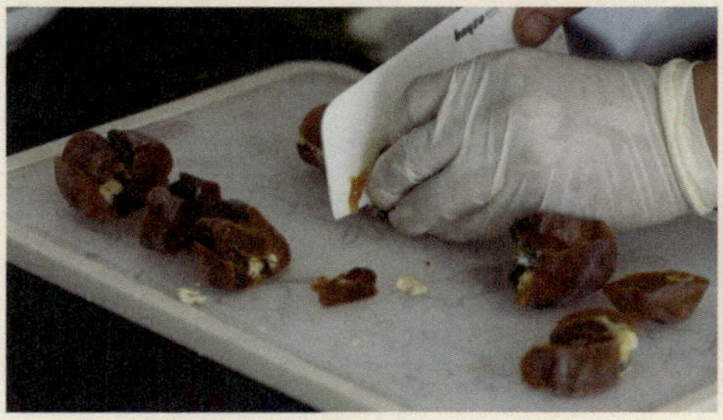

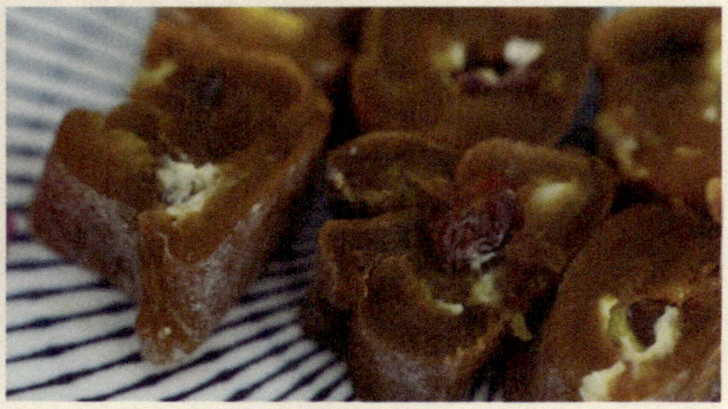

安全提示与注意事项

进食柿子要适量，因为柿子含糖量较高，过量食用可能会引起体重增加。并且不能吃生柿子、柿子皮，因为单宁含量高。吃完柿子要漱口，柿子里的糖、果胶易残存于齿缝产生龋齿。

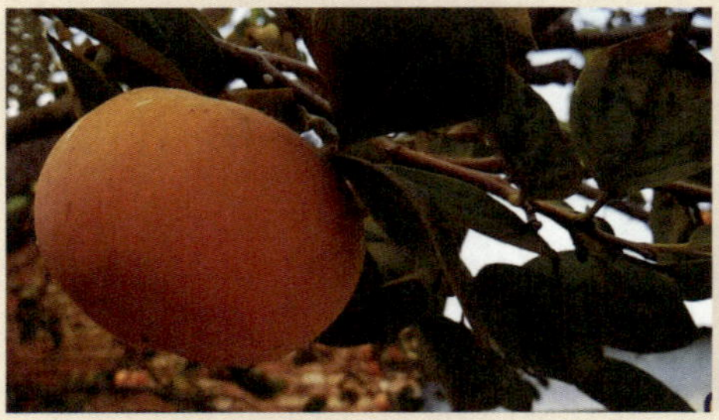

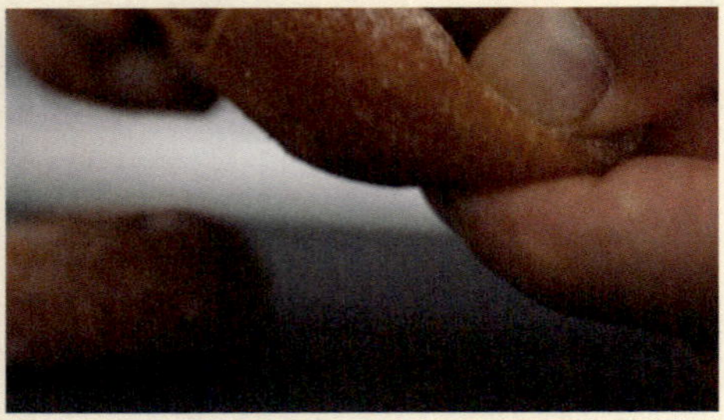

科学揭秘

柿饼上的白霜是人工加上去的糖吗？不是的，柿饼上的白霜是柿子被去皮后，内部“带糖的水分”渗透到表面，水分蒸发后糖分遗留结晶而成。

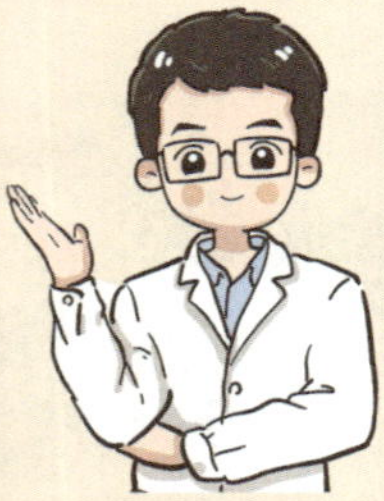

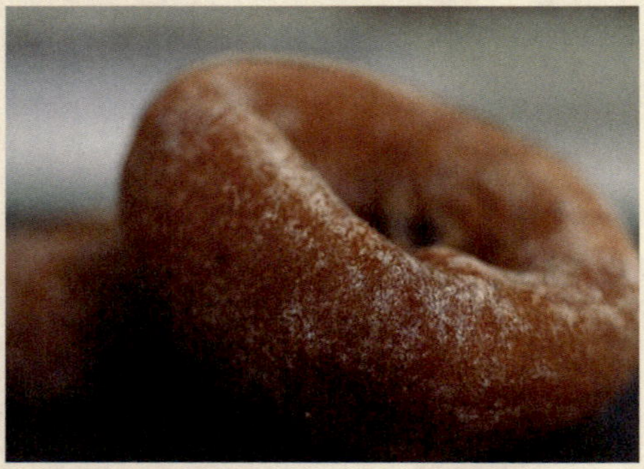

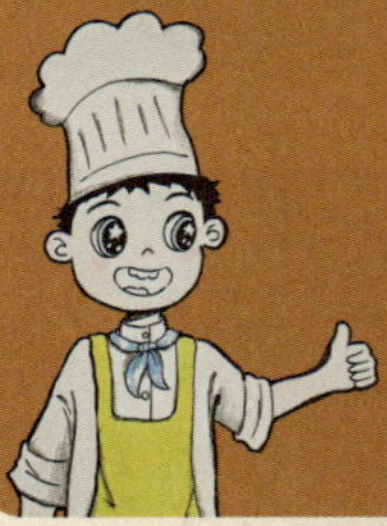

奇思妙想

柿子中含有单宁物质，在消化道胃酸的作用下，破坏了蛋白质的三级反应，又和柿子中的果胶绞结成团形成植物性胃石，容易造成肠道梗阻。还有哪些食物也可能导致植物性的胃结石呢？

冬季篇

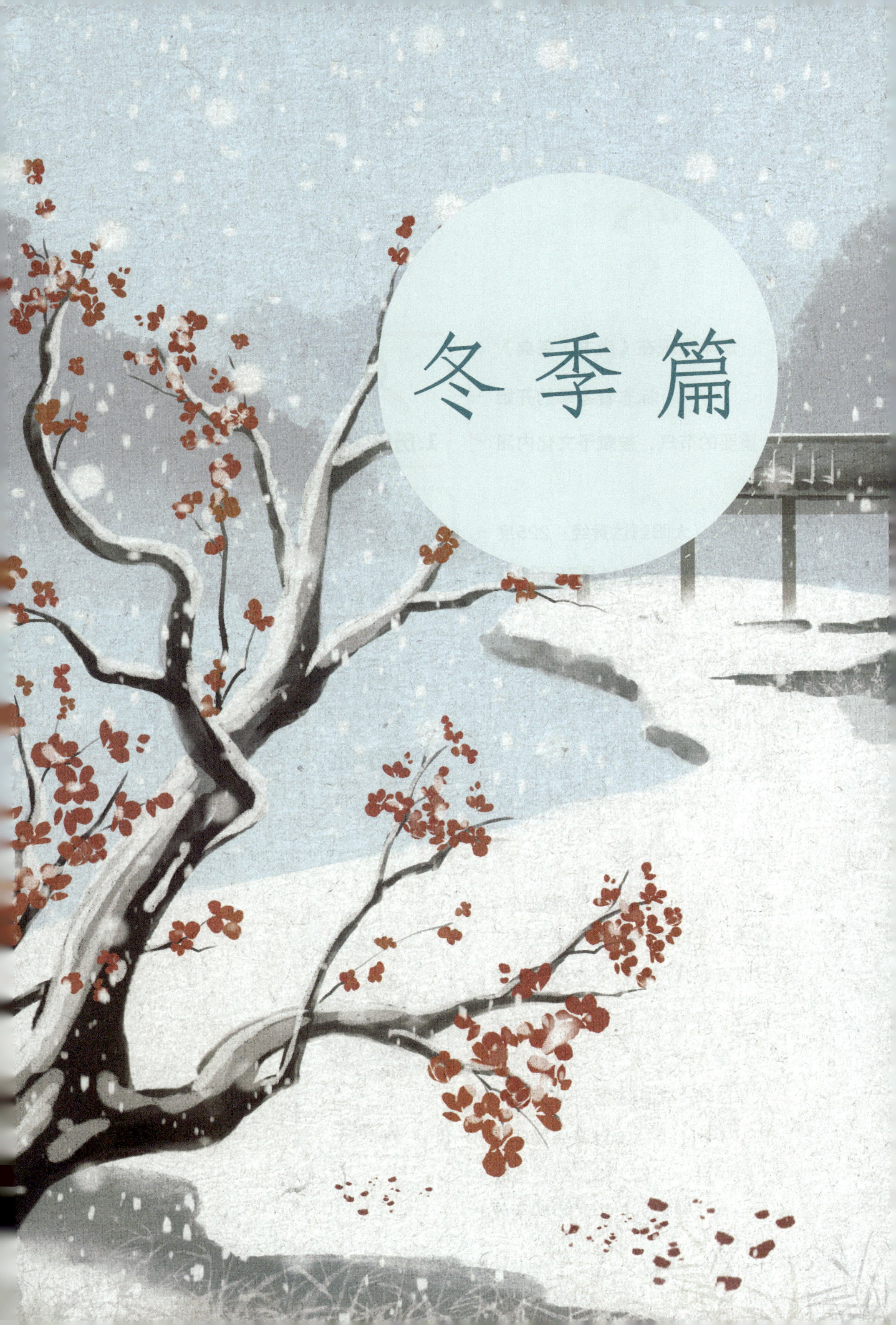

立冬

羊肉

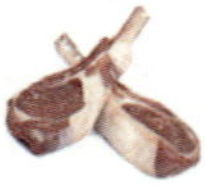

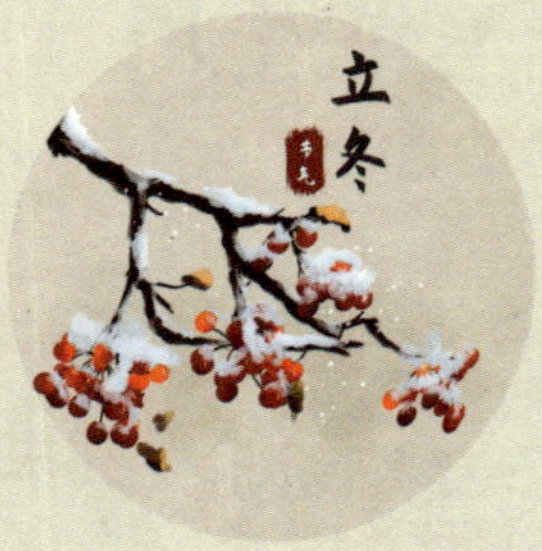

立冬

1.历史渊源

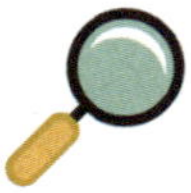

- 最早出现在《尚书·尧典》
- 标志着冬季的开始
- 重要的节气，被赋予文化内涵

2.时间节点

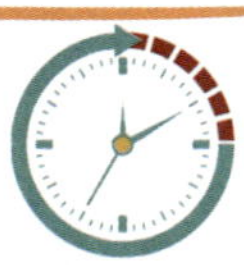

- 太阳到达黄经：225度
- 公历日期11月7日至8日

3.气象特征

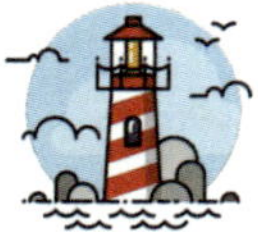

- 日照时间缩短，正午太阳高度降低
- 地表有余热，初冬不会很冷
- 立冬三候
  - 一候水始冰
  - 二候地始冻
  - 三候雉入大水为蜃

4.习俗

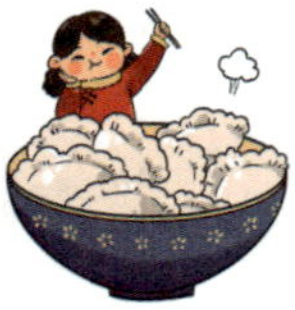

- 补冬：食用温补食物，增强抵抗力
- 吃饺子：北方习俗，寓意冬天将至
- 酿黄酒：绍兴风俗，冬季适宜发酵
- 扫疥：煎汤沐浴，以求健康过冬
- 舂“交冬糍”：庆祝好收成
- 吃生葱：抵抗湿寒，减少疾病
- 冬泳：冬泳爱好者迎接冬天
- 暖炉会：围着火炉，边饮边吃
- 祭祀：祈求来年的丰收

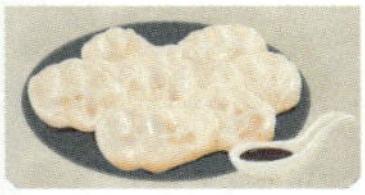

5.立冬美食

- 饺子，羊肉汤，鸡鸭鱼肉
- 大葱，咸肉菜饭，甘蔗
- 糍粑，酿黄酒，赤豆糯米饭
- 团子，酸汤猪脚，汽锅鸡

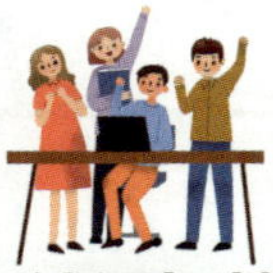

6.谚语智慧

- 立冬雨，一冬雨
- 立冬萝卜小雪菜，大雪送来不用载

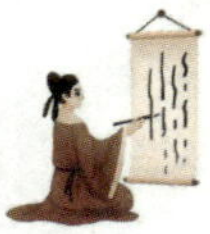

7. 立冬诗词

- [唐] 李白《立冬》
- [唐] 白居易《早冬》
- [宋] 陆游《立冬日作》

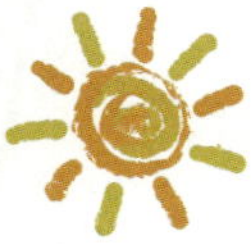

8.健康观念

- 顺应自然，起床要缓
- 适度晒太阳，补充阳气
- 情志调养，保持情绪稳定
- 适当运动，如散步、太极
- 保暖防寒，避免身体不适

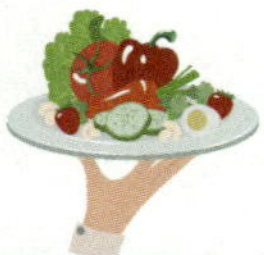

9.饮食观念

- 饮食调整，缓解干燥
- 补充水分，预防疾病
- 适当进补，注意食物选择

一、节气百科

立冬，二十四节气中的第十九个节气，标志着冬季的正式开启，意味着万物收藏，准备迎接寒冷。立冬的历史渊源可追溯至《尚书·尧典》，与农耕文化紧密相连，逐渐演变成一个重要的节气，被人们赋予了丰富的文化内涵，人们通过各种活动来享受一年的劳动成果。

立冬三候：

一候水始冰：水面开始结冰。

二候地始冻：土地逐渐冻结。

三候雉入大水为蜃：野鸡入水变蛤蜊的奇妙想象。

二、食材百问

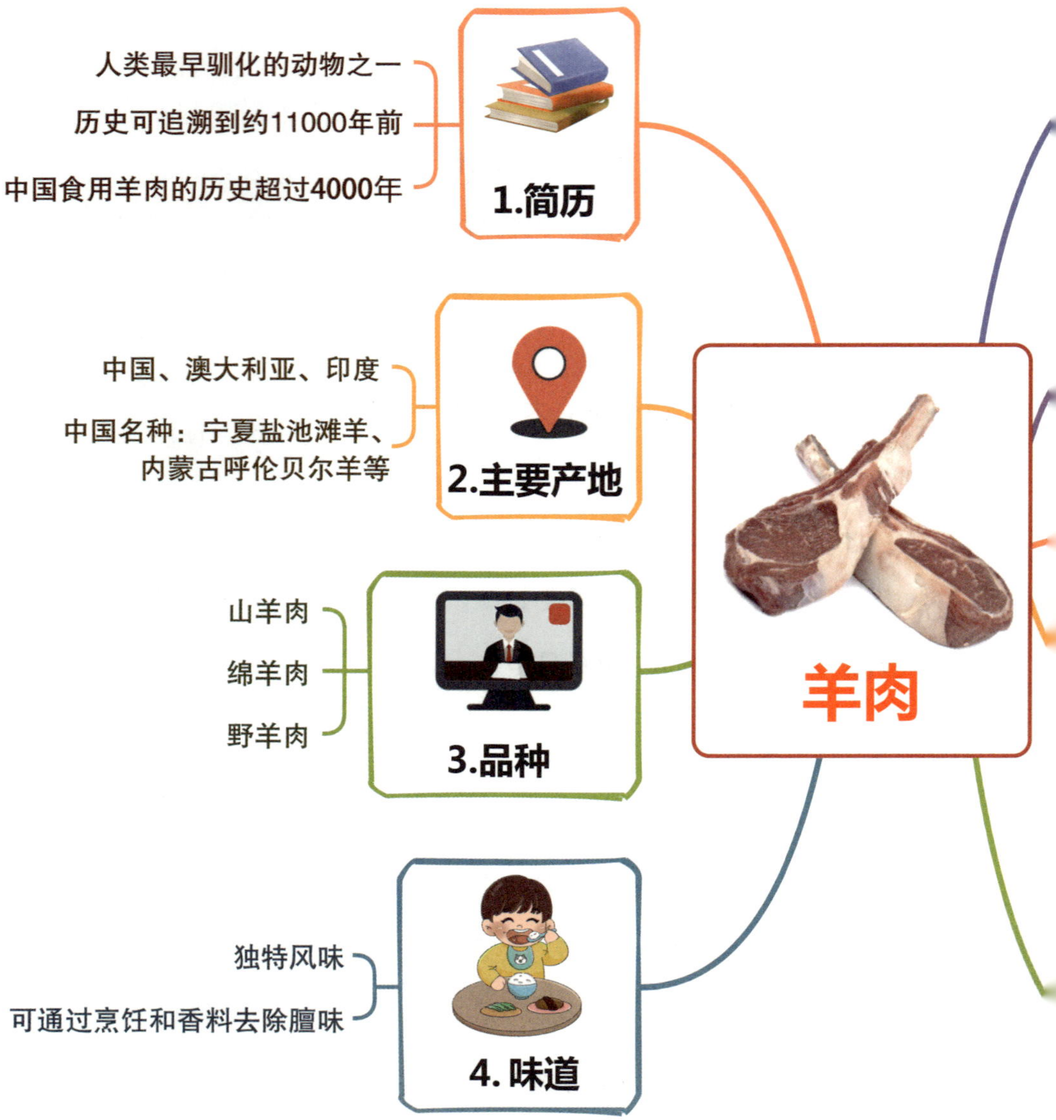
人类最早驯化的动物之一
历史可追溯到约11000年前
中国食用羊肉的历史超过4000年
1.简历
中国、澳大利亚、印度
中国名种：宁夏盐池滩羊、
内蒙古呼伦贝尔羊等
2.主要产地
山羊肉
绵羊肉
野羊肉
3.品种
独特风味
可通过烹饪和香料去除膻味
4. 味道
羊肉

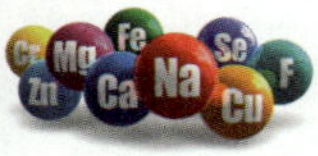

5.营养

- 富含蛋白质、脂肪、矿物质等
- 胆固醇含量低，滋补佳品
- 促进新陈代谢、产生能量等
- 促进血液循环、提高免疫力等

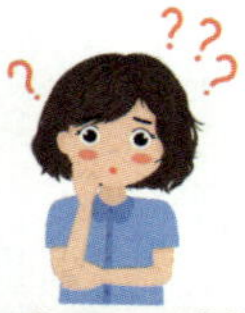

6.食用时机

- 全年都可以食用，最适宜冬季食用

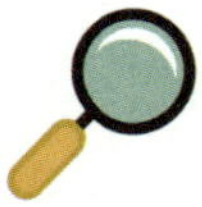

7. 挑选

- 色泽鲜红、肉质细嫩

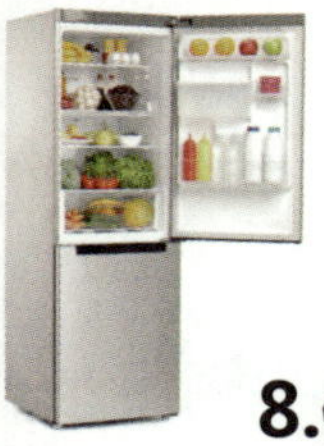

8.保鲜

- 冷冻、烹熟、熏晒
- 风干或真空包装
- 冰箱冷冻可存1个月

9.烹饪与搭配

- 根据羊肉部位和质地选择方法
- 用香料（如茴香籽）提升口感
- 好搭档：萝卜、土豆、洋葱等

羊肉的简介：

羊肉，是人类历史上最早驯化的动物产品之一，其驯化历史可追溯至约11000年前的西亚的新月沃地和伊朗西南部。中国人食用羊肉的历史超过4000年，羊是古代六畜之一，承载着深厚的文化意义。我国古时称羊肉为“羖肉”“羝肉”“羯肉”。如今羊肉是全世界普遍食用的肉品之一。

三、厨艺工作坊

去腥秘籍：

1. 确保食材新鲜，洗净血水与杂质，用清水、盐水或醋水浸泡食材。

2. 彻底去除内脏与黑膜，沸水焯烫，去除血沫。

3. 加入葱、姜、蒜、料酒、柠檬汁等调料以及八角、桂皮、香叶等香料，简单腌制。

4. 高温烹饪或长时间蒸煮，使腥味成分分解挥发。

5. 用醋、柠檬汁等酸性物质中和腥味，用啤酒、白酒、红酒等酒香或罗勒、迷迭香、百里香等香草掩盖腥味。

6. 用少量糖分平衡酸味，减轻腥味感知。

7. 火候适中，避免焦煳，用油脂包裹食材，减少腥味挥发。

四、营养加油站

营养标签主要由三大部分构成：

1. 营养成分表：这是营养标签的精髓所在，通常以表格形式清晰展示，涵盖了能量值、各类营养成分的含量，以及它们占营养素参考值（NRV）的百分比。所有数据均基于每100克或每100毫升的计量，因此，务必留意“每份”的实际量。

2. 营养宣传语：这是食品的“自我介绍”，比如“高钙”“低脂”“低糖”等，这些宣传语有助于我们迅速把握食品的营养亮点，但别被宣传语骗了。

3. 营养成分功能说明：这相当于食品的功能指南，告诉你特定成分的好处，比如维生素C能抗氧化，钙能强骨骼。

掌握营养标签解码技巧，成为购物高手：

1. 看配料表：配料表按含量从高到低排列，前列成分含量最高，需格外注意。

2. 注意NRV%：这是营养素占每日所需量的比例。若某食品的NRV%超过100%，说明其提供的该营养素超出了你一天的所需量。

3. 产品对比：不要只看单一标签，应将同类产品的营养标签进行对比，选出最适合的那一款。

超市购物时，别被包装和广告忽悠，仔细研读营养标签，挑选出真正健康、营养均衡的食品，一起智慧饮食，享受健康生活。

五、厨房科学家

食物有奥秘，厨房有实验，厨房科学家解密

厨房小实验：

清炖羊肉汤的奥妙

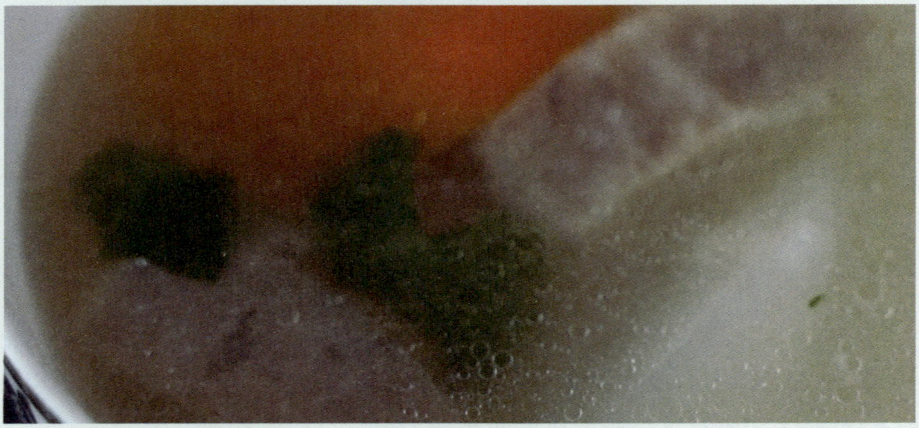

实验材料

羊排1000克，白萝卜500克，生姜60克，白芷5克，香菜30克，小葱20克，盐15克，料酒20克。

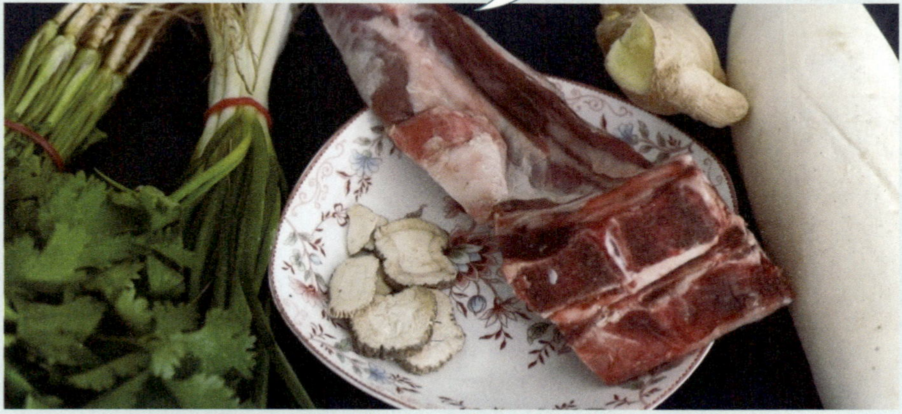

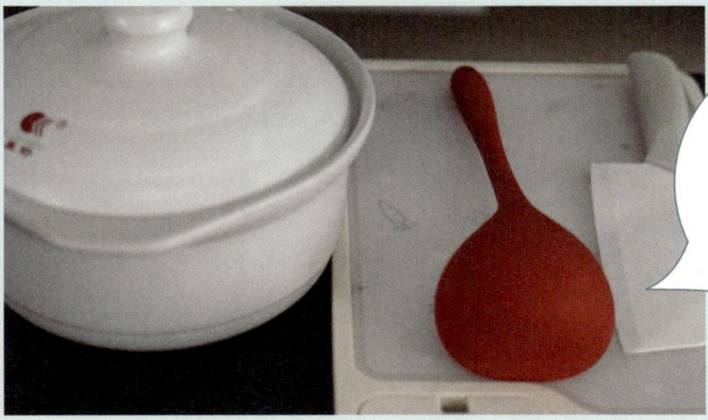

实验工具

汤煲1个，汤勺1个，菜刀1把，案板1块。

实验步骤

1

切好的羊排泡冷水1个小时以上，逼出血水，冷水下锅，加料酒，焯水去浮沫，捞出，用热水洗净。

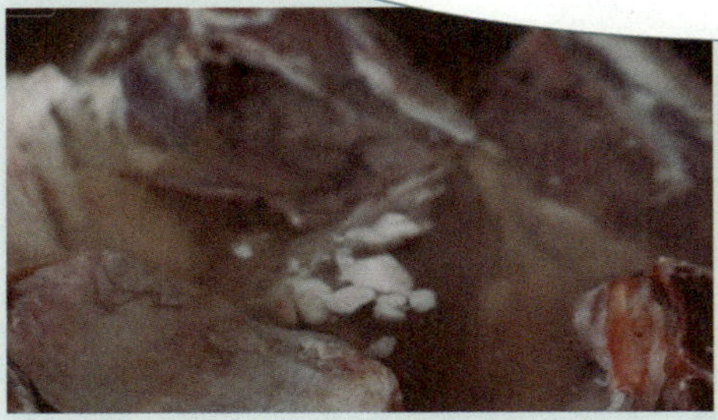

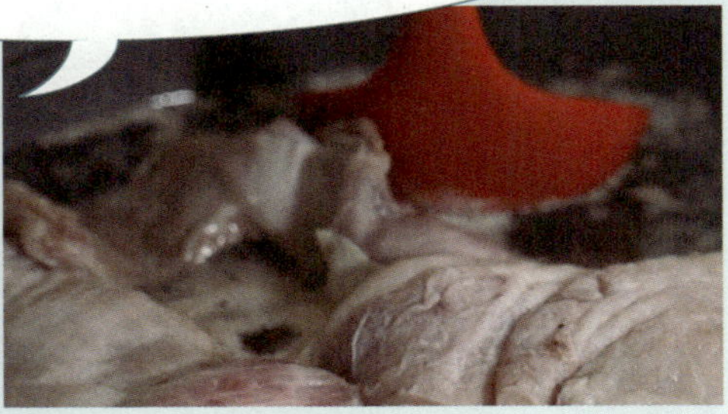

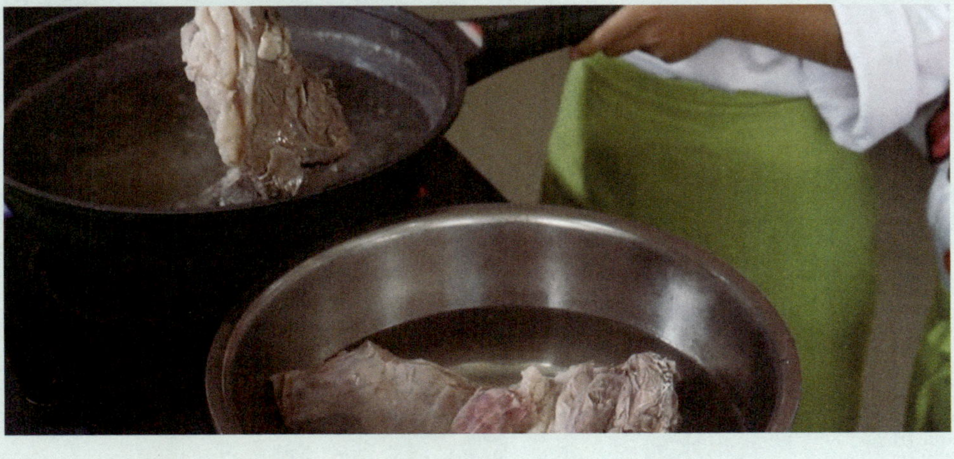

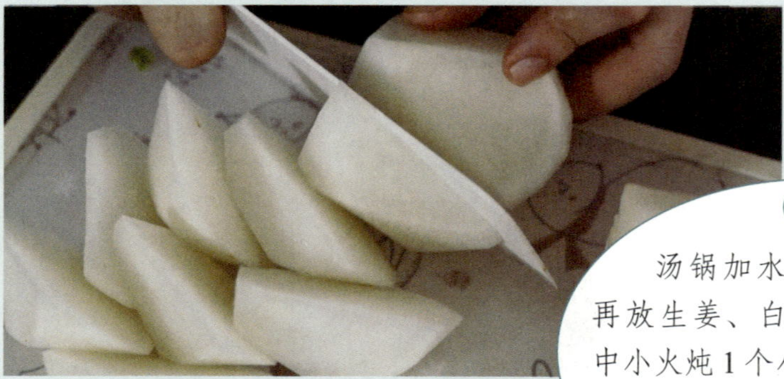

2

汤锅加水烧开，放羊排，再放生姜、白芷，去膻增香，中小火炖1个小时。揭开盖子，碗中放葱花、香菜、盐，浇入煮羊排的原汤即可。

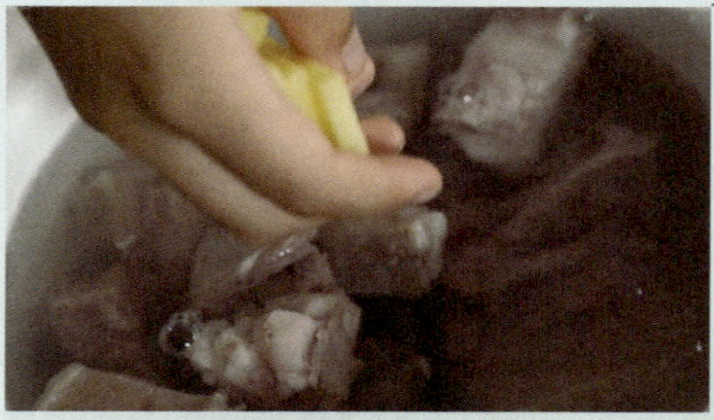

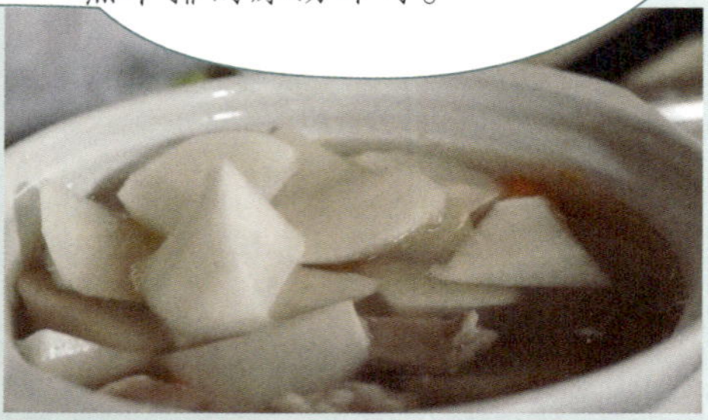

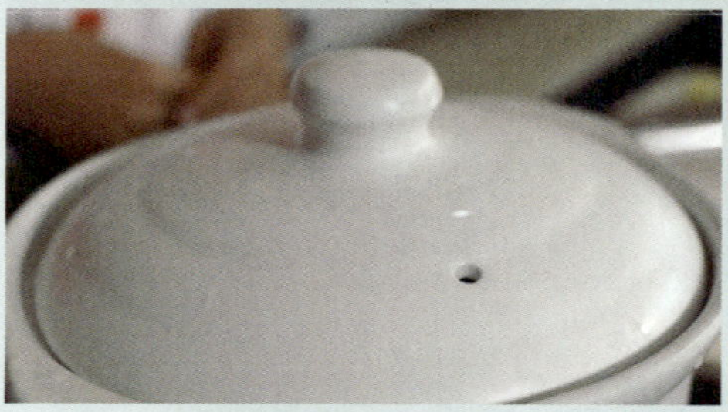

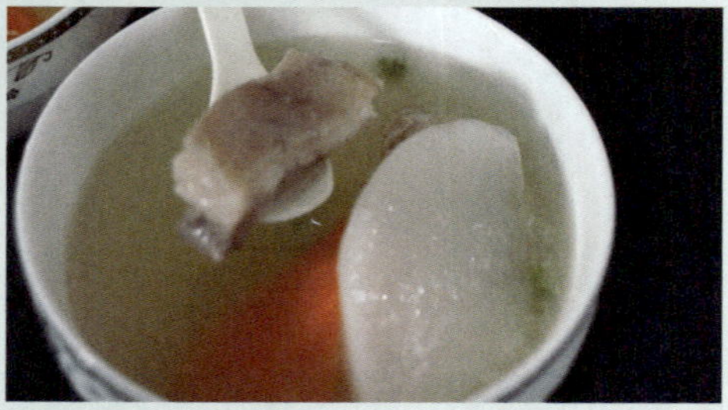

安全提示与注意事项

挑选新鲜的羊肉，一要看，颜色呈鲜红色或淡粉色才好，二要闻，如果夹杂着一些腐臭味就不新鲜了。好的羊肉肉质有弹性，有少量水分。那些质地松软、一按就出水的肉，很可能就是注水肉了。

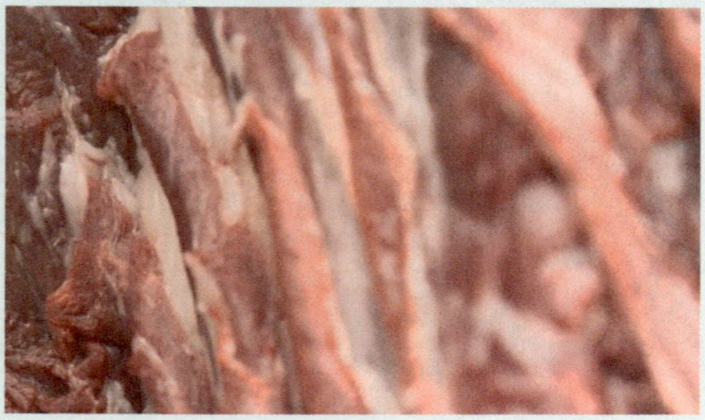

科学揭秘

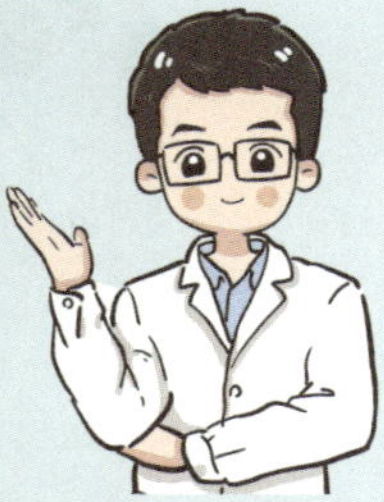

羊肉的膻味主要来自脂肪和蛋白质，与数十种成分有关，比较典型的成分是4-甲基辛酸、4-乙基辛酸和4-甲基壬酸，其中前两种起主要作用。这些脂肪酸是在羊的瘤胃中经微生物发酵形成的。此外，羊肉中的酚类物质、硫化氢、吡啶和吡嗪等成分，也被证实和膻味有一定关系。

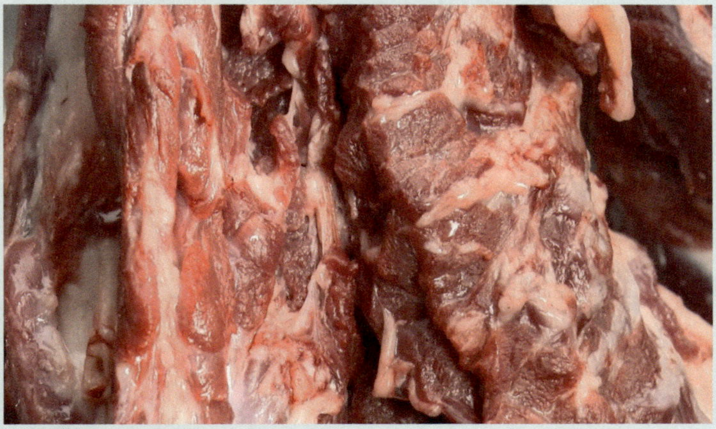

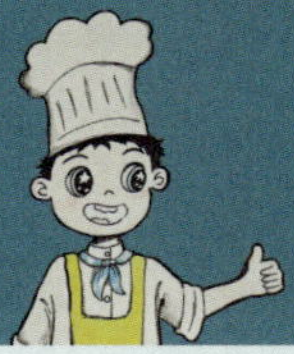

奇思妙想

牛、马、鹿等动物体内也有膻味，是不是也是这个道理呢？

小雪

核桃

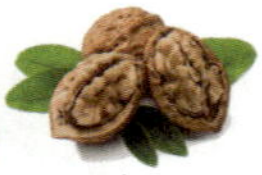

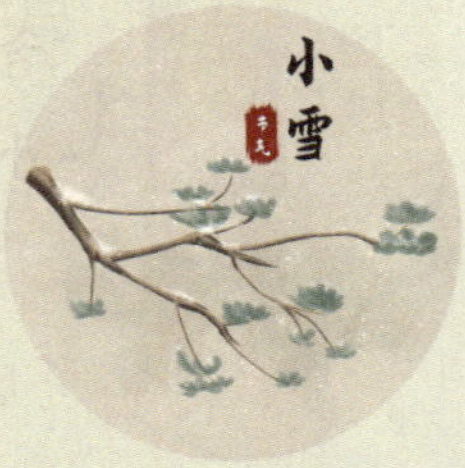

小雪

1.历史渊源

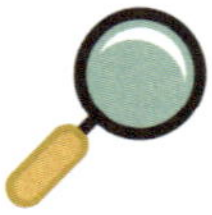

- 源自古代农耕
- 标志：雪季开始和冬季深入
- 意味着天气越来越冷、降水量渐增

2.时间节点

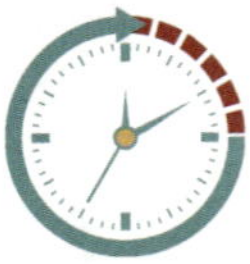

- 太阳到达黄经：240度
- 公历日期11月22日至23日

3.气象特征

- 寒潮与强冷空气活动频数高
- 大范围大风降温天气
- 小雪三候
  - 一候虹藏不见
  - 二候天气上升地气下降
  - 三候闭塞而成冬

4.习俗

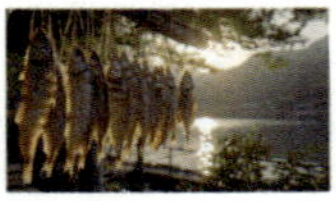

- 吃糍粑：圆形象征喜庆团圆和丰收
- 晒鱼干：台湾渔民晒鱼干储干粮
- 吃刨汤：土家族杀年猪迎新年
- 酿小雪酒：用新收获的粮食酿酒

一、节气百科

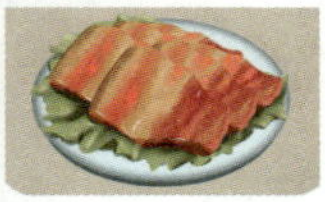

5.小雪美食

- 腊肉：气温下降，适合加工
- 糍粑：南方习俗，糯米制品
- 鱼干：南方沿海晒鱼干风俗
- 羊肉：冬季温补，抵御风寒
- 刨汤：土家族传统美食
- 小雪酒：庆祝丰收的饮品
- 黑色食物：黑芝麻、黑米等
- 炖菜：冬季受欢迎的家常菜

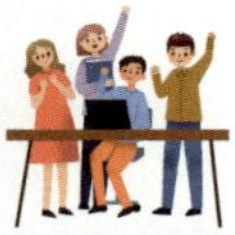

6.谚语智慧

- 冬吃萝卜夏吃姜，不用医生开药方
- 小雪不砍菜，必定有一害

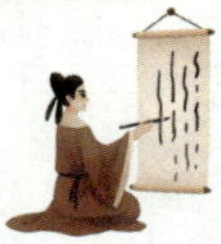

7. 小雪诗词

- [唐] 元稹《咏廿四气诗·小雪十月中》
- [唐] 陆龟蒙《小雪后书事》
- [宋] 陆游《小雪》

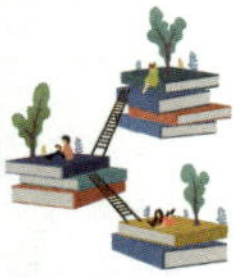

8.健康观念

- 适当锻炼，充足睡眠
- 心态良好，室内通风
- 防病保暖，个人卫生
- 合理使用空调取暖设备

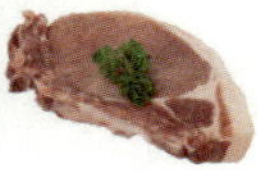

9. 饮食观念

- 多吃富含维生素的食物
- 适量摄入蛋白质
- 多喝水，补充水分

小雪，二十四节气中的第二十个节气，位于立冬后的第一个雪季，标志着雪季的开始和冬季的深入，天气会越来越冷、降水量渐增。小雪是农事活动的重要参考，农民根据这个节气来安排农作物的收、种、藏等活动。

小雪三候：

一候虹藏不见：雨水变雪花，彩虹消失。

二候天气上升地气下降：阳气上升，阴气沉降，天地寂寥。

三候闭塞而成冬：万物沉寂，寒冬降临。

二、食材百问

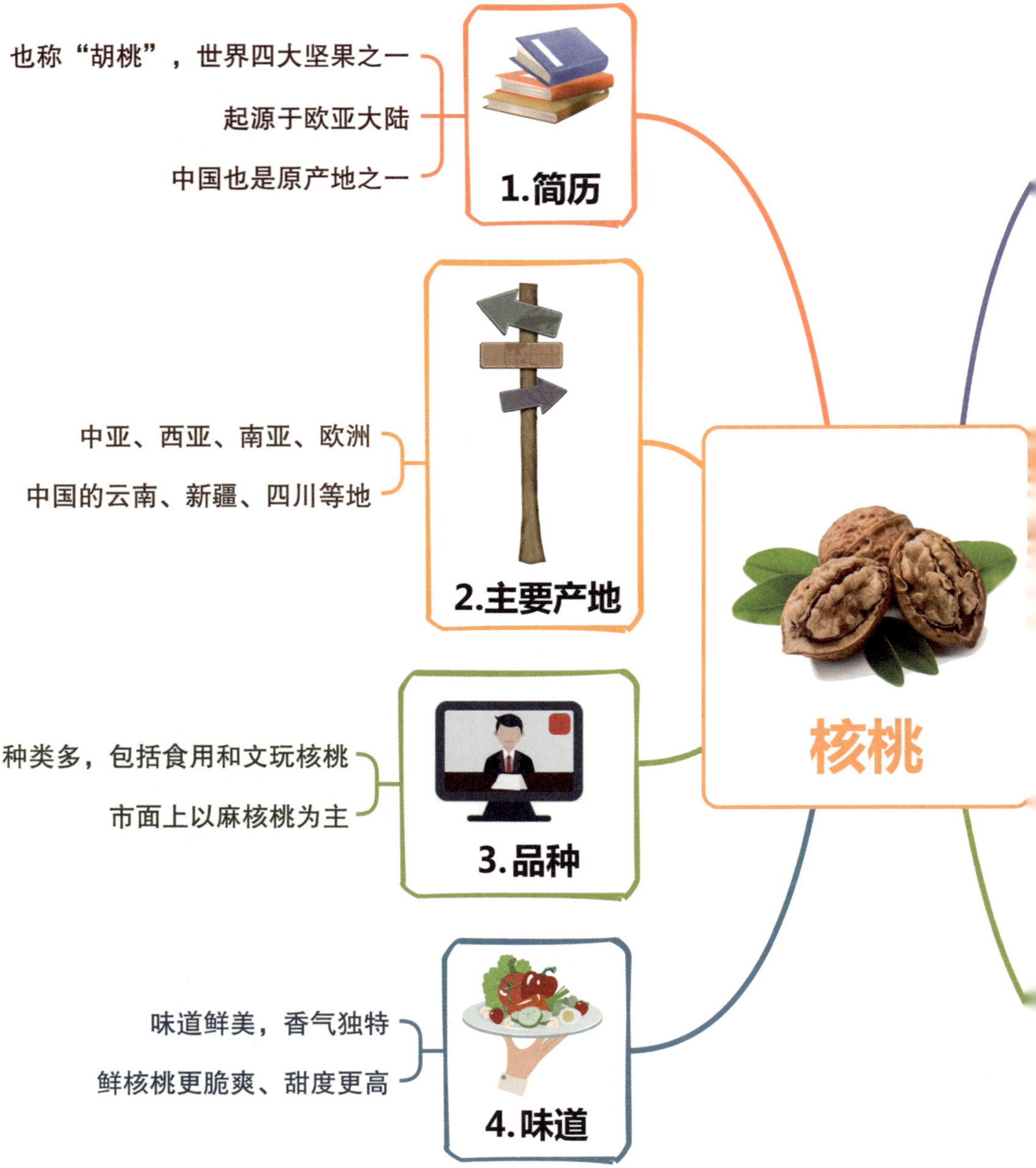
核桃
1.简历
也称“胡桃”，世界四大坚果之一
起源于欧亚大陆
中国也是原产地之一
2.主要产地
中亚、西亚、南亚、欧洲
中国的云南、新疆、四川等地
3.品种
种类多，包括食用和文玩核桃
市面上以麻核桃为主
4.味道
味道鲜美，香气独特
鲜核桃更脆爽、甜度更高

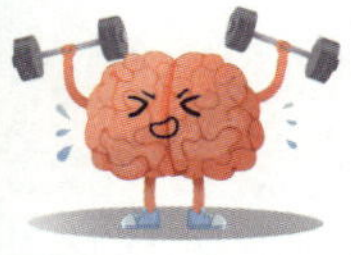

5.营养

- 富含蛋白质、不饱和脂肪酸、维生素E、维生素B、矿物质等
- 有助于健脑、增强记忆
- 有助于延缓衰老、通便

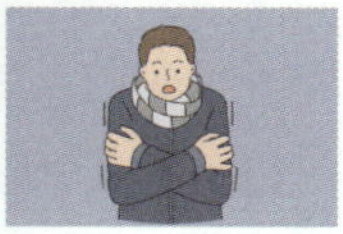

6.食用时机

- 每年9月至次年3月

7.挑选

- 外壳干净、纹路均匀、无油渍
- 优质核桃外表圆整，重量较重

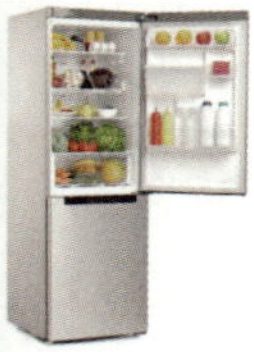

8.保鲜

- 可冷藏保存约1个月
- 于阴凉干燥、通风处自然风干

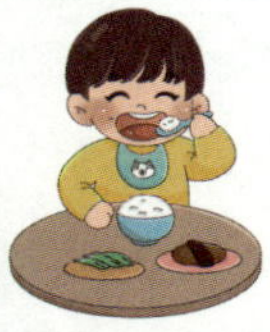

9.烹饪与搭配

- 可生食、炒食或榨油
- 也可用于糕点、糖果的配制
- 搭配：黑芝麻、杏仁、豆腐等

核桃的简介：

核桃，别名“胡桃”“青龙衣”“山核桃”，原产于巴尔干半岛至中国西南部之间的欧亚地域，有悠久的栽培历史，是世界四大坚果之一。核桃一般生长于海拔400~1800米的山坡及丘陵地带，中国平原及丘陵地区常见栽培。核桃种仁含油量高，可生食，亦可榨油食用。

三、厨艺工作坊

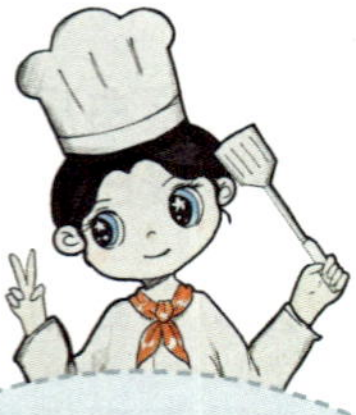

脱水冲水的秘籍：

1. 冷水适用于肉类，沸水则适合蔬菜，水温不同效果不同。

2. 肉类需表面微熟，蔬菜则需迅速焯水。

3. 去除血水和腥味，使食材更加清爽。

4. 脱水冲洗过程中，营养不流失，特别是水溶性维生素。

5. 操作时要小心热水四溅，避免烫伤。

6. 根茎类蔬菜适用冷水，叶菜类则需沸水，食材不同方法各异。

7. 冲洗后，需进行清洗和加工，去除油脂和浮沫。

8. 冲洗前后，清洁工作区和工具，确保烹饪卫生。

四、营养加油站

食品添加剂的定义：

食品添加剂是为了改善食物的色、香、味以及防腐、保鲜而特别添加的人工合成或天然物质，是让食物变得更美味、更安全、更有趣的隐形魔法师。

食品添加剂的种类：

1. 防腐剂：延长食物的保质期。

2. 抗氧化剂：与氧气抗争，防止食物氧化变质。

3. 着色剂：为食物披上五彩斑斓的外衣，让食物看起来更加诱人。

4. 甜味剂：为食物增添甜美的味道。

5. 增稠剂：改善食物的口感，让食物更加细腻、滑爽。

6. 香料：为食物增添香气。

食品添加剂的作用：

1. 保持新鲜度和营养。

2. 改进食物的口感和外观。

3. 便于食物的生产、加工和储存。

如何正确看待食品添加剂：

1. 合理使用食品添加剂是安全的，也十分重要。

2. 通过正规渠道购买信誉好的品牌。

3. 仔细查看食物标签上的添加剂种类和用量，确保摄入健康、安全的食品。

4. 不迷信“零添加”：“零添加”只是一种营销策略，并非真正意味着食品更加健康。

食品添加剂并不是坏东西，是我们饮食中的好帮手。了解并正确使用食品添加剂，我们才能享受到安全、美味的食物。学会看食品标签，选择健康食品。

五、厨房科学家

食物有奥秘，厨房有实验，厨房科学家解密

厨房小实验：

核桃西芹炒虾仁的奥妙

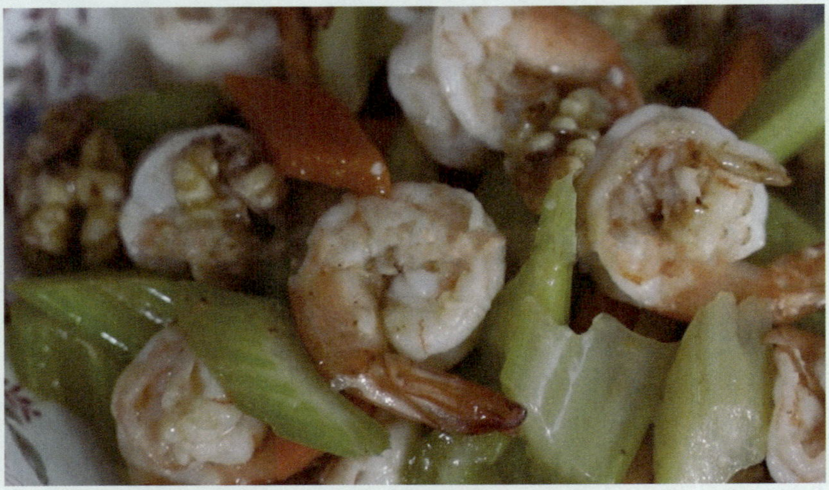

实验材料

鲜核桃 100 克，虾仁 150 克，西芹 250 克，彩椒 15 克，盐 6 克。

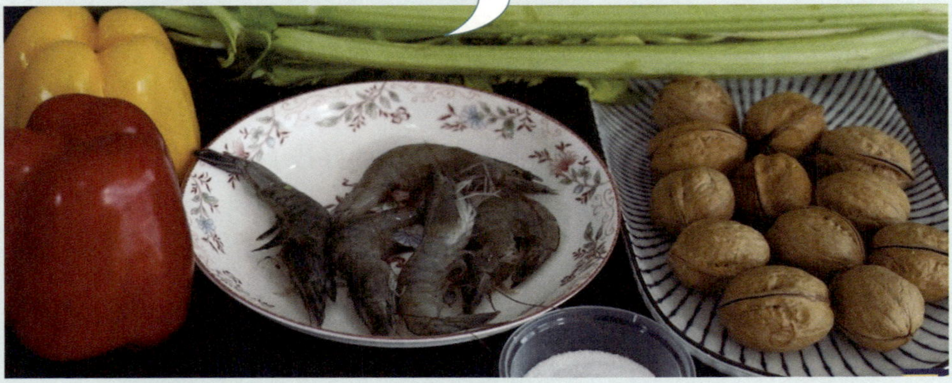

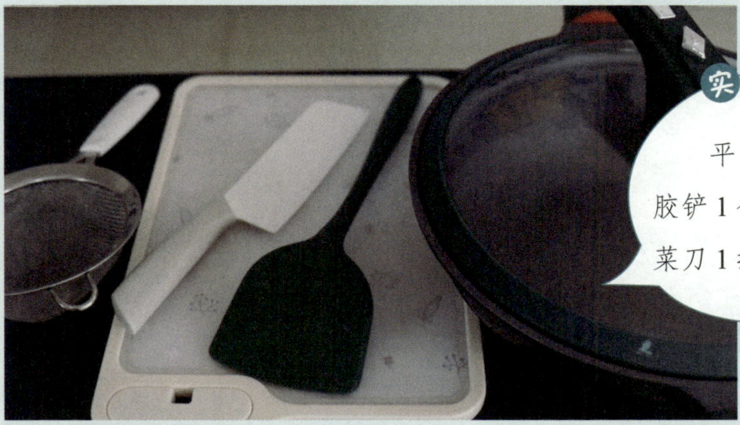

实验工具

平底锅1个，硅胶铲1个，密筛1个，菜刀1把，案板1块。

实验步骤

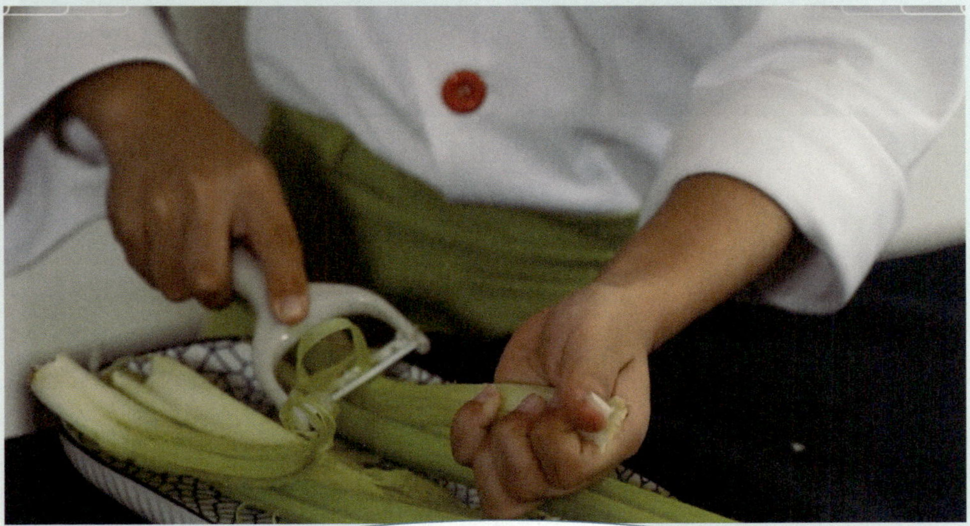

1

西芹剥皮切菱形块，虾仁开背，彩椒切块备用。

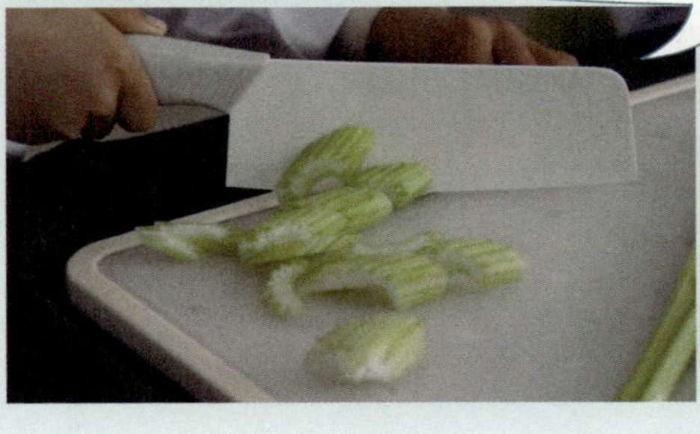

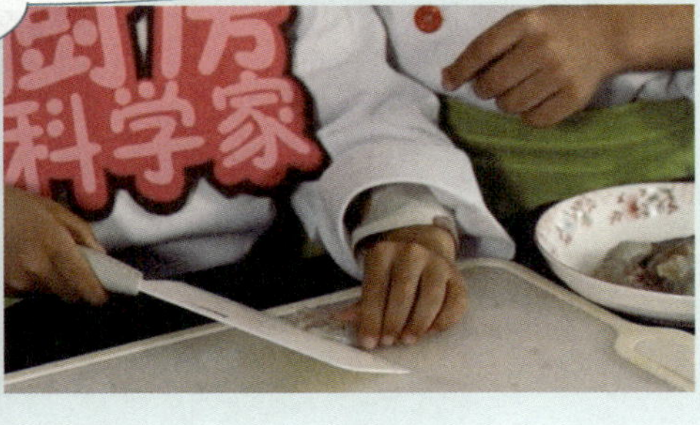

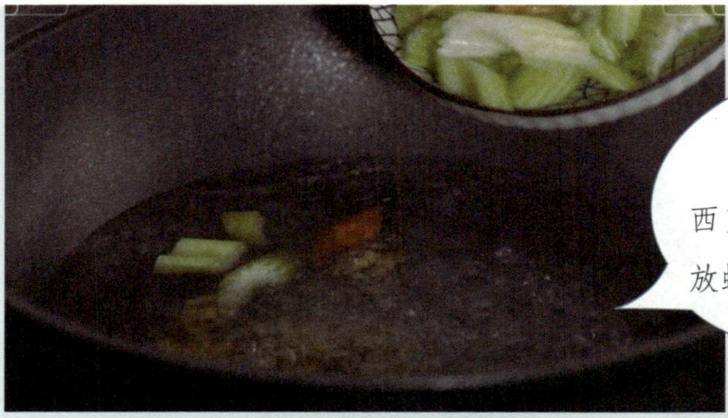

2

锅加水烧开，先放西芹核桃煮1分钟，再放虾仁煮20秒倒出控水。

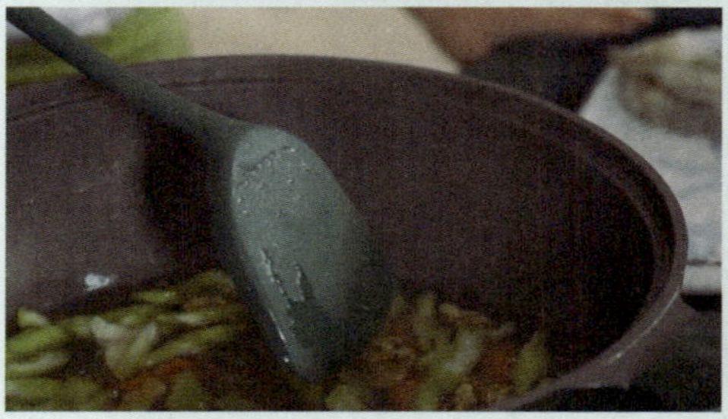

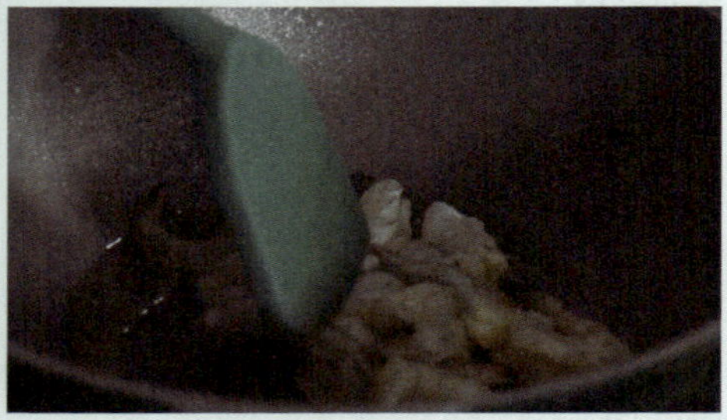

3

平底锅里加入10克油，放核桃、西芹、虾仁，加入盐翻炒均匀即可出锅。

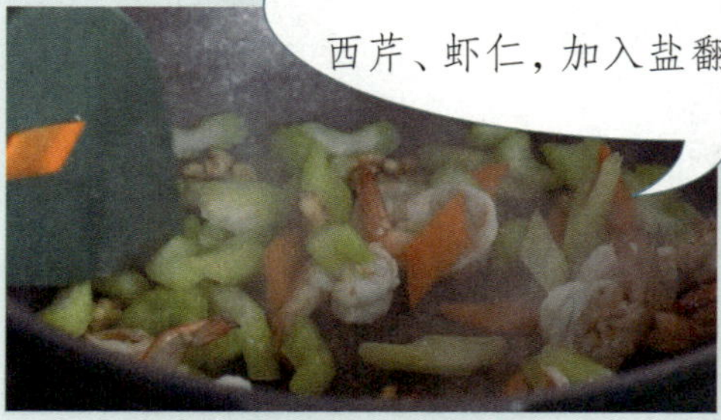

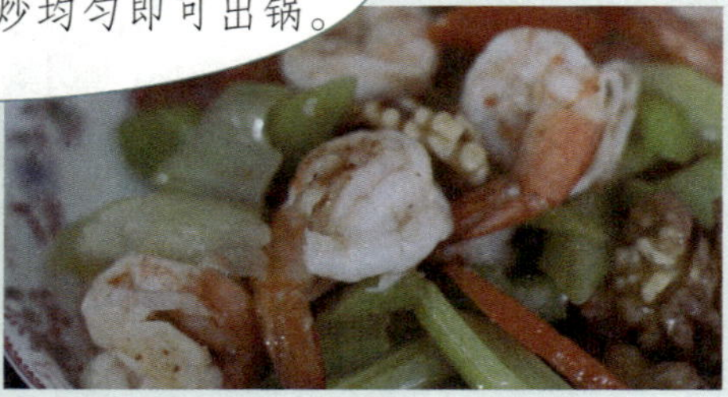

安全提示与注意事项

买核桃要选花纹相对多且浅的，因为花纹在核桃生长过程中是输送养料的通道，花纹越多，吸收的养料也越多。再掂一掂分量，相对较重的核桃更饱满。

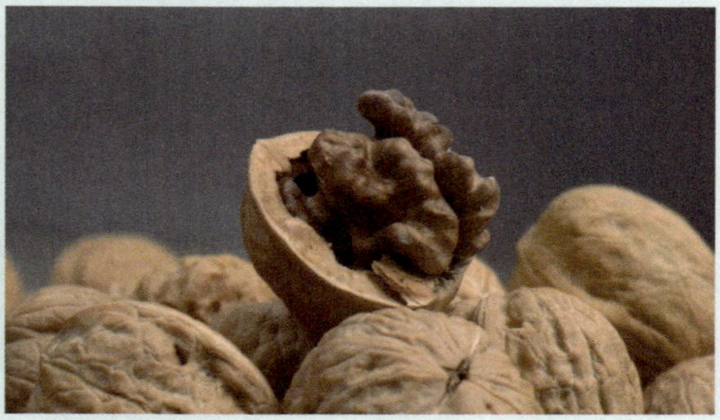

科学揭秘

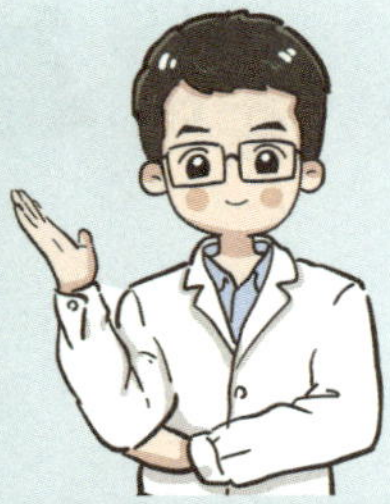

吃核桃能补脑吗？补不了，但可以给大脑供能、促进其运转。人出生时就几乎拥有了一生全部的脑神经元，在一定阶段后，脑神经元会随年龄增加而减少，若想通过吃核桃使脑神经元继续生长，只能是异想天开了。

但核桃含有的 ω-3 脂肪酸等，确实有助于大脑运作，吃核桃也能补充人体所需营养成分，让大脑阶段性地“更有活力”。吃核桃对于高强度用脑人群确实有益，但这不是核桃的专利，很多坚果都可以做到。

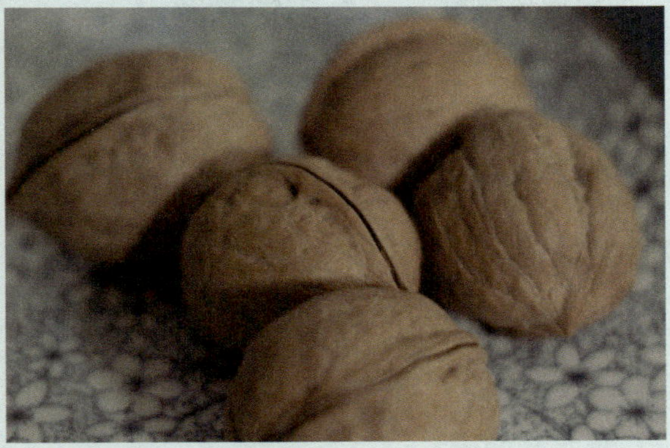

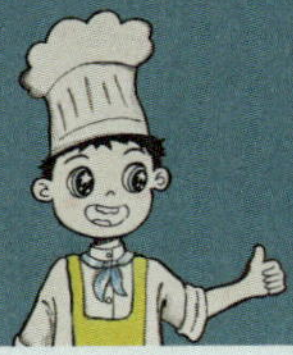

奇思妙想

其他哪些坚果也含有 ω-3 脂肪酸，我们正常人每天应该吃多少核桃呢？

大雪

牛肉

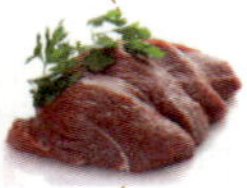

大雪

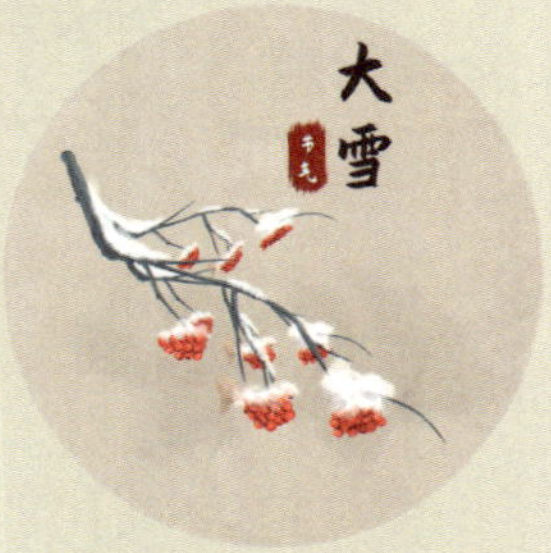

1.历史渊源

- 冬季第三个节气
- 标志仲冬时节开始
- 农田休闲时期，准备迎接春耕

2.时间节点

- 太阳到达黄经：255度
- 公历日期12月6日至8日

3.气象特征

- 气温显著下降，降水量增多
- 北方地区河流结冰
- 大雪三候
  - 一候鹖鴠不鸣
  - 二候虎始交
  - 三候荔挺出

4.习俗

- 大雪进补：提高免疫功能
- 吃红薯粥：暖胃、养胃
- 观赏封河：北方冰雪景观
- 制作冰雕和雪雕
- 赏梅和赏雪景

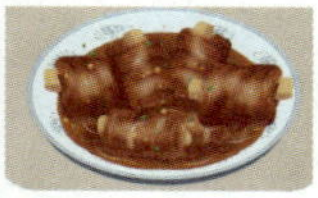

5.大雪美食

- 羊肉：温补功效
- 红薯粥：暖胃选择
- 兑糖儿：浙江温州传统
- 雪菜：防治便秘
- 雪梨：润燥、清热
- 冬枣：维生素C丰富

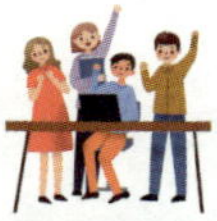

6.谚语智慧

- 大雪不冻倒春寒
- 大雪不寒明年旱

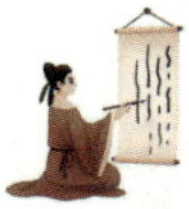

7.大雪诗词

- [唐]杜甫《绝句》
- [唐]柳宗元《江雪》
- [唐]白居易《夜雪》

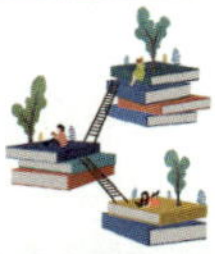

8.健康观念

- 保持室内温暖，注意通风
- 保暖措施，增强免疫力
- 防止滑倒，保持良好心态

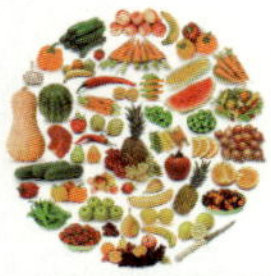

9.饮食观念

- 增加热量，食用温热性食物
- 适量摄入脂肪和糖类
- 适当食补，避免暴饮暴食
- 补充水分，避免脱水

一、节气百科

大雪，二十四节气中的第二十一个节气，也是冬季的第三个节气，标志着仲冬的开始。大雪节气的名称首见于《周礼》，它不仅是古代祭祀的重要时刻，也标志着农田劳作的暂时停歇。从周朝开始，古代帝王在大雪节气祭祀天地，祈求来年的五谷丰登与国家安宁。大雪节气到来后，农民开始进行冬季耕作，修整田地、翻晒肥料，并做好准备迎接来年的春耕。

大雪三候：

一候鹖鴠不鸣：寒号鸟停止了呼叫。

二候虎始交：老虎求偶，准备孕育小老虎。

三候荔挺出：荔草顽强生长，与严寒抗争。

二、食材百问

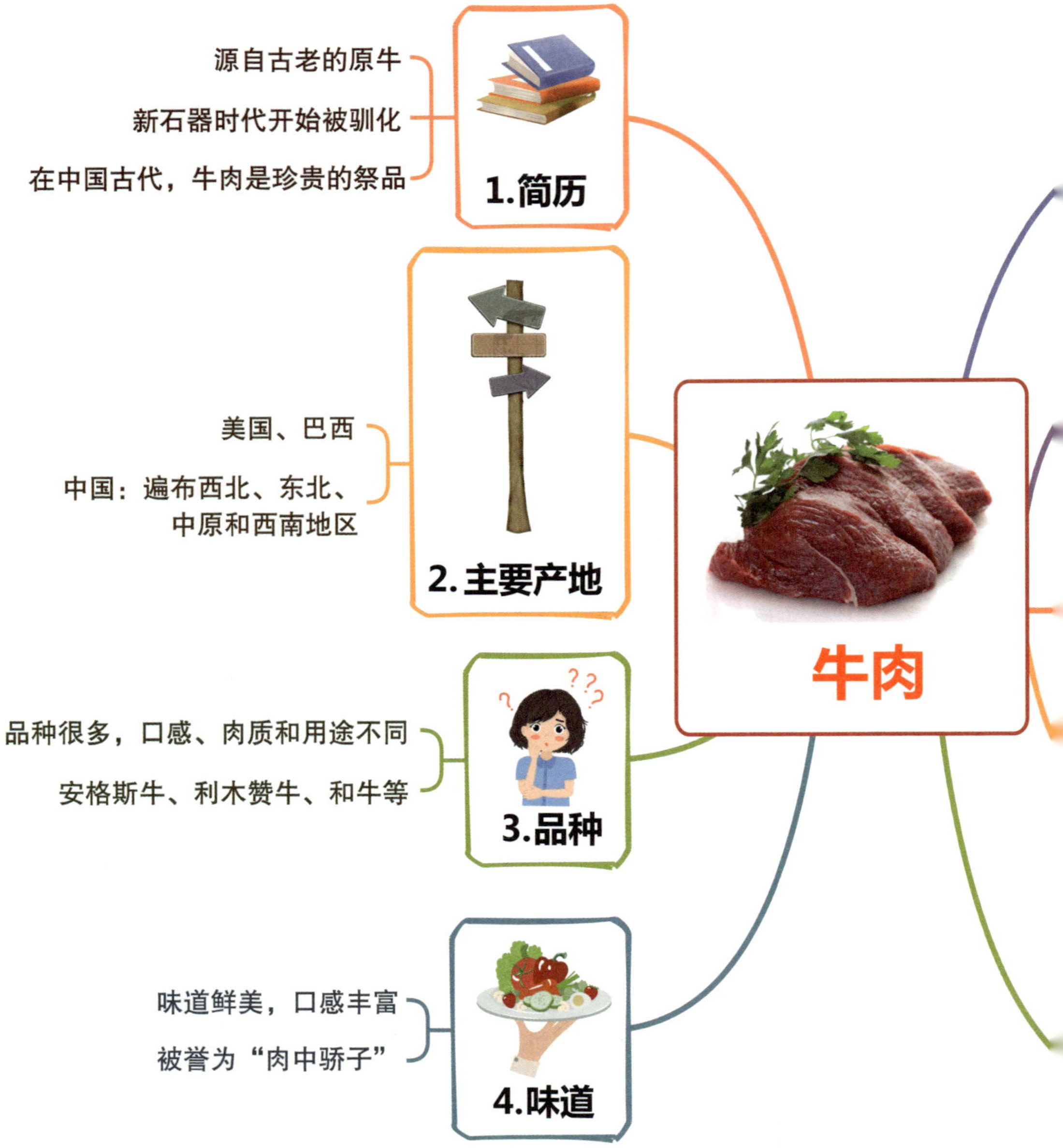
牛肉
1.简历
源自古老的原牛
新石器时代开始被驯化
在中国古代，牛肉是珍贵的祭品
2. 主要产地
美国、巴西
中国：遍布西北、东北、
中原和西南地区
3.品种
品种很多，口感、肉质和用途不同
安格斯牛、利木赞牛、和牛等
4.味道
味道鲜美，口感丰富
被誉为“肉中骄子”

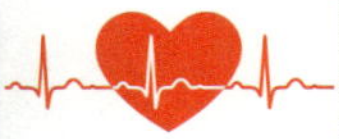

5.营养

- 富含优质蛋白，含全部种类氨基酸
- 低脂肪，富含矿物质和维生素B族
- 促进肌肉生长和修复，增强免疫力
- 预防贫血、维持心脏健康等

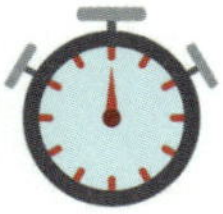

6.食用时机

- 全年都可以食用

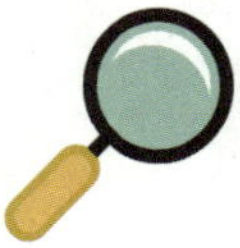

7.挑选

- 优质牛肉呈鲜红色，有光泽
- 脂肪洁白或微微乳黄色
- 避免色泽暗淡、气味异常的

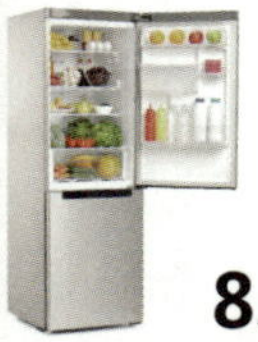

8.保鲜

- 冷藏、冷冻或真空包装保存
- 在–18°C以下可保存3个月至1年

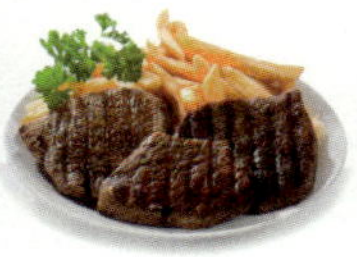

9.烹饪与搭配

- 可炒、炖、烧、烤等
- 注意火候和时间，保持嫩度和风味
- 增风味：盐、胡椒、大蒜、迷迭香等
- 搭配：胡萝卜、洋葱、土豆、蘑菇等

牛肉的简介：

牛肉，源自古老的原牛，其驯化历史可追溯至新石器时代的北非和亚欧大陆，是人类早期驯化的动物之一。普通牛起源于原牛，其最初驯化的地点在中亚，之后扩展到欧洲和亚洲。在中国，牛肉长期以来被视为珍贵的祭品，尤其在周朝时期，牛肉是祭祀大典中使用的“三牲”之首。由于牛是重要的农耕畜力，在古代很多时候是受到保护而不被随意宰杀的。在秦汉时期，盗牛、屠牛者会被斩首，食牛者会受到惩罚。到了民国时期，牛肉开始走向大众餐桌，不再受到严格的禁止。新中国成立后，牛肉成为中国人餐桌上的常见食材。

三、厨艺工作坊

煎的秘籍：

1. 优选热传导好的锅，如铸铁锅、不锈钢锅、不粘锅。

2. 保持食材表面干燥，防止油溅。

3. 选择橄榄油、菜籽油或花生油等高温烹饪用油。

4. 热锅冷油，适量加油，均匀覆盖锅底。

5. 食材平铺，确保每一面都均匀受热。

6. 中火至中大火，巧妙平衡，外焦里嫩，避免食材过干。

7. 一面煎好再翻另一面，选用合适的锅铲翻动食材，避免食材碎裂。

8. 适时使用锅盖，使食材熟透且锁住水分。

9. 通过颜色变化判断熟度，根据食材厚度和熟度需求，灵活调整煎制时间。

10. 煎好后让食材稍作休息，使肉汁重新分布。

11. 煎后及时清洁锅具，去除残留物。

四、营养加油站

好的零食：便携式能量小站，美味又营养！

1. 新鲜果物：来自大自然的甜蜜馈赠，富含维生素和矿物质。

2. 奶制品：酸奶、低脂奶酪，钙和蛋白质的加油站。

3. 坚果：富含健康脂肪与蛋白质，学习时的好伙伴。

如何正确吃零食：吃零食的黄金法则。

1. 时间大师：正餐间隙吃零食，给胃休息时间。

2. 小巧包装：控制分量，防止贪食。

3. 营养解码：读懂营养标签，选择低糖、低盐、低脂产品。

4. 专注品味：专心享受零食，避免过量摄入。

5. 口腔卫生：食后漱口或刷牙，保护牙齿。

零食黑名单：需远离的零食类型。

1. 甜蜜陷阱：高糖糖果和甜点，对健康不利。

2. 油炸危机：薯片、炸鸡等油炸食品，高热量、高脂肪需谨慎。

3. 加工食品警戒：添加剂繁多的加工食品要避开。

零食不是健康大敌，而是生活中的小确幸。用智慧选择，以心感受，健康零食也可助力健康成长。

五、厨房科学家

食物有奥秘，厨房有实验，厨房科学家解密

厨房小实验：

香煎牛肉饼的奥妙

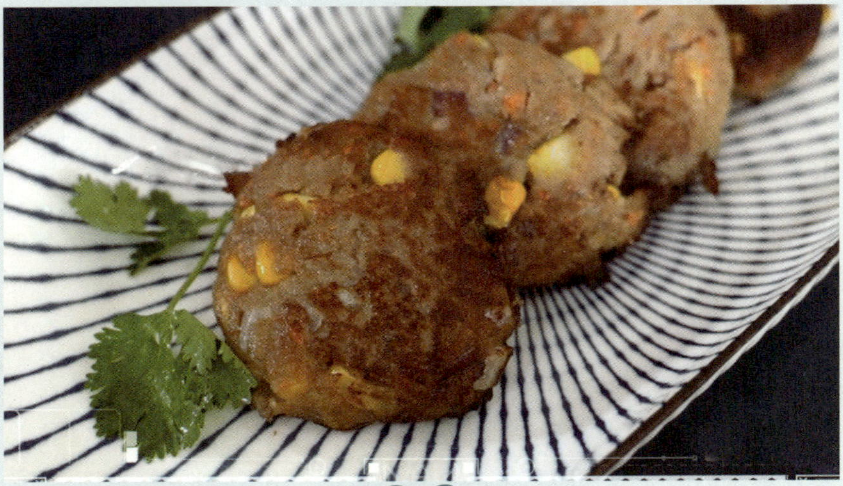

实验材料

牛肉 500 克，土豆 120 克，洋葱 100 克，胡萝卜 100 克，甜玉米粒 100 克，盐 10 克，生粉 100 克。

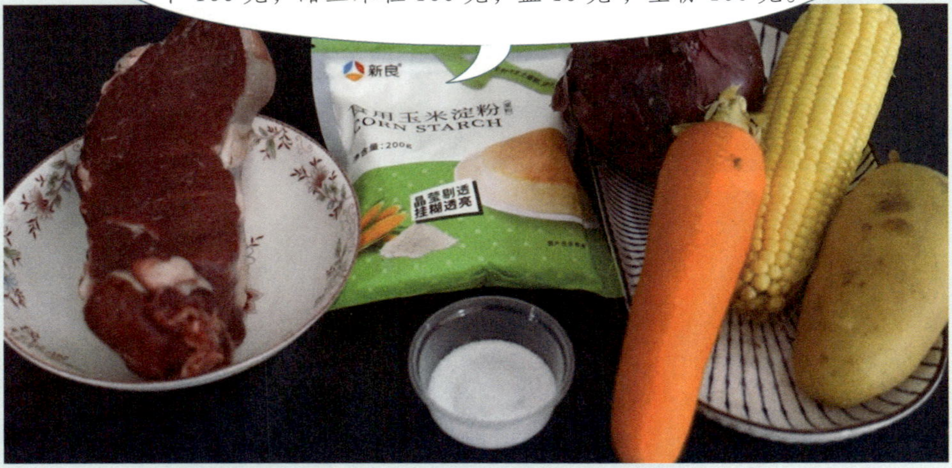

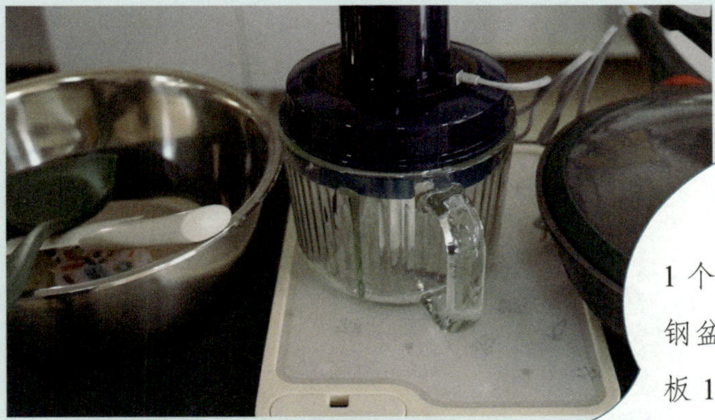

实验工具

绞肉机1台，平底锅1个，硅胶铲1个，不锈钢盆1个，菜刀1把，案板1块，圆形模具1个。

实验步骤

1

土豆剥皮蒸熟，胡萝卜切粒，玉米剥粒，牛肉切块。

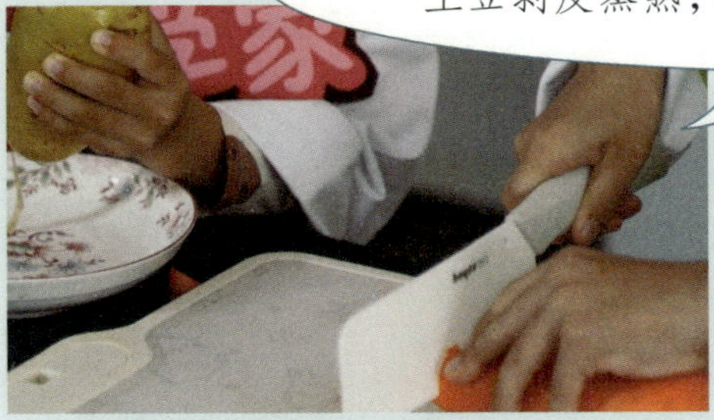

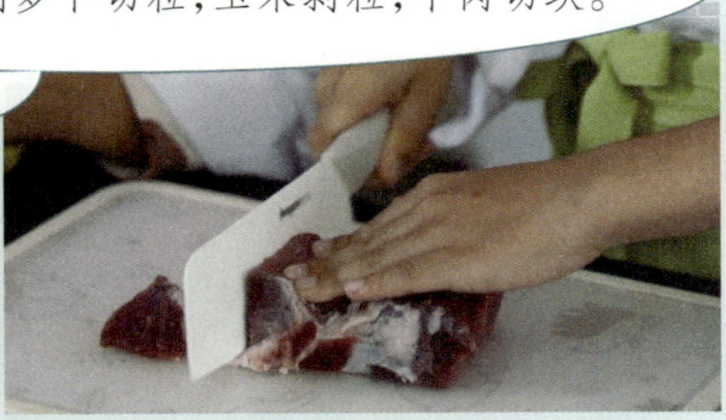

2

把牛肉块、蒸熟的土豆、洋葱放入绞肉机内打成肉胶，再把肉胶放入不锈钢盆里，加盐、生粉、胡萝卜粒、玉米粒，搅拌均匀摔打上劲即可。

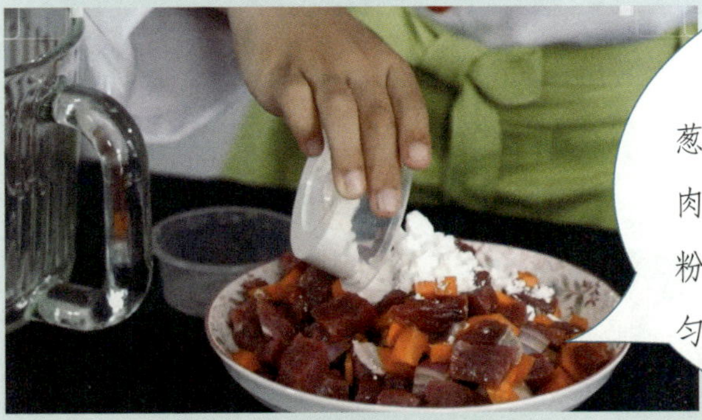

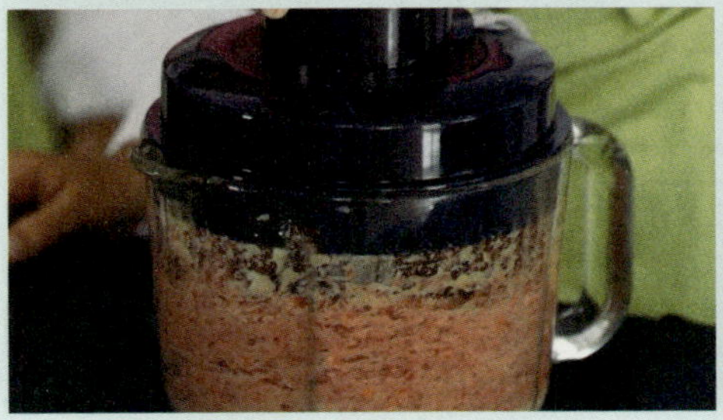

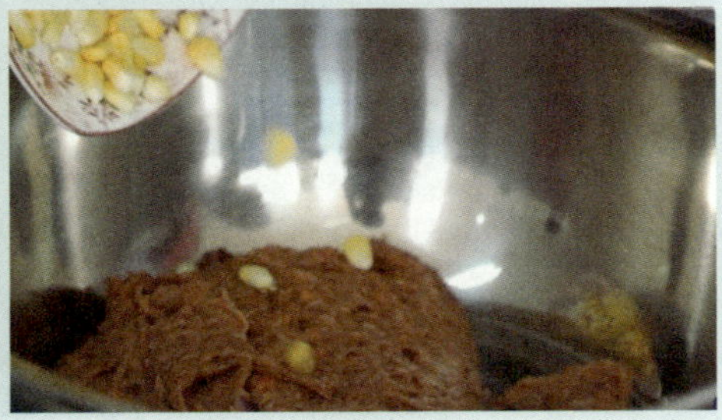

3

牛肉馅分成50克一个的牛肉饼，用模具压至定型，下锅中煎至两面金黄即可。

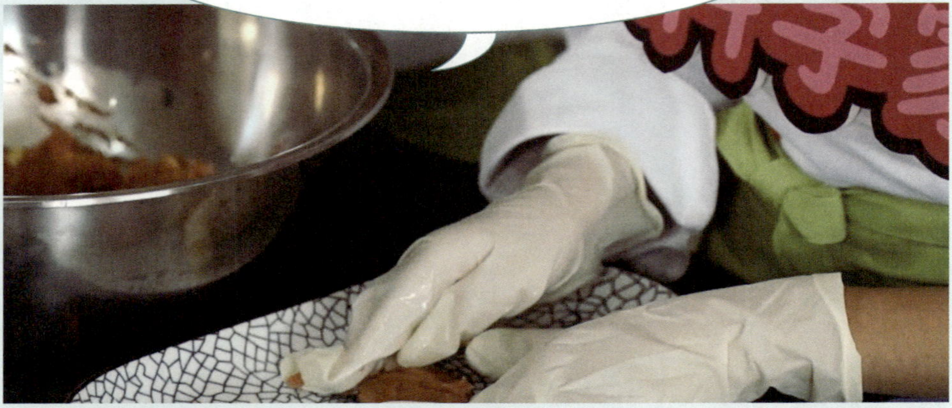

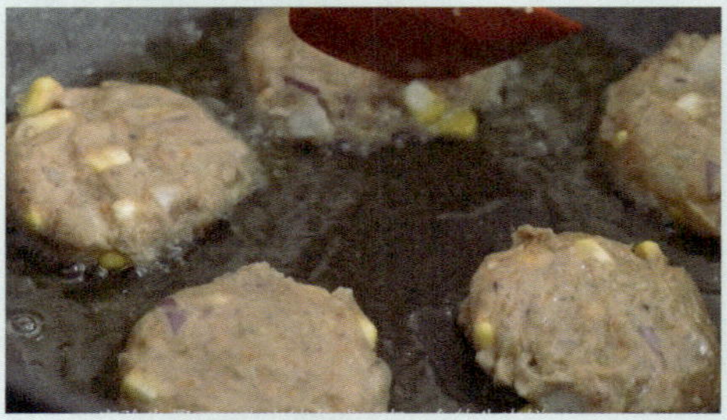

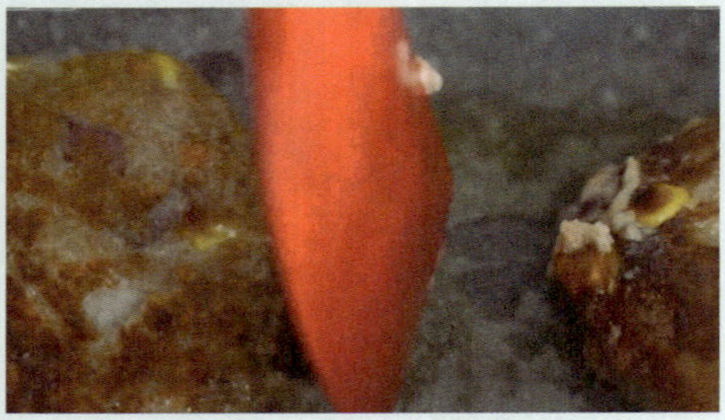

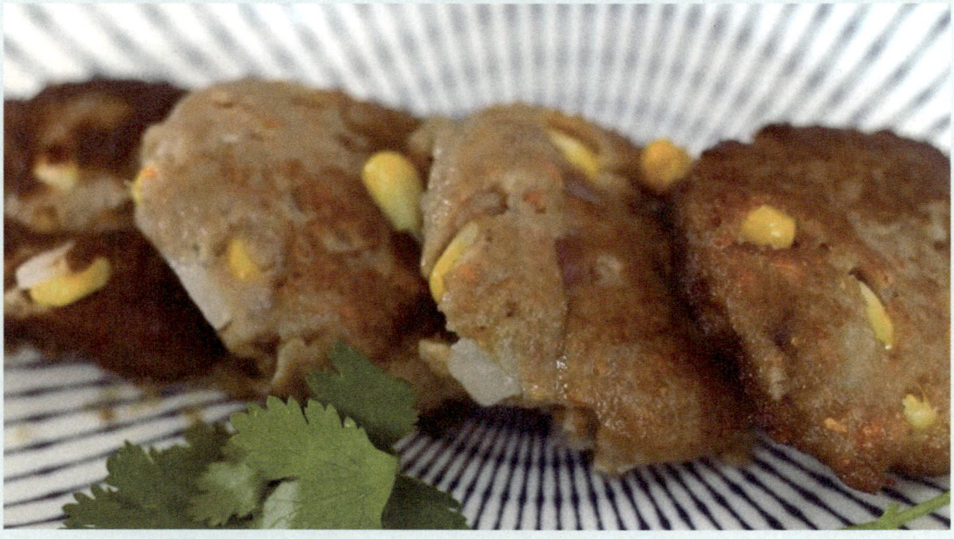

安全提示与注意事项

操作完生肉之后，永远记得要洗手。煎牛肉饼时要确保肉饼的中心温度至少达到 71℃。

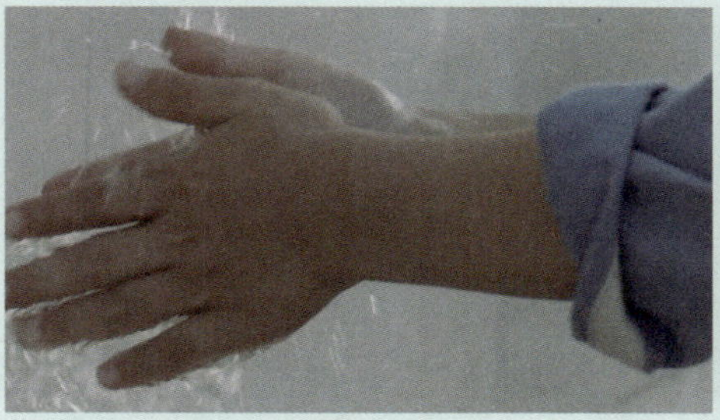

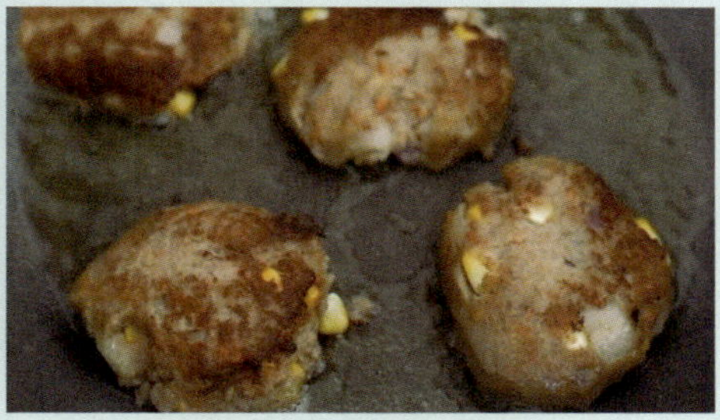

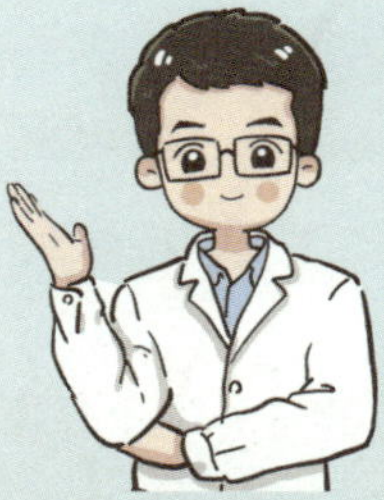

科学揭秘

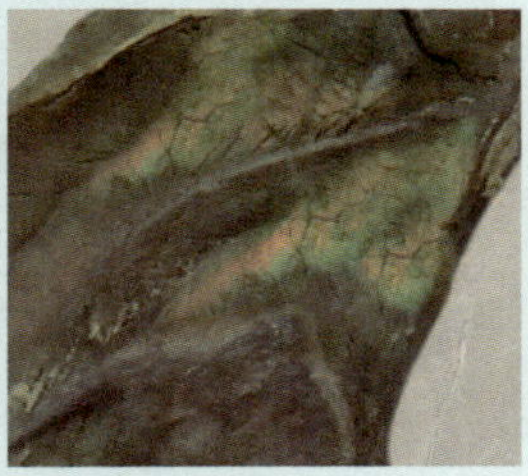

刚煮好的牛肉切开后“泛绿光”是怎么回事呢？其实不是肉坏了，反而证明牛肉很新鲜。因为牛肉粗壮的肌纤维在切面上排列成了规则的微观结构，形成了光学上称之为“光栅”的一种结构。光栅对反射的光线产生了干涉，在视觉上产生了彩色的反光而导致泛绿光。

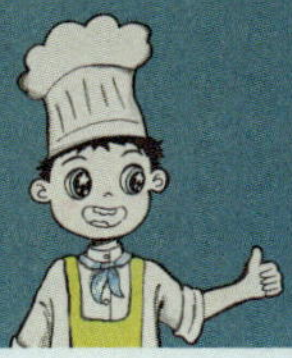

奇思妙想

其他肉类，如猪肉、羊肉，甚至鱼肉是不是也会“泛绿光”？有没有这种“光栅”结构？

冬至

板栗

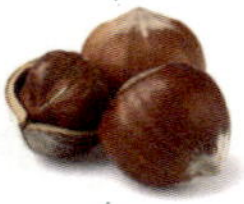

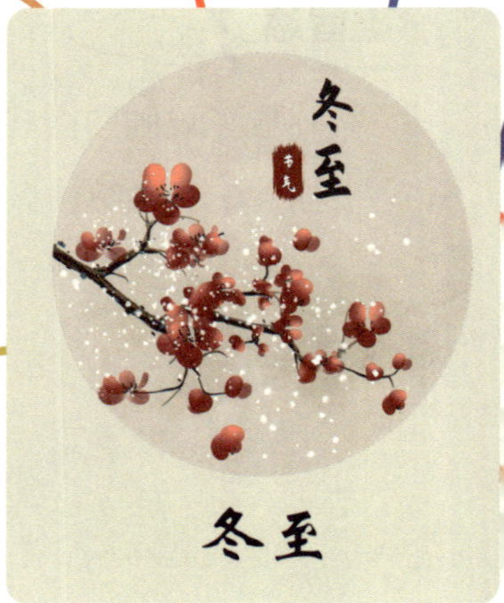

1.历史渊源

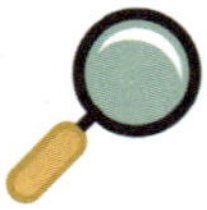

- 不仅是节气，也是传统节日
- 古称：“日短”“日南至”“冬节”等
- 源于汉代，盛于唐宋，相沿至今

2.时间节点

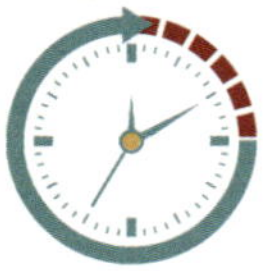

- 太阳到达黄经：270度
- 公历日期12月21日至23日

3.气象特征

- 冬至：白昼最短，黑夜最长；冬至后，白昼渐长
- 天气越来越冷，真正寒冬在冬至后
- 冬至三候
  - 一候蚯蚓结
  - 二候麋角解
  - 三候水泉动

4.习俗

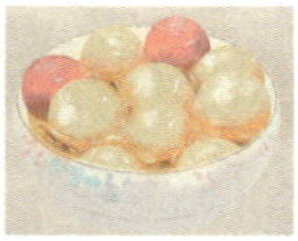

- 食俗：北方吃饺子，南方吃汤圆
- 祭祖：表达对先人的怀念
- 冬至面：山东等地习俗
- 九九消寒图：记录天气与时间

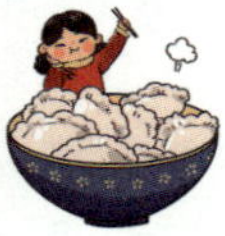

5.冬至美食

- 饺子，汤圆，年糕
- 羊肉汤：御寒滋补
- 糯米饭：驱鬼防灾
- 烧腊：广东、广西习俗
- 米酒，面条，馄饨

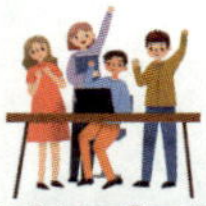

6.谚语智慧

- 冬至大如年
- 冬至无雨，来年旱

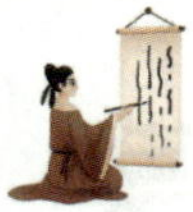

7.冬至诗词

- [唐] 杜甫《小至》
- [唐] 白居易《邯郸冬至夜》
- [宋] 苏轼《冬至日独游吉祥寺》

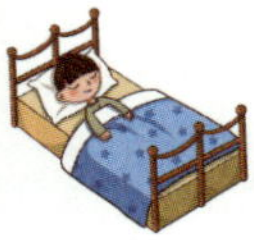

8.健康观念

- 营养均衡，增强免疫力
- 室内锻炼，提高心肺功能
- 提高睡眠质量，创造舒适环境

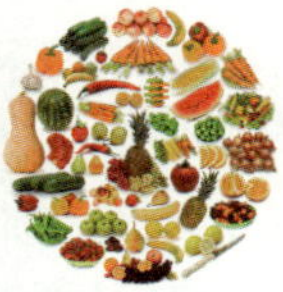

9.饮食观念

- 多样搭配，谷果肉蔬
- 食宜清淡，少量多餐
- 增加根茎类食物摄取
- 烹饪多用蒸炖煮

一、节气百科

冬至，是二十四节气中第二十二个节气，古称“日短”“日短至”，又称“日南至”“冬节”“亚岁”等，不仅是节气，也是传统节日，汉代起就备受重视，有“冬至大如年”的说法。唐、宋时期，冬至是祭天祭祖的日子，皇帝在这天要到郊外举行祭天大典，百姓在这一天要向父母尊长祭拜，现在仍有一些地方在冬至这天过节庆贺。

冬至的三候：

一候蚯蚓结：蚯蚓蜷曲成团以保暖。

二候麋角解：雄麋鹿旧角脱落，新角生出。

三候水泉动：泉水在冰层下悄然涌动，待春暖冰消。

二、食材百问

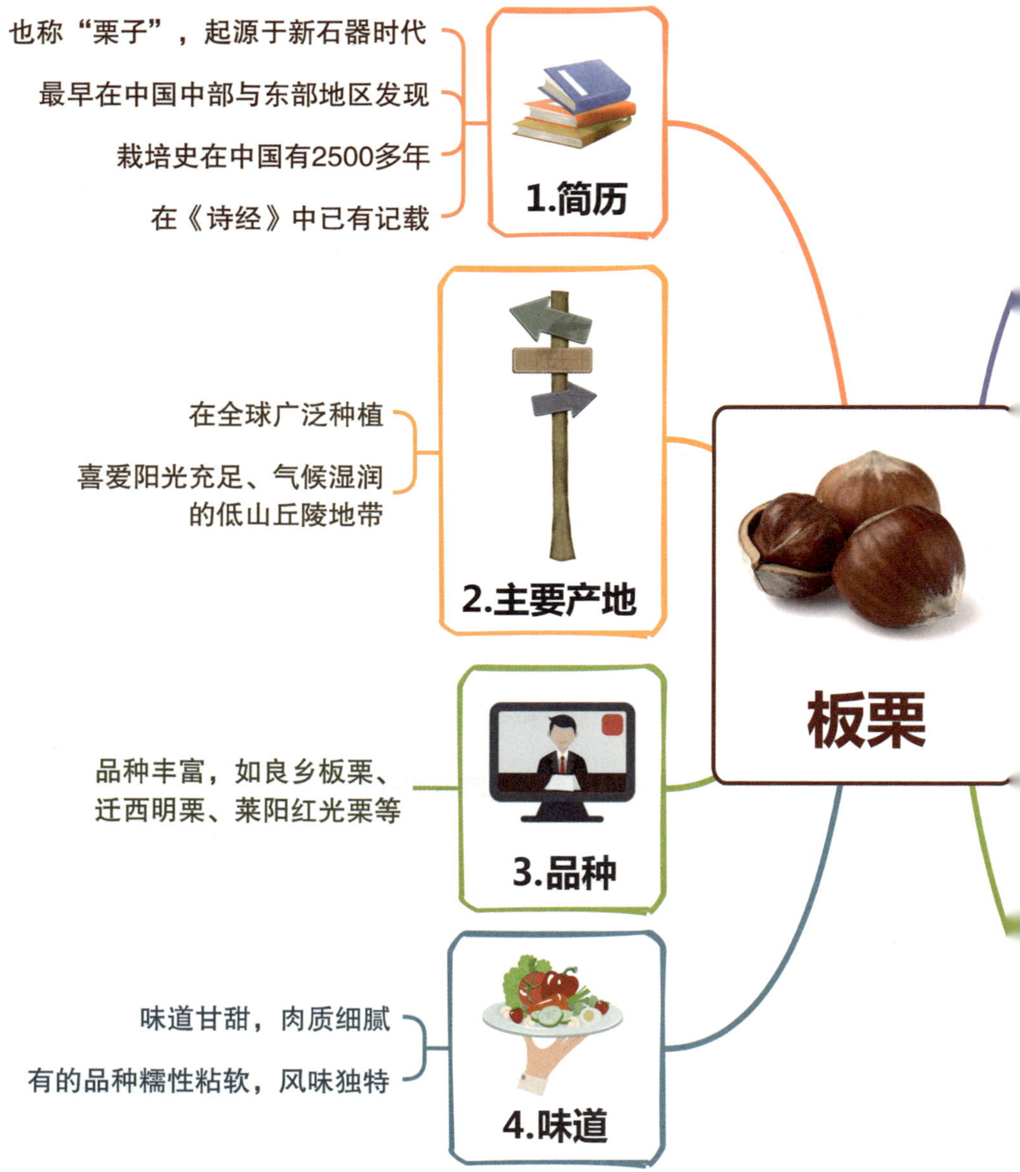
1.简历
也称“栗子”，起源于新石器时代
最早在中国中部与东部地区发现
栽培史在中国有2500多年
在《诗经》中已有记载
2.主要产地
在全球广泛种植
喜爱阳光充足、气候湿润的低山丘陵地带
3.品种
品种丰富，如良乡板栗、迁西明栗、莱阳红光栗等
4.味道
味道甘甜，肉质细腻
有的品种糯性粘软，风味独特
板栗

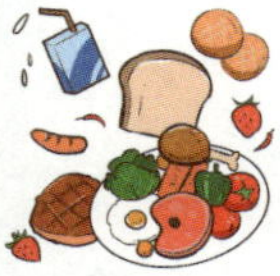

5.营养

- 有“干果之王”之称
- 富含碳水化合物、蛋白质、膳食纤维等
- 有利于心血管健康、肠道健康
- 预防骨质疏松、增强免疫力等

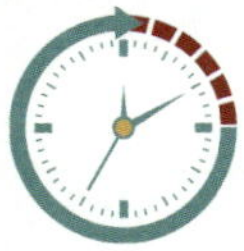

6.食用时机

- 每年9月至次年2月

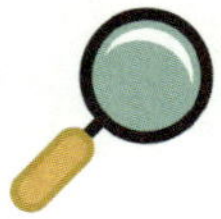

7.挑选

- 颜色深褐微红，壳硬
- 无虫蛀或变质

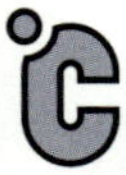

8.保鲜

- 短期通风干燥
- 长期可冷藏或冷冻

9.烹饪与搭配

- 可生食、炒食、煮食
- 注意火候，避免营养流失
- 可与肉类搭配，或制作甜品、面食

板栗的简介：

板栗，也称“栗子”“毛栗”“油栗”，起源于新石器时代，最早在中国中部与东部地区发现。古代中国人发现板栗的食用价值后，开始在山地和丘陵地区种植。板栗的栽培史在中国有2500多年，在《诗经》等古代文献中已有记载。

三、厨艺工作坊

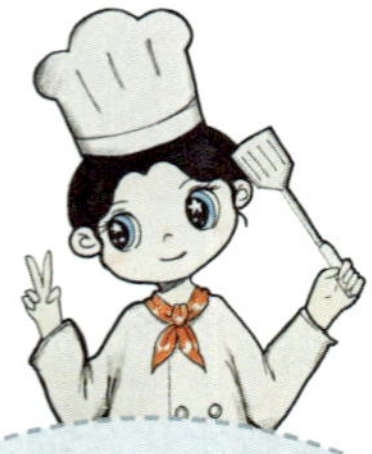

炒菜秘籍：

1. 选择铁锅、不锈钢锅、不粘锅，高温快速翻炒。

2. 预热锅具，食材切割均匀。

3. 控制火候，中到大火，快速翻炒，避免烧焦。

4. 油量适中，蒜末、姜末爆香。

5. 食材快熟时调味，妙用锅盖，加速烹饪，锁住水分营养，避免过度烹饪。

6. 硬食材先下，软食材后上，食材熟透后迅速出锅。

7. 炒完一道菜立即清洁锅具。

四、营养加油站

智慧享饮，让饮料助力健康生活：

1. 了解饮料：并非所有饮品都如水般纯净，有些糖分超高，比如可乐。喝前仔细查阅营养成分表，避免隐藏糖分损害你的健康。

2. 饮品真相：选择低糖或无糖饮品，如茶、不加糖的咖啡，纯果汁和蔬菜汁，它们既新鲜又避免摄入过多能量。

3. 适量饮用：别把饮料当水喝，过量摄入会增加肥胖、2 型糖尿病风险。适量饮用，保持最佳状态。

4. 自制健康饮品：自制饮料，可以自由控制糖分，发挥创意，制作独一无二的健康特饮。

5. 水是最理想的饮品：不仅能解渴，还能帮助身体排毒，维持正常的生理功能。

6. 警惕饮品中的添加剂：很多饮料含色素和香精，可能对健康不利。选择天然成分饮品，远离化学添加剂的危害。

7. 饮品分级，聪明选择：新加坡对饮料健康分级，A级最健康，D级最不健康。留意分级，做出聪明选择。

选择天然、低糖、多水分饮品，适量饮用。多喝水，健康快乐与你同行。

五、厨房科学家

食物有奥秘，厨房有实验，厨房科学家解密

厨房小实验：

板栗烧鸡翅的奥妙

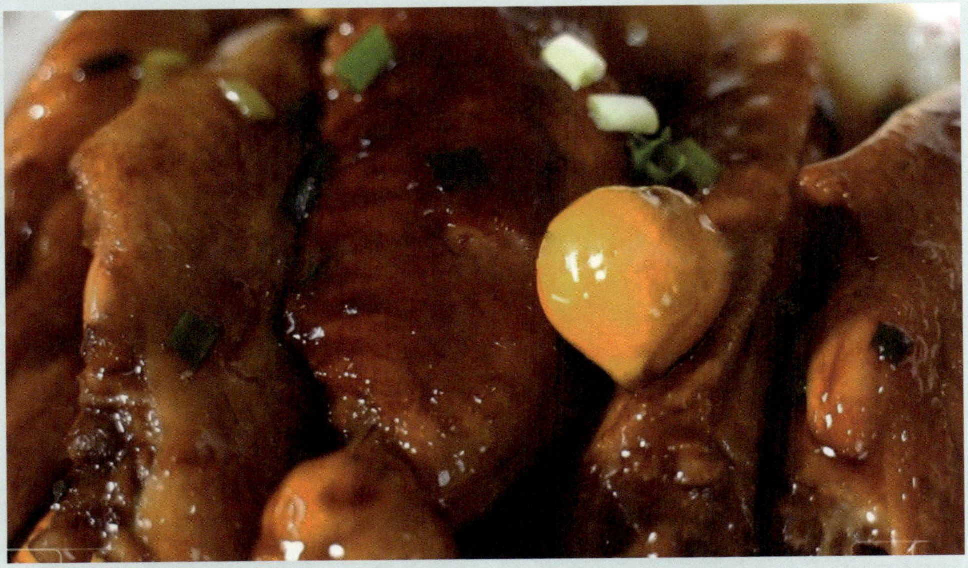

实验材料

板栗肉 200 克，鸡中翅 8 个，盐 5 克，蚝油 5 克，老抽 5 克，冰糖 15 克，料酒 20 克，生姜 10 克，小葱 20 克。

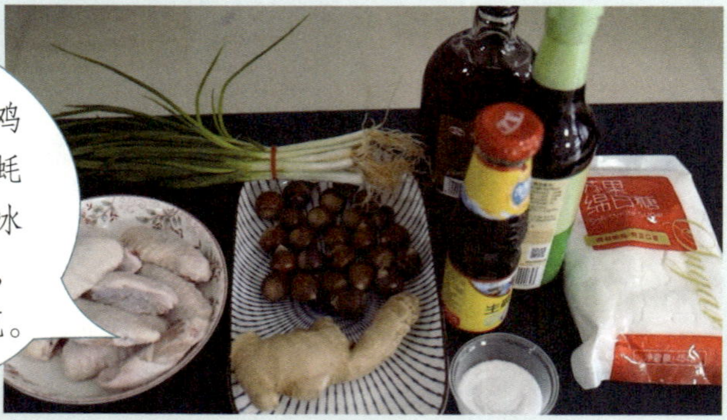

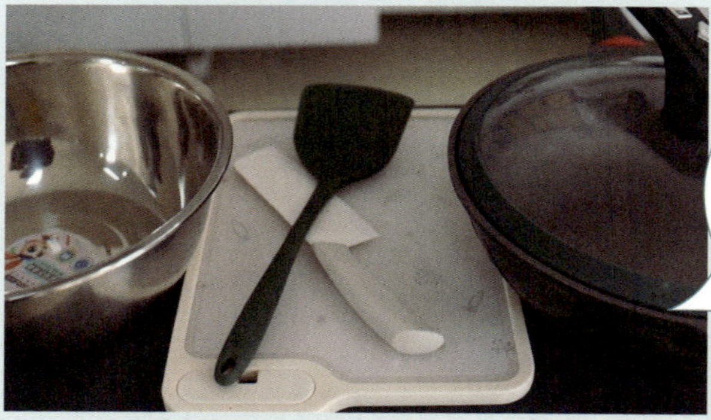

实验工具

平底锅 1 个，不锈钢盆 1 个，硅胶铲子 1 把，菜刀 1 把，案板 1 块。

实验步骤

1

鸡翅切花刀，加入盐，生姜，料酒腌制入味。

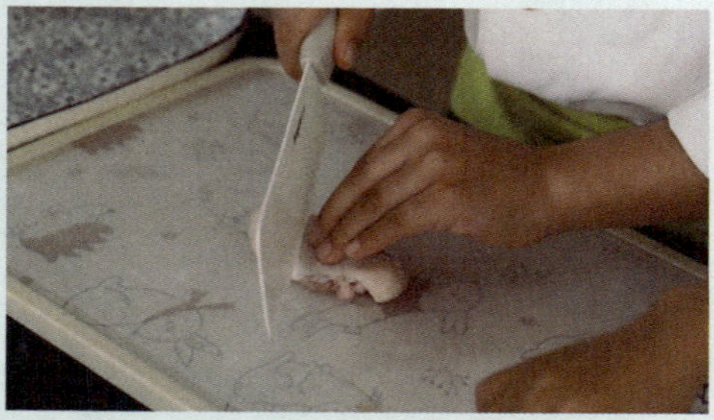

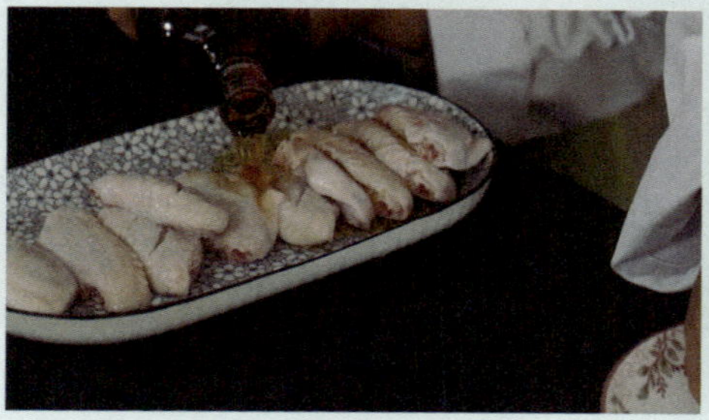

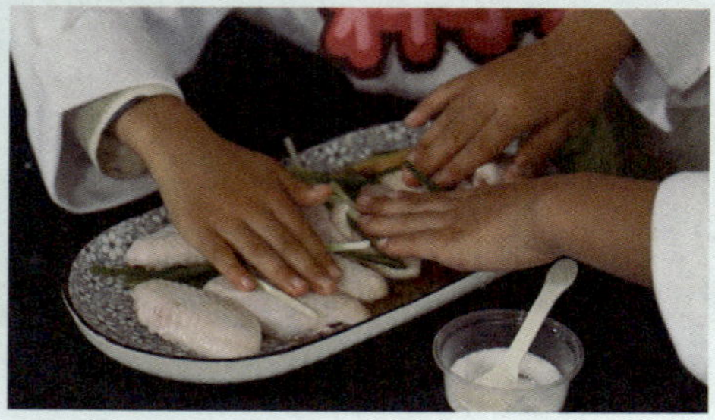

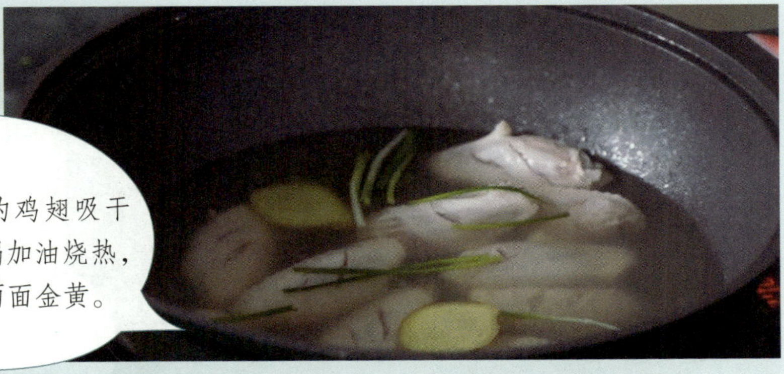

2

腌制好的鸡翅吸干水分，平底锅加油烧热，下鸡翅煎至两面金黄。

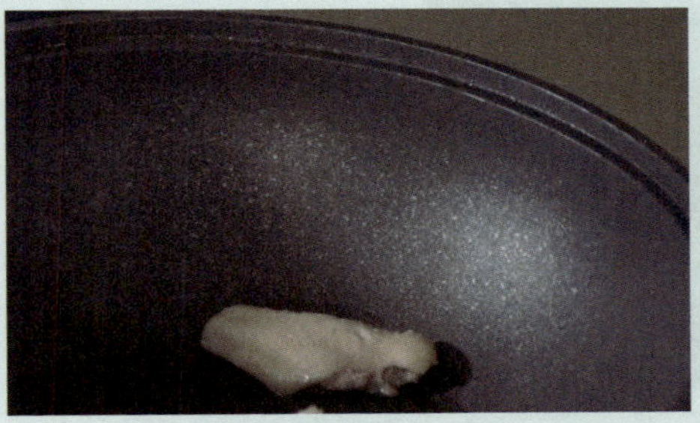

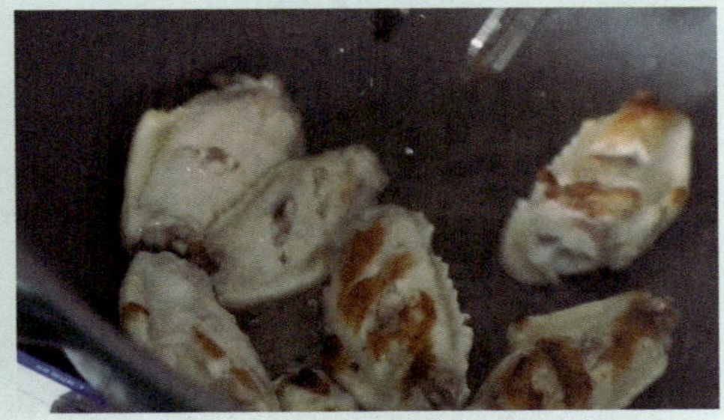

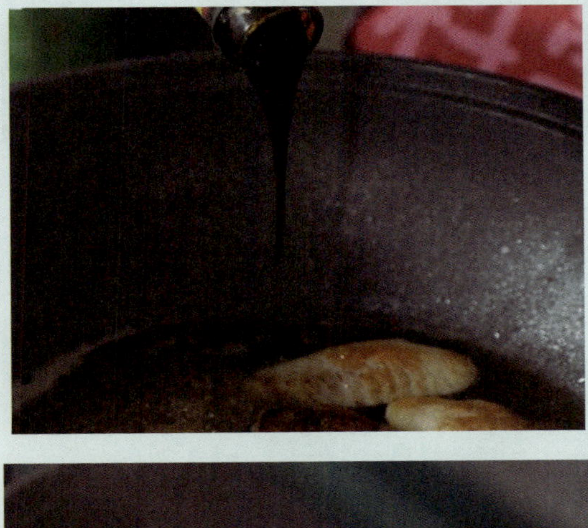

3

加水淹没鸡翅，放板栗，加盐、蚝油、老抽、冰糖，烧煮10分钟。

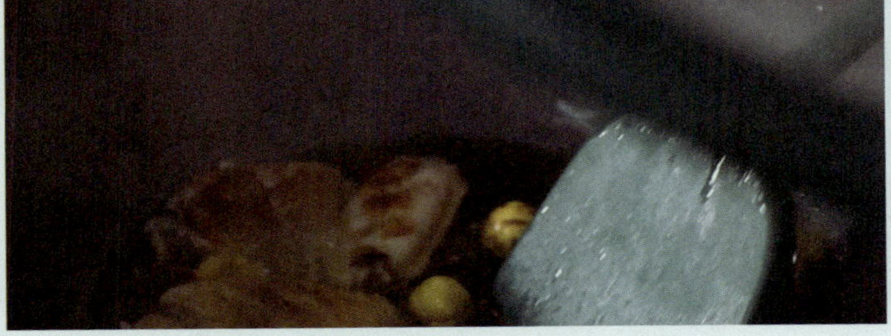

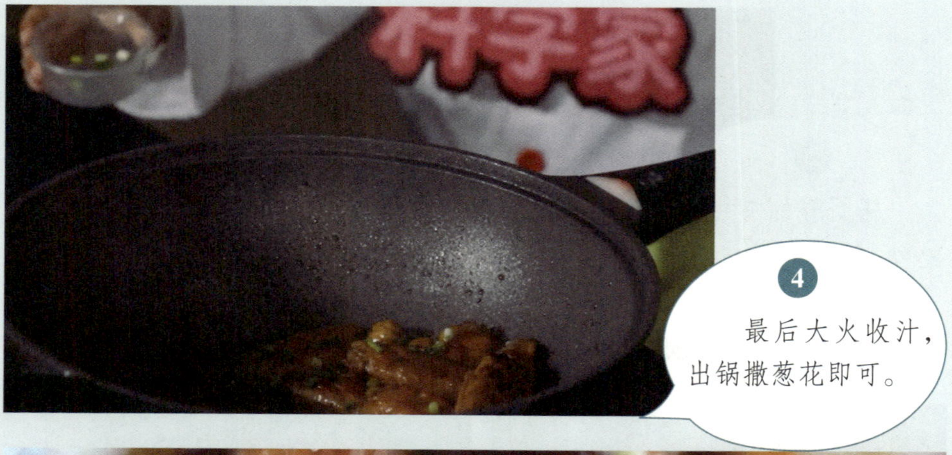

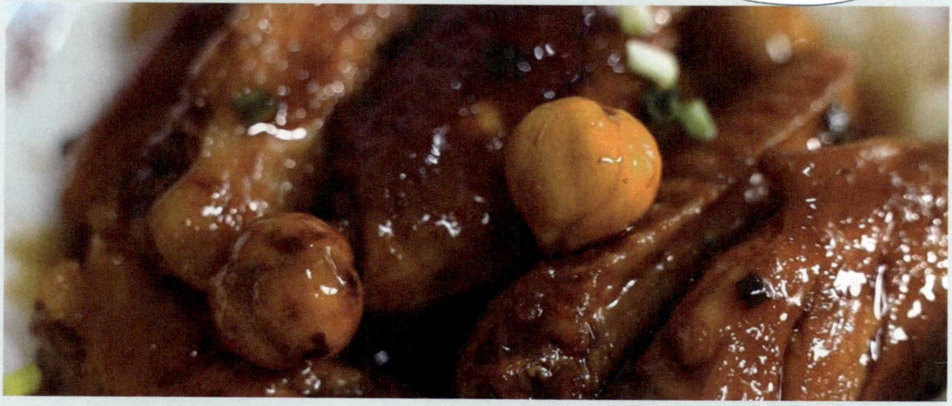

安全提示与注意事项

板栗甜不甜是其次，若是买到的板栗虫眼多，那可就浪费了。选板栗时拿起来摇一摇，如果有响声，那么这种板栗不能要。

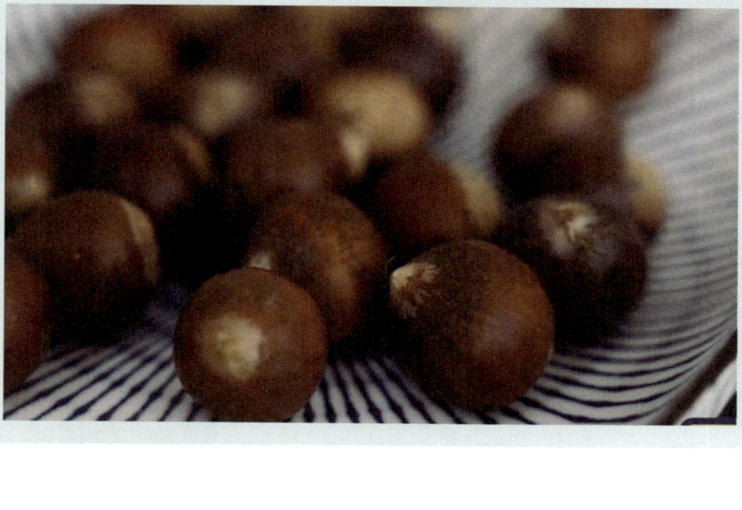

科学揭秘

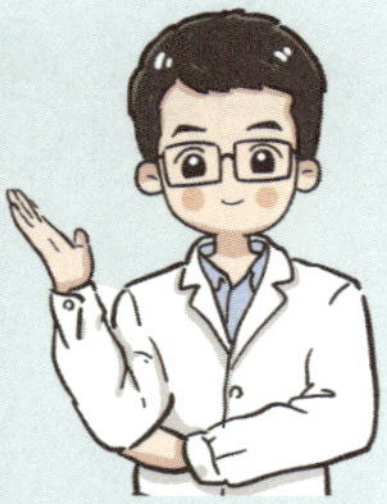

由于板栗富含柔软的膳食纤维，栗子生吃难消化，熟食又易滞气，所以，一次不宜多食。最好在两餐之间把板栗当成零食，或做在饭菜里吃，而不是饭后大量吃，以免摄入过多的热量，不利于保持体重。

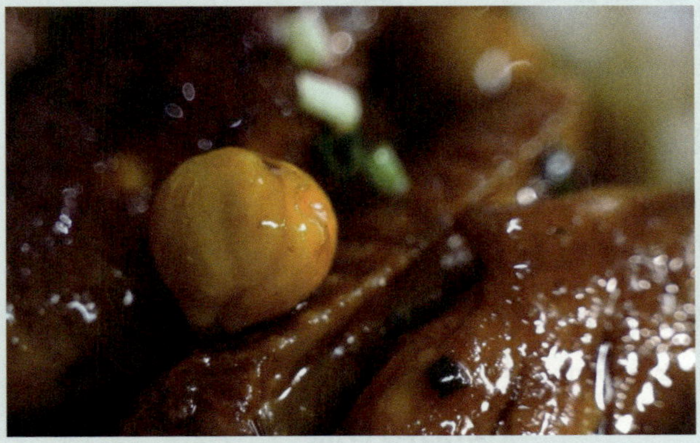

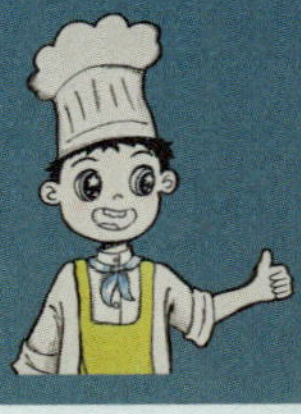

奇思妙想

炒板栗是用低温加热，把植物胶烤化了，蒸发了。所以好剥皮。那微波法以及泡水法剥出板栗又是什么原理呢？

小寒

白菜

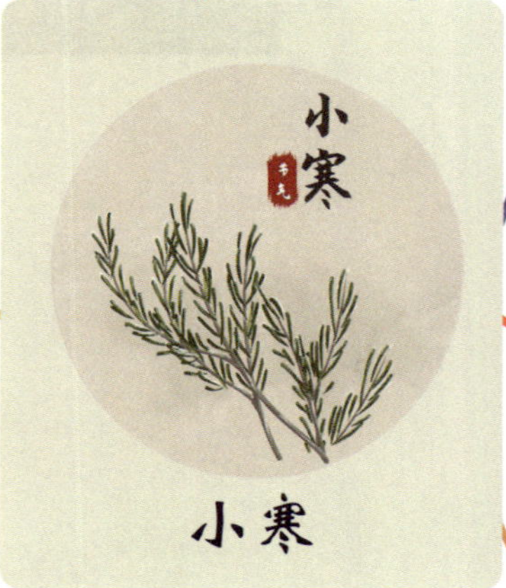

1. 历史渊源

- 冬季第五个节气
- 最早出现在汉代《逸周书·时训解》
- 小寒：天气寒冷但还没到极点的意思

2.时间节点

- 太阳到达黄经：285度
- 公历日期1月5日至7日

3.气象特征

- 天气持续寒冷，但尚未太冷
- 北方小寒较冷，南方则大寒更冷
- 小寒三候
  - 一候雁北乡
  - 二候鹊始巢
  - 三候雉始雊

4.习俗

- 腊八节: 吃腊八粥，补气养血
- 吃糯米饭: 抵御寒冷
- 数九: 消寒养生
- 探梅: 赏花游玩
- 冰戏: 冰上娱乐
- 腊祭: 表达崇敬与怀念

5.小寒美食

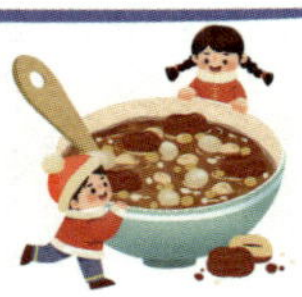

- 腊八粥：多谷物和干果
- 羊肉：补肾助阳，温补气血
- 糯米饭：加入腊肉、腊肠
- 菜饭：矮脚黄、青菜与咸肉等
- 黄芽菜：冬日珍贵蔬菜
- 美味且提供营养鸡汤
- 冻梨：清脆甜凉，解渴

6. 谚语智慧

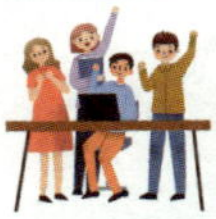

- 小寒不寒，清明泥潭
- 小寒大寒，准备过年

7.小寒诗词

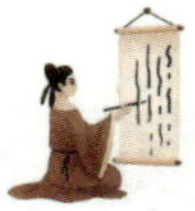

- [唐] 杜甫《小寒食舟中作》
- [元] 张昱《小寒》
- [宋] 陆游《初寒》

8. 健康观念

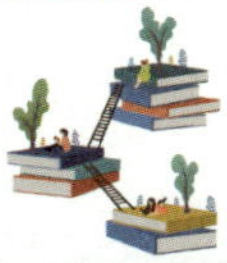

- 保暖：减少受凉
- 适当运动：增强体质
- 保持良好作息：减少疾病

9.饮食观念

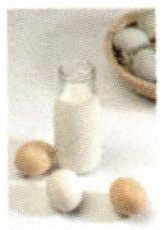

- 增加蛋白质和脂肪摄入
- 充足的维生素和矿物质
- 饮食不宜过于油腻
- 进补适度，切忌过量

一、节气百科

小寒，二十四节气的第二十三个节气，冬季的第五个节气，标志着气温进一步降低，但还没到达最冷极点。小寒节气的名称最早出现在汉代《逸周书·时训解》中，该书通过“小寒、大寒、暑前、暑后”来具体描述四季。随着时间的推移，二十四节气在民间的广泛传播与应用，小寒逐渐成为冬季的节气之一。

小寒三候：

一候雁北乡：大雁准备飞回北方。

二候鹊始巢：喜鹊在树上向阳搭建窝门。

三候雉始雊：雉鸟开始鸣叫求偶。

二、食材百问

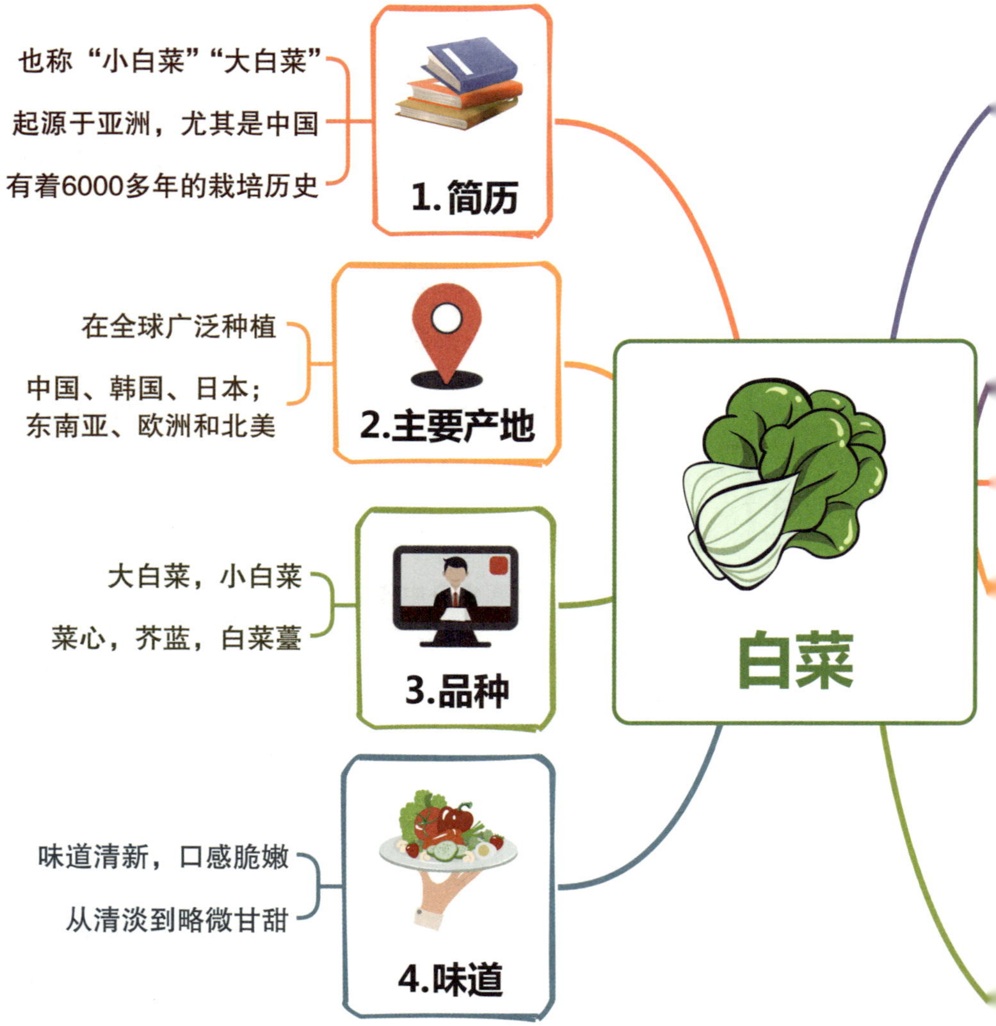
白菜
1.简历
也称“小白菜”“大白菜”
起源于亚洲，尤其是中国
有着6000多年的栽培历史
2.主要产地
在全球广泛种植
中国、韩国、日本；东南亚、欧洲和北美
3.品种
大白菜，小白菜
菜心，芥蓝，白菜薹
4.味道
味道清新，口感脆嫩
从清淡到略微甘甜

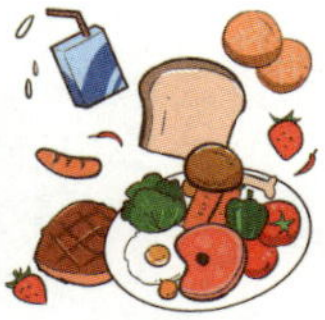

5.营养

- 富含维生素、矿物质、纤维素等
- 促进消化，增强免疫力，抗炎
- 维护心血管和骨骼健康，助减肥

6.食用时机

- 每年9月至次年2月

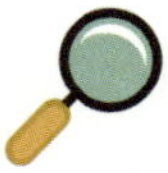

7.挑选

- 叶片新鲜、无黄叶
- 无病虫害、根部结实

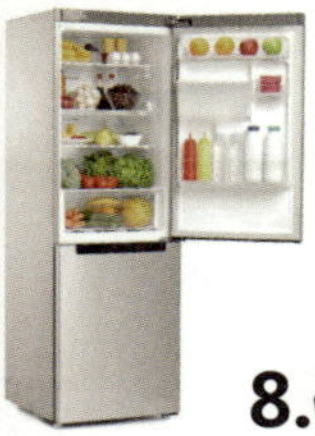

8.保鲜

- 短期用保鲜膜包裹放冰箱
- 长期可腌制或冷冻

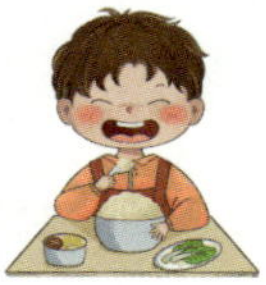

9.烹饪与搭配

- 不宜过度加热
- 适合清炒、煮汤、凉拌、腌制
- 搭配：肉类、豆腐、蘑菇等

白菜的简介：

白菜，别名“小白菜”“大白菜”，古代称为“黄芽菜”，起源于亚洲，尤其在中国拥有6000多年的悠久栽培史。白菜可能是由野生的芜菁驯化而来。在中国古代，白菜也被称为“菘”，是冬季重要的蔬菜之一。白菜是亚洲地区，特别是中国、韩国、日本广泛栽培的一种蔬菜作物，是我国东北及华北冬、春季的主要蔬菜。

三、厨艺工作坊

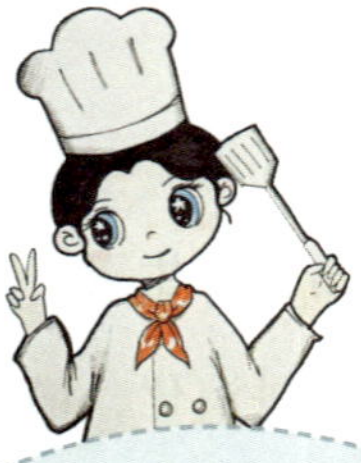

调味秘籍：

1. 深入了解食材的独特风味，五味平衡。

2. 谨慎适量添加，避免味道过重。

3. 不断尝试与微调，寻找味道的最佳平衡点。

4. 利用新鲜香草和香料，掌握盐糖比例，快速解锁平衡味道。

5. 烹饪方式不同，调味也不同。

6. 调味前要精心处理食材。

7. 选用高品质调料，部分调料需经时间沉淀。

8. 巧妙搭配食材，让味道相互衬托。

9. 确保味道和谐，精准掌握加入调料的时机。

10. 根据个人喜好，定制调味风格。

11. 保持简单调味原则，保持工具清洁。

四、营养加油站

揭露零食界的“隐形健康杀手”——反式脂肪酸：

反式脂肪酸，脂肪界中的“变异体”，其独特的扭曲分子结构使其在常温下保持坚硬，深受食品加工业的喜爱。

藏身之地：

酥脆饼干、奶油蛋糕、炸薯条、奶茶和咖啡伴侣、冰激凌等。

警惕原因：

1. 扰乱胆固醇的代谢平衡，增加罹患心血管疾病的风险。

2. 干扰必需脂肪酸代谢，对大脑和神经系统健康构成威胁。

3. 增加体重：反式脂肪酸不易消化，容易在腹部堆积脂肪。

应对策略：

1. 仔细查阅食品标签，警惕“氢化油”等成分。

2. 自制零食：自己动手，确保食材纯净健康。

3. 均衡饮食和适量运动：保持健康的生活方式。

反式脂肪酸虽然美味，但过量摄入可能影响健康。了解食物，选择健康食物，适量享用。

五、厨房科学家

食物有奥秘，厨房有实验，厨房科学家解密

厨房小实验：

乾隆白菜的奥妙

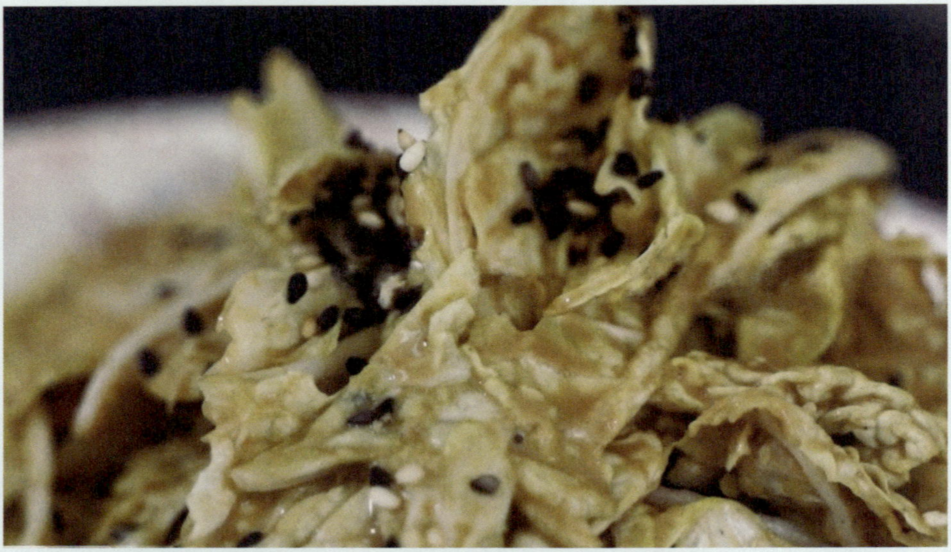

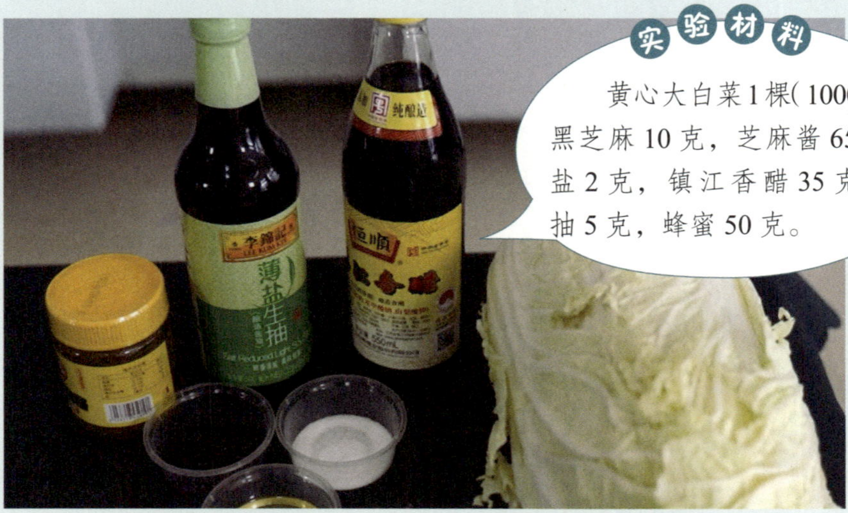

实验材料

黄心大白菜1棵(1000克)，黑芝麻10克，芝麻酱65克，盐2克，镇江香醋35克，生抽5克，蜂蜜50克。

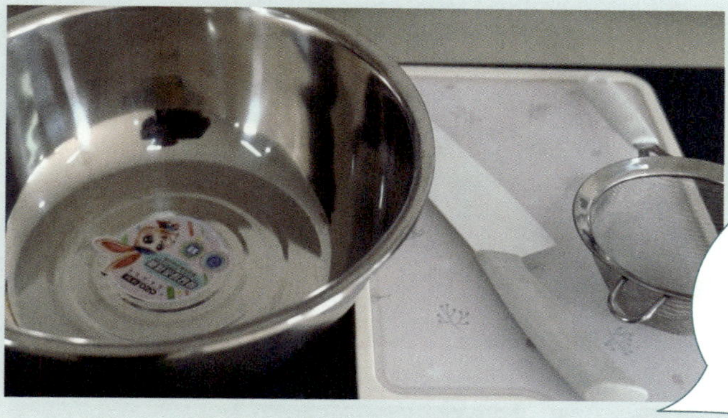

实验工具

不锈钢盆1个，密筛1个，菜刀1把，案板1块。

实验步骤

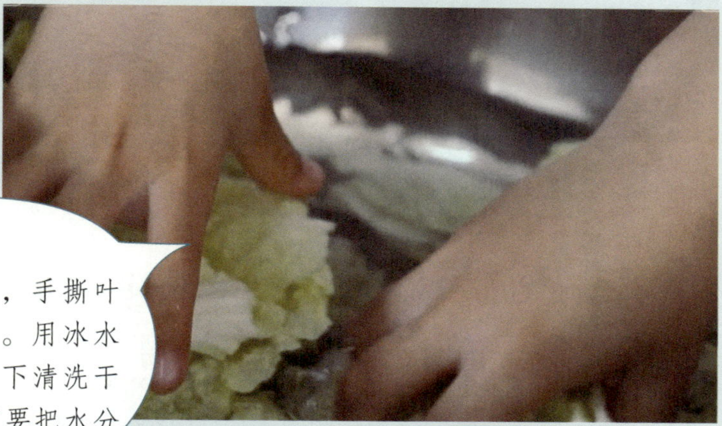

1

白菜对半切，手撕叶片，大小要均匀。用冰水冰镇，给它泡一下清洗干净，然后一定要把水分控净。

2

把所有酱料加入碗中搅拌均匀，最后放入蜂蜜即可。

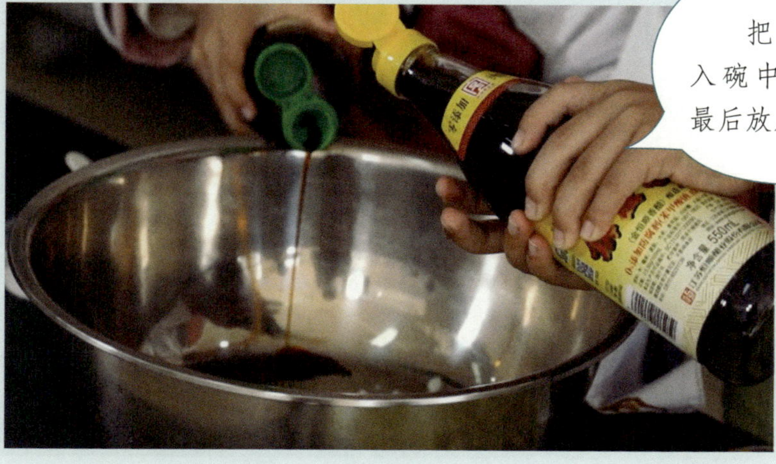

3

酱料调好以后把白菜放入里面，开始拌匀，让每个白菜叶都能够均匀地裹上酱汁，装盘，最后撒上黑芝麻即可。

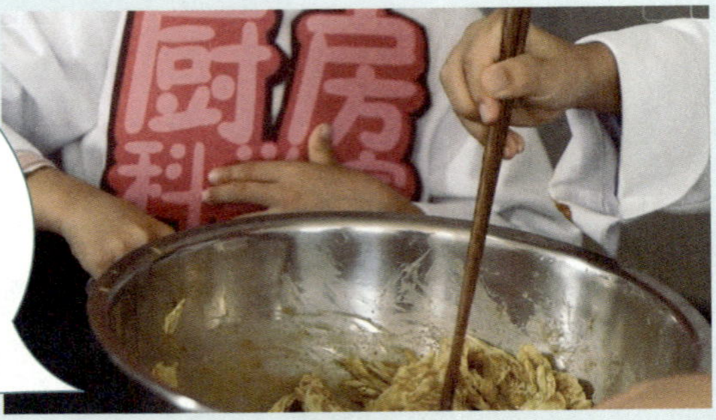

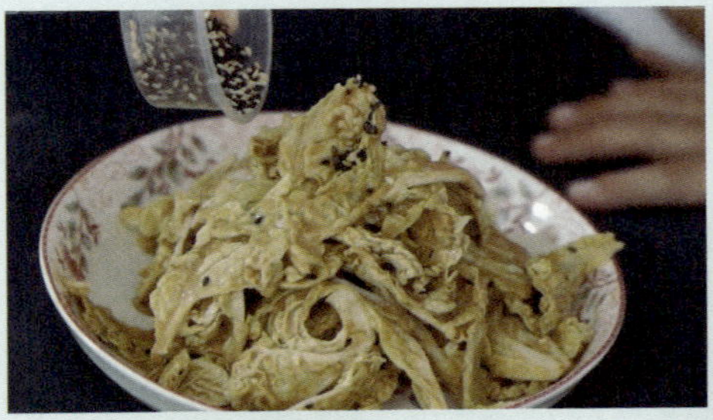

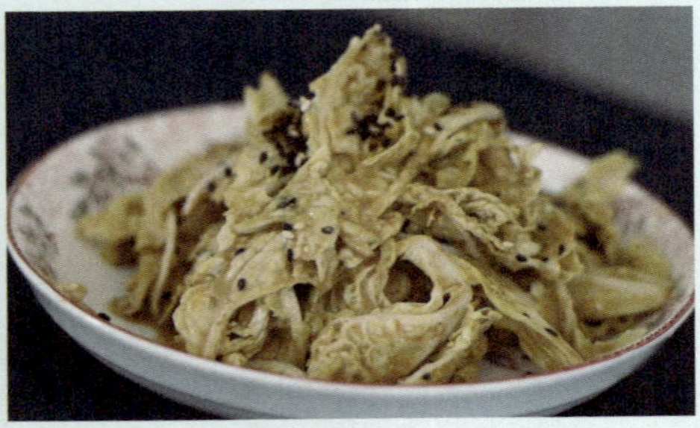

安全提示与注意事项

白菜不宜久煮，否则维生素 C 等营养流失较多。有些人喜欢凉拌生吃大白菜，特别是细嫩的菜心，但是白菜中含有一定量的有机酸，老年人或有肠胃疾病的人不宜过量生食哦！

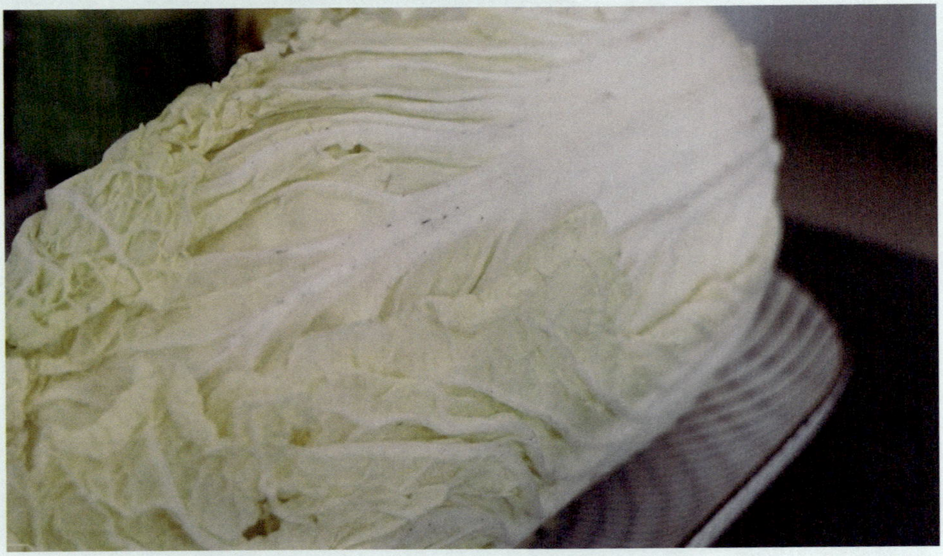

科学揭秘

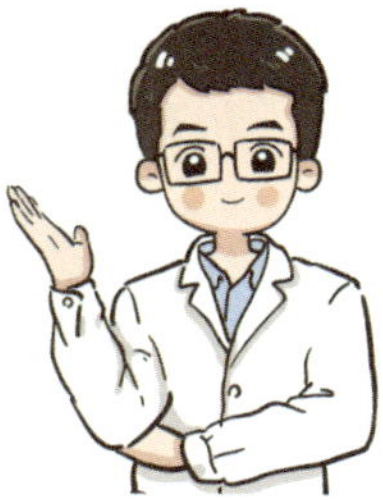

长“黑点”的大白菜能吃吗？这些黑点是大白菜的一种生理性病害——氮过量症，主要是土壤中氮素过多所致。目前，没有研究及案例报道证明这种情况对健康有害，所以只要择菜的时候把有黑点的部分去掉就可以了。

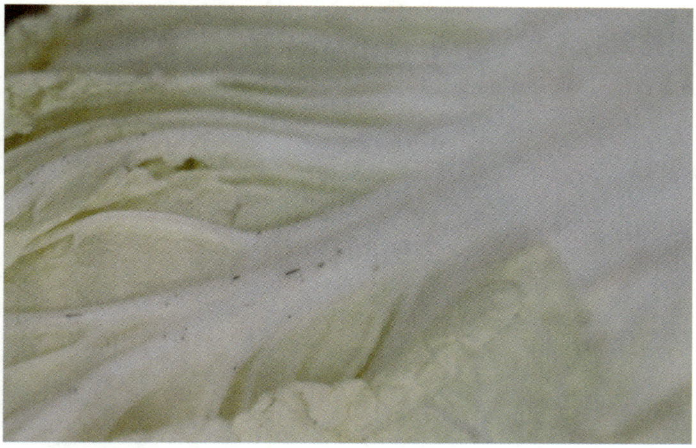

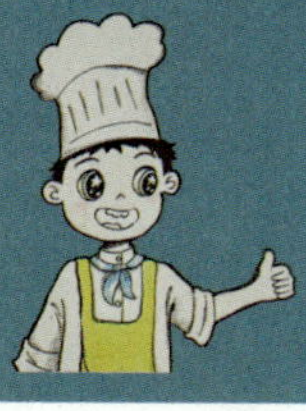

奇思妙想

大白菜的烹调方法多样，不管是炒、蒸、涮，还是凉拌等等，都可以把它做成美味佳肴。怎么做才能吃透一颗大白菜的多重营养？

大寒

大蒜

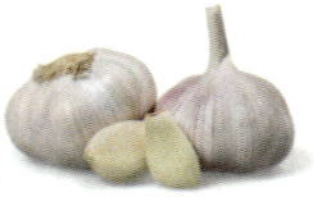

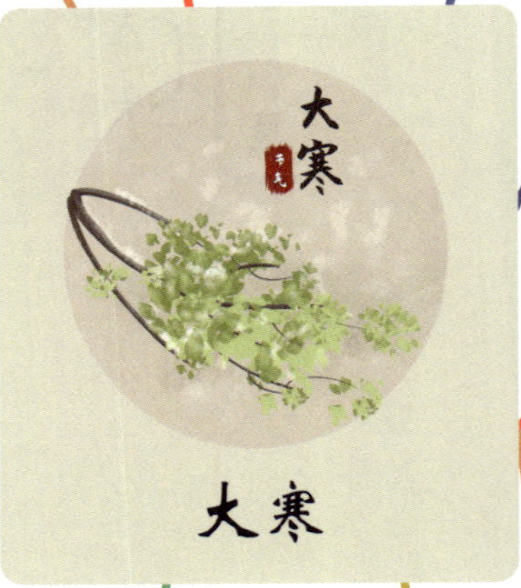

1.历史渊源
- 二十四节气中的最后一个
- 标志：一年中最冷时期结束
- 预示着新一年节气轮回的开始

2.时间节点
- 太阳到达黄经：300度
- 公历日期1月20日至21日

3.气象特征
- 大范围雨雪天气与大风降温
- 南方沿海：出现全年最低气温
- 大寒三候
  - 一候鸡始乳
  - 二候征鸟厉疾
  - 三候水泽腹坚

4.习俗
- 尾牙祭：源于拜土地公的习俗
- 喝鸡汤：尤其在南京，驱寒暖身
- 迎年：与岁末时间相重合
- 吃消寒糕：北京的习俗
- 吃糯米饭：热量较高，御寒
- 吃八宝饭：汉族食品，流行全国
- 祭灶、送灶神：南北共同的习俗
- 扫尘准备年货：打扫、烹制年肴
- 冰嬉：北方传统体育活动
- 买“岁”：购芝麻秸，除夕踩碎

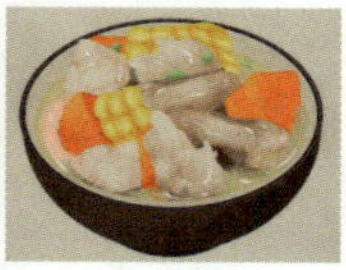

5.大寒美食

- 八宝饭：御寒、养胃、滋补
- 消寒糕：年糕的一种
- 鸡汤：美味滋补，驱寒保暖
- 糯米饭：南方风俗，御寒功效
- 蒸腊米：天津习俗，有益脾胃
- 羊肉：抵御寒冷，增强体质
- 炸春卷：安徽安庆等地习俗

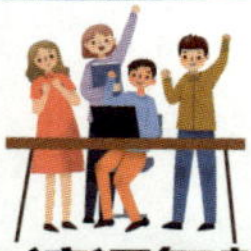

6.谚语智慧

- 大寒到顶点，日后天渐暖
- 大寒猪屯湿，三月谷芽烂

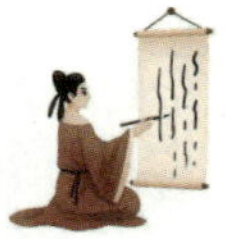

7.大寒诗词

- [唐]孟郊《苦寒吟》
- [宋]陆游《大寒出江陵西门》
- [唐]白居易《村居苦寒》

8.健康观念

- 保暖防寒，适量运动
- 情绪管理，疾病预防
- 充足睡眠，增强体力

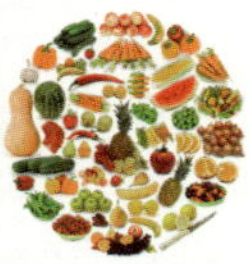

9.饮食观念

- 增加热量和蛋白质摄入
- 保证维生素和矿物质供应
- 避免过量进补，保持饮食多样
- 注意饮食卫生，合理安排三餐
- 适量饮水，适应季节变化

一、节气百科

大寒，二十四节气中的最后一个节气，标志着一年中最冷时期的结束，也是新一年节气轮回的起点。古人将大寒定义为寒冷达到极致的时节，其背后蕴含着深厚的天文与农业文化根基。它不仅指导着农事活动，还与许多民俗活动相关联，深深植根于中国的传统文化之中。

大寒三候：

一候鸡始乳：母鸡开始孵育小鸡，春天临近了。

二候征鸟厉疾：鹰隼加紧猎食，补充能量抵御严寒。

三候水泽腹坚：河流中央也结冰了，冰厚结实。

二、食材百问

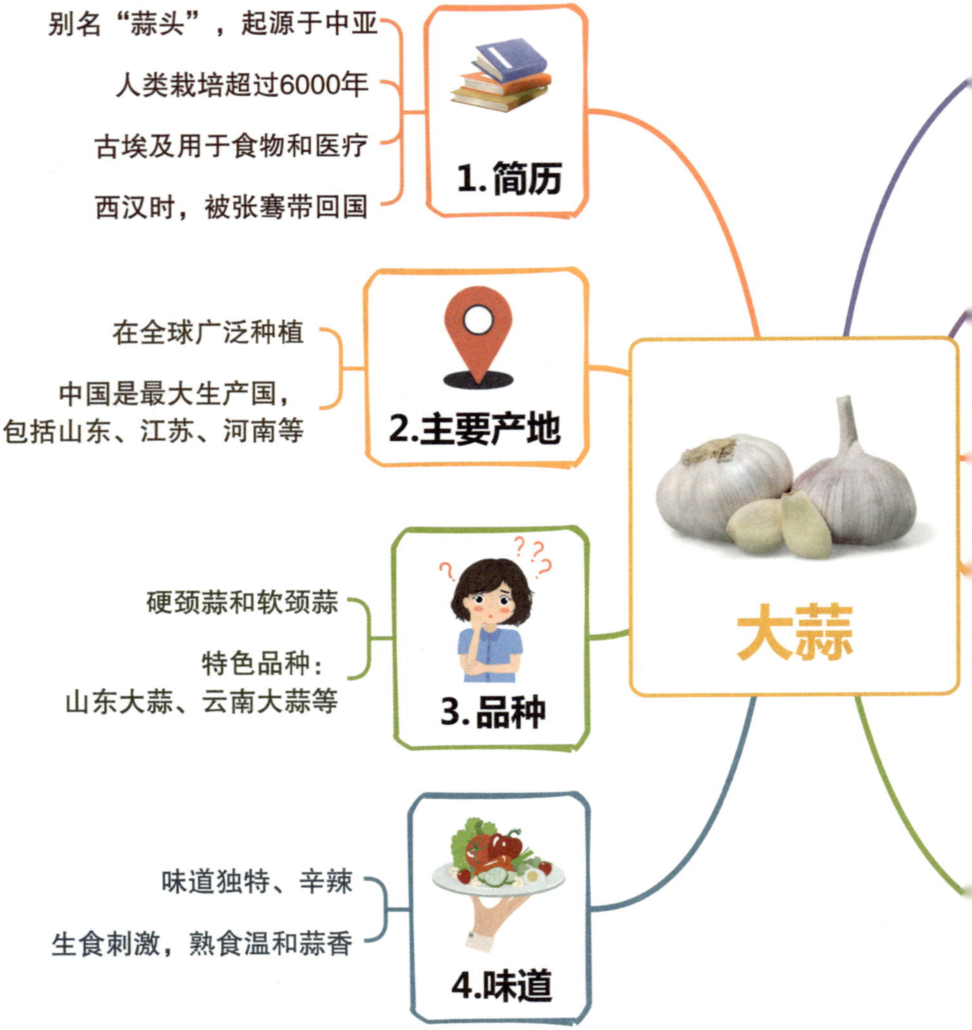
大蒜
1. 简历
别名“蒜头”，起源于中亚
人类栽培超过6000年
古埃及用于食物和医疗
西汉时，被张骞带回国
2.主要产地
在全球广泛种植
中国是最大生产国，
包括山东、江苏、河南等
3. 品种
硬颈蒜和软颈蒜
特色品种：
山东大蒜、云南大蒜等
4.味道
味道独特、辛辣
生食刺激，熟食温和蒜香

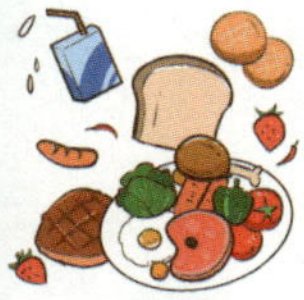

5.营养

- 含硫有机化合物、多糖、维生素等
- 增强免疫力、防止细胞损伤
- 加快新陈代谢，改善血液循环等

6.食用时机

- 全年均可食用，尤其在冬季

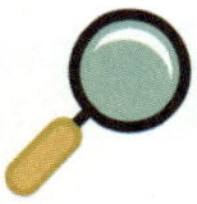

7.挑选

- 选择饱满、蒜瓣紧密的
- 无霉变和损伤的

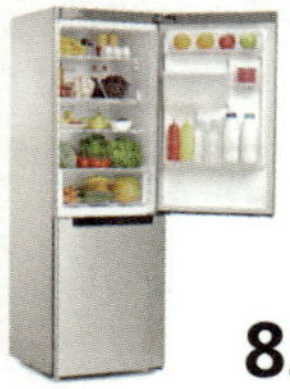

8.保鲜

- 短期：干燥、通风、避光环境
- 长期可冷藏或悬挂通风

9.烹饪与搭配

- 作为调味品，烹饪最后阶段加入
- 与肉类、鱼类搭配去腥增香
- 常与姜、辣椒等香料搭配

大蒜的简介：

大蒜，别名“蒜头”“独蒜”“胡蒜”，起源于中亚地区，尤其是现今的伊朗和土库曼斯坦一带。人类栽培大蒜历史超过6000年，古埃及用于食物、医疗和宗教仪式。古希腊和古罗马也广泛使用大蒜，认为它具有药用价值。汉武帝建元二年（公元前139年）前后，大蒜被张骞带回国。9世纪传入日本和南亚地区，16世纪前叶在非洲和南美洲出现栽培，18世纪传入北美洲，现已在世界各地广泛栽培。

三、厨艺工作坊

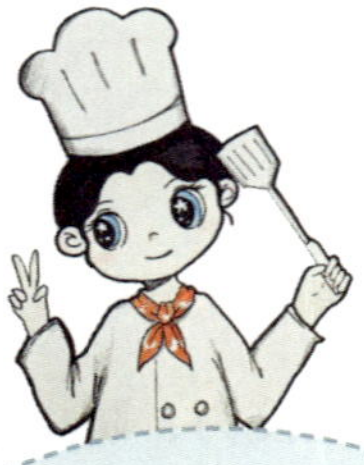

装盘秘籍：

1. 精心挑选盘子，形状、大小、颜色与菜肴相得益彰。

2. 盘子的干净无渍，为菜肴提供纯净的舞台。

3. 布局的巧妙构思，菜肴的摆放应如画作般讲究。

4. 色彩的和谐碰撞，让视觉与味觉共舞。

5. 合理分配盘面空间，避免拥挤。

6. 装饰的微妙点缀，香草、水果片、酱汁的简单装饰。

7. 温度的精准掌控，热菜热盘，冷菜冷盘。

8. 装饰得恰到好处，不喧宾夺主。

9. 工具的巧妙运用，抹刀、勺子、挤花袋等。

10. 酱汁的精准塑造，控制酱汁的形状与位置。

11. 层次感的巧妙营造，食材堆叠摆放。

四、营养加油站

蔬果英雄联盟：汇聚了维生素与矿物质的精英战士，每个成员都有独特超能力。

1. 维生素 C：增强免疫力，抵御病毒。

2. 钾元素：帮助调节血压，保持心脏稳定。

3. 膳食纤维：保持肠道健康，带来饱腹感，抵御零食诱惑。

4. 天然抗氧化剂：保护我们免受自由基侵害。

5. β-胡萝卜素和番茄红素：强大的抗氧化剂，身体的防护盾。

6. 花青素和类黄酮：减少慢性疾病风险。

7. 清新的水源，蔬菜水果富含水分，提供源源不断的活力。

蔬菜水果不仅是食物，更是健康的守护神。让我们每天都充满色彩和活力，吃得健康，活得精彩！

五、厨房科学家

食物有奥秘，厨房有实验，厨房科学家解密

厨房小实验：

蒜香凉拌杏鲍菇的奥妙

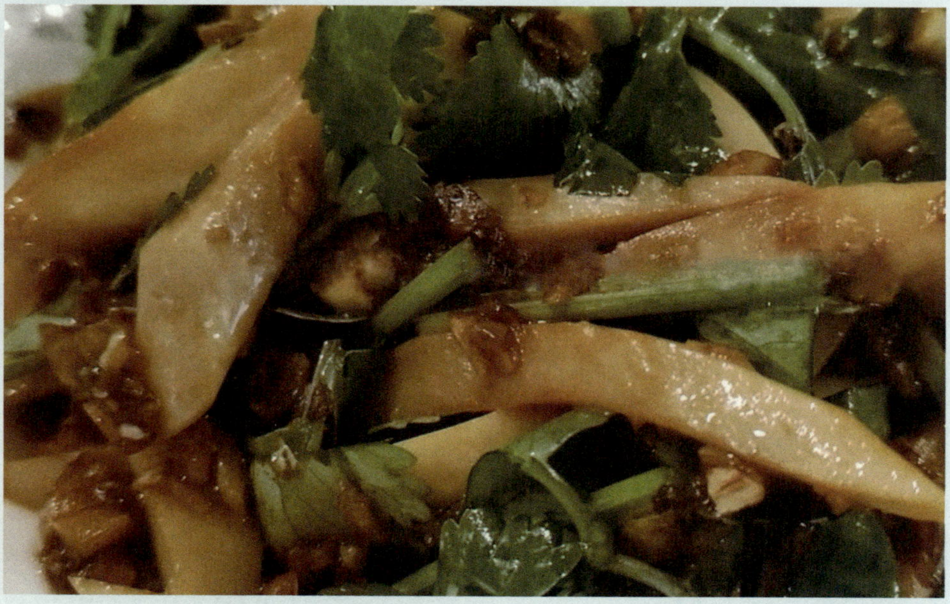

实验材料

大蒜子 100 克，杏鲍菇 300 克，香菜 50 克，盐 10 克，糖 5 克，蚝油 10 克，油 20 克。

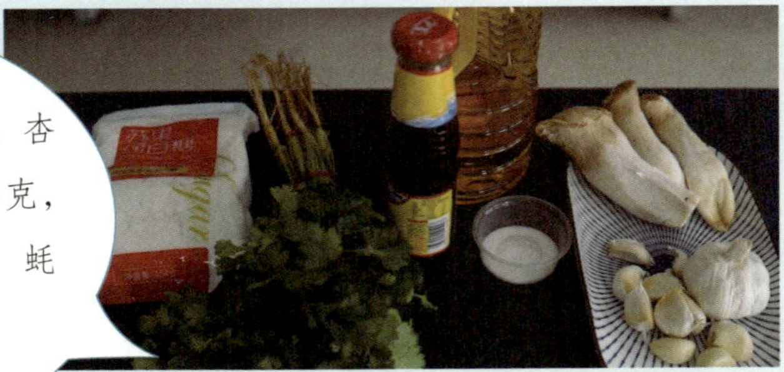

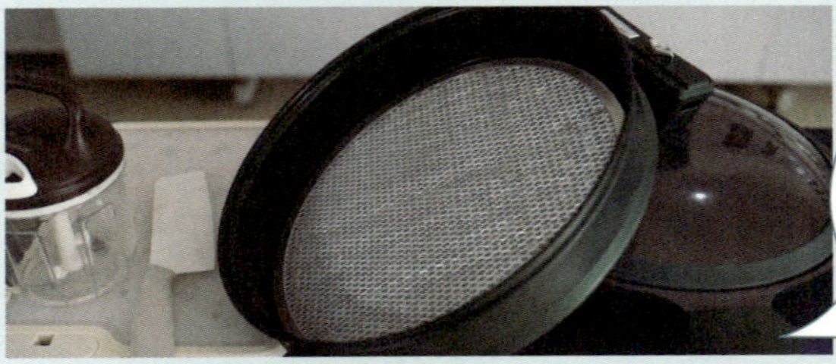

实验工具

平底锅 1 个，蒸锅 1 个，压蒜器 1 个，不锈钢盆 1 个，菜刀 1 把，案板 1 块。

实验步骤

1

大蒜籽用压蒜器压泥备用，香菜切段，杏鲍菇切丝上蒸锅蒸熟备用。

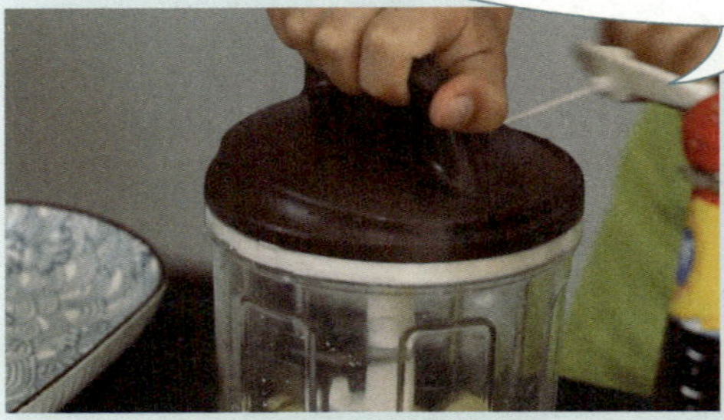

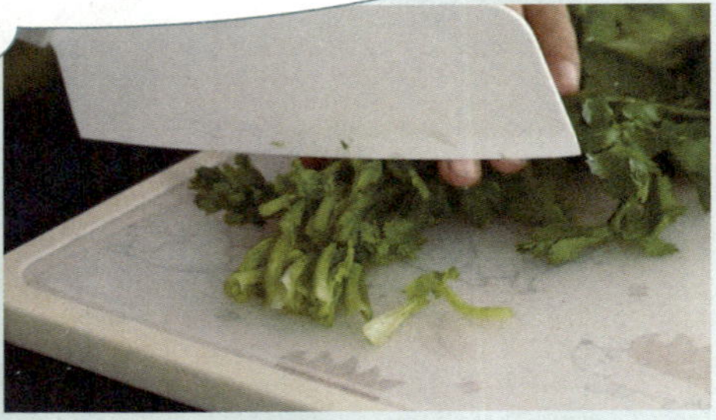

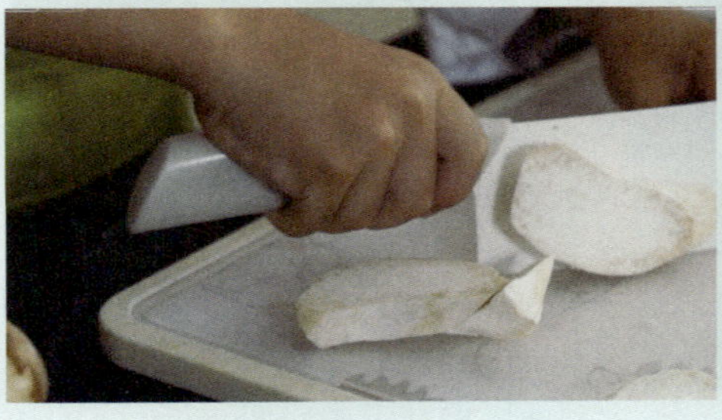

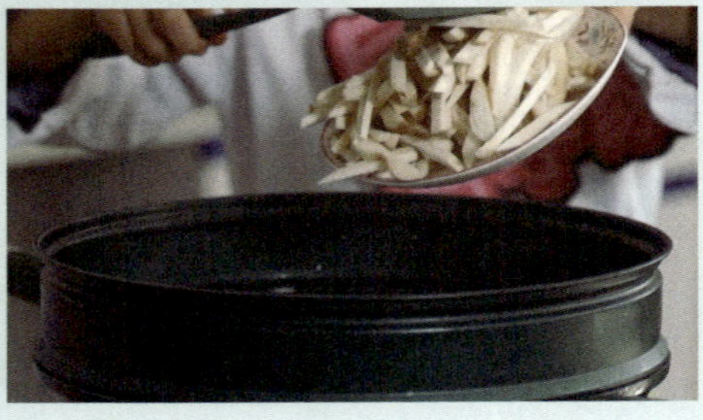

2

平底锅加油20克，蒜泥下锅炒香，放盐10克、糖5克、蚝油10克调味。

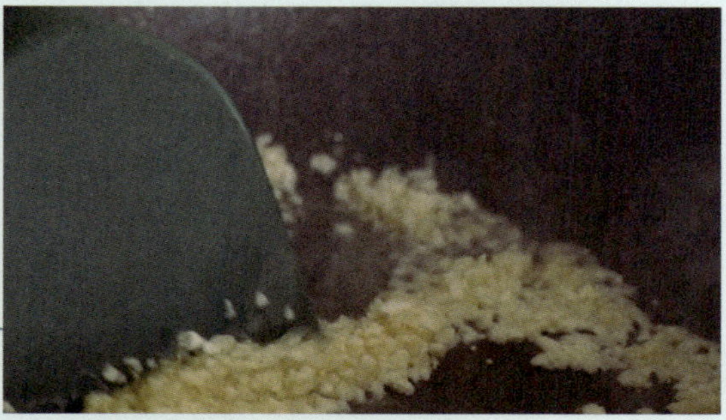

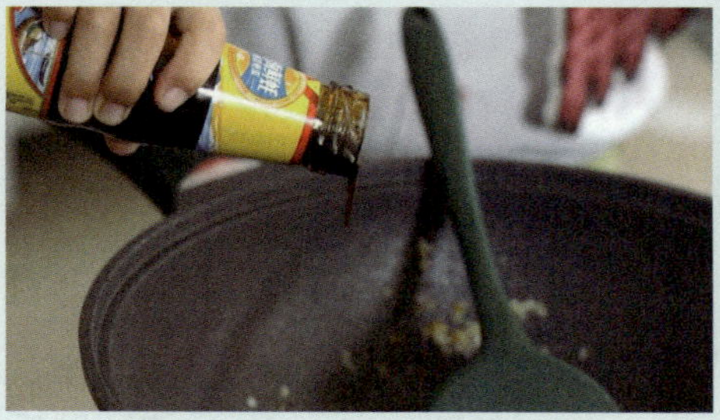

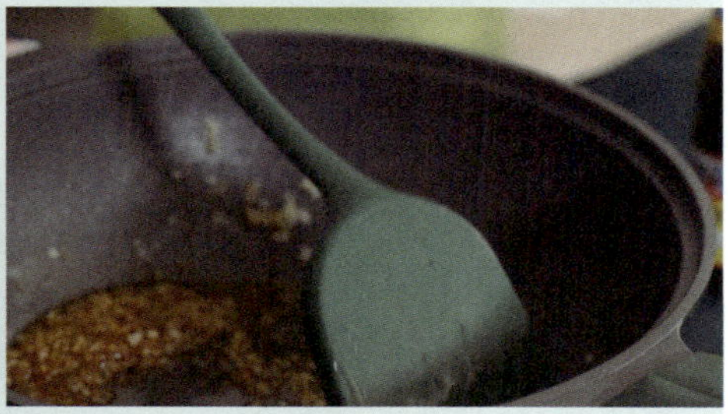

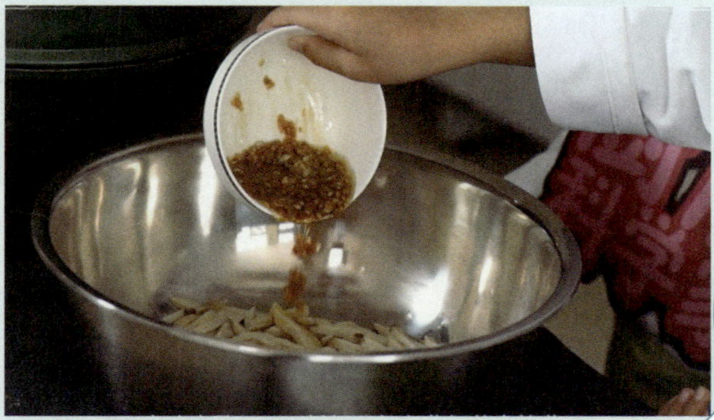

3

不锈钢盆加入蒸好的杏鲍菇，加入蒜蓉酱搅拌均匀，放入香菜即可。

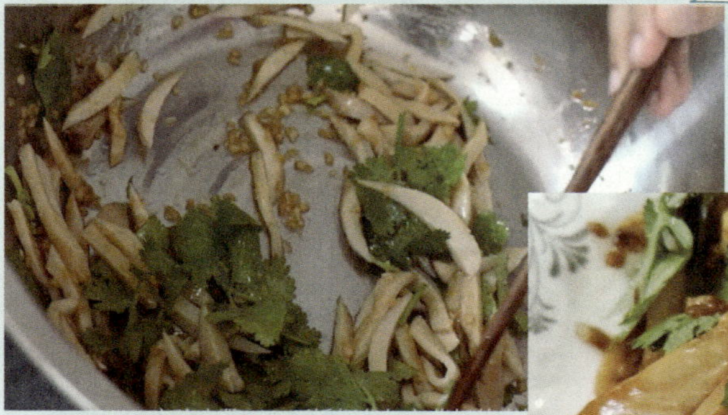

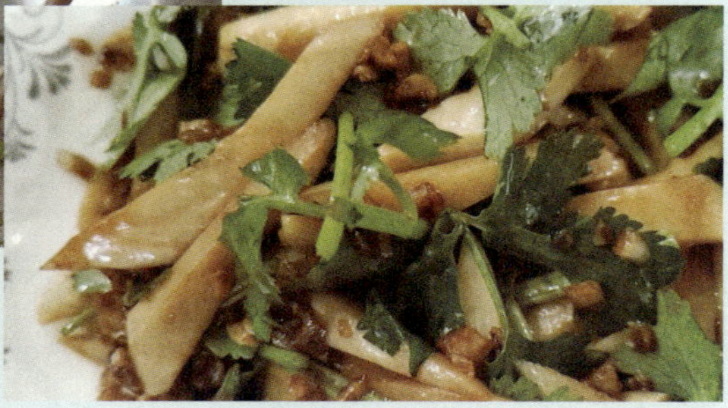

安全提示与注意事项

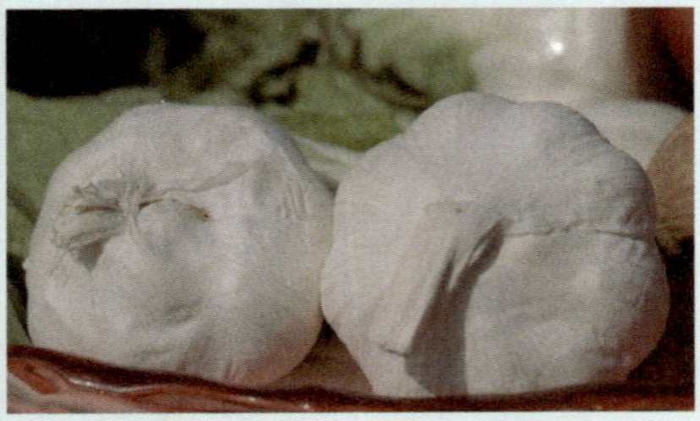

大蒜不能空腹吃。生大蒜中含有的物质生物活性较高，刺激性较强，会对口腔黏膜、食道黏膜和胃黏膜产生强烈的刺激作用，不建议空腹吃生大蒜。

科学揭秘

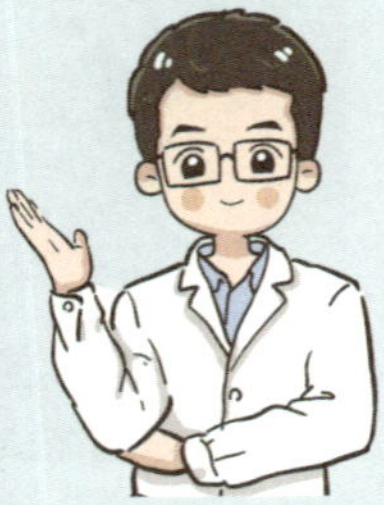

大蒜的味道之所以会残留那么久，是因为这种味道并不只来自口腔。当大蒜被切开、碾碎，细胞被破坏，大蒜中的蒜氨酸和蒜氨酸酶“汇合”，就会产生大蒜素。进入口腔后，大蒜素继续分解成多种化合物。最难闻的是一种被称为甲基烯丙基硫醚的硫化物，它会在口腔中经久不散。还出现在尿液里，还进入肺部，与二氧化碳一起被排出；它跟随血液循环系统，覆盖全身。

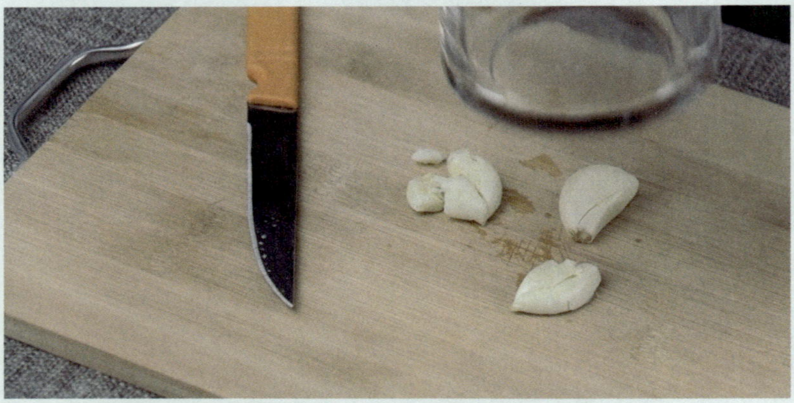

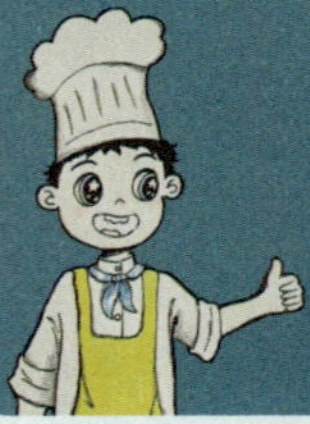

奇思妙想

含有酚类化合物的食物有除蒜味的作用，如苹果、菠菜、芹菜。那么除此之外，你知道还有哪些食物能去除蒜味呢？都是什么原理呢？